Die heilende Kraft des Spiels

W0317309

Edition Psychologie und Pädagogik

Eliana Gil

Die heilende Kraft des Spiels

Spieltherapie mit mißbrauchten Kindern

Matthias-Grünewald-Verlag · Mainz

Titel der Originalausgabe:
The Healing Power of Play. Working with Abused Children
© 1991 by The Guilford Press
by arrangement with Mark Paterson
Aus dem Amerikanischen von Susi Nohl-Herrmann

Die Deutsche Bibliothek – CIP-Einheitsaufnahme

Gil, Eliana:
Die heilende Kraft des Spiels : Spieltherapie mit missbrauchten Kindern / Eliana Gil. [Aus dem Amerikan. von Susi Nohl-Herrmann]. – Mainz : Matthias-Grünewald-Verl., 1993
Einheitssacht.: The healing power of play <dt.>
ISBN 3-7867-1731-1

© 1993 Matthias-Grünewald-Verlag, Mainz
Printed in Germany
Das Werk einschließlich seiner Teile ist urheberrechtlich geschützt. Jede Verwertung außerhalb der engen Grenzen des Urheberrechtsgesetzes ist ohne Zustimmung des Verlags unzulässig und strafbar. Das gilt insbesondere für Vervielfältigungen, Übersetzungen, Mikroverfilmungen und die Einspeicherung und Verarbeitung in elektronischen Systemen.
Umschlag: Harun Kloppe, Mainz, unter Verwendung eines Fotos von Wolfram Heidenreich, Haltern am See
Datenkonvertierung und DTP: Studio für Fotosatz und DTP, Ingelheim
Druck und Bindung: Weihert-Druck, Darmstadt
ISBN 3-7867-1731-1

Für Robert Jay Green, Ph.D., der
mich als seine Schülerin wählte
meine Fähigkeiten erkannte
meinen Intellekt anspornte
mir rät nach Großem zu streben
mich immer zum Lachen bringt
mir das Gefühl gibt etwas Besonderes zu sein

Inhalt

Danksagung

Es war eine zugleich beanspruchende und beglückende Erfahrung, dieses Buch zu schreiben. Während ich daran schrieb, wurde ich an meine kindlichen Klienten erinnert, an die traumatischen Ereignisse in ihrem Leben, ihre unglaubliche Stärke und Hoffnung und die einzigartige Weise, in der sie damit fertig wurden. Ihr Mut, ihre Widerstandskraft und ihre Freude versetzen mich in Erstaunen und inspirieren mich.

Ich danke meinen vielen Kollegen, die mich inspirieren und stimulieren, und ich weiß die Unterstützung durch meine Freunde und meine Familie, die zu mir halten, wenn ich große oder kleine Projekte angehe, sehr zu schätzen. Mein Dank gilt Toby Troffkin, die das Buch redigierte, und meinen wissenschaftlichen Assistenten, David Farinella und Coco Ishi. Mein besonderer Dank gilt meinem Ehemann John, Quelle meiner Stärke und meines Glücks; meinen Schwiegereltern Norm und Eileen; meiner Mutter Eugenia und meinem Bruder Peter; meinen großen Kindern Eric, Teresa und Christy; meinen besten Freunden, Teresa und Tony Davi, Melissa und Melinda Brown, Mary Herget, Kathy Baxter-Stern, Robert Green, Jeff Bodmer-Turner, Steve Santini, Lou Fox, Sue Scoff, meiner Mittwochs-Gruppe und meinen Kollegen bei A STEP FORWARD.

Das klinische Material, das in diesem Buch vorgestellt wird, ist eine Fallsammlung. Um die Vertraulichkeit meiner Klienten zu schützen, habe ich alle zur Identifizierung geeigneten Informationen verändert. Sofern Dialoge oder Zeichnungen wiedergegeben werden, geschieht dies mit Einwilligung der Eltern.

Ein Teil des ersten Kapitels dieses Buches mit dem Titel „Die Auswirkungen von Kindesmißhandlung“ wurde dem ersten Kapitel („Behavioral Indicators of Abuse“) meines Buches *Treatment of Adult Survivors of Childhood Abuse,* das 1988 veröffentlicht wurde, entnommen und bearbeitet. Dieses Material wurde mit Genehmigung der Launch Press, Walnut Creek, CA, adaptiert und abgedruckt.

Das mißhandelte Kind: Die Problematik

Das mißhandelte Kind

Kinder sind im Laufe der Geschichte verschiedenen Arten der Mißhandlung ausgesetzt gewesen, und es gibt eine Fülle von Belegen für diese Grausamkeiten (Radbill, 1980; Summit, 1988). Jahrhundertelang duldete die Gesellschaft Kindesmord, körperliche Mißhandlung, sexuellen Mißbrauch und die Ausbeutung kindlicher Arbeitskraft.

Die weite Verbreitung von Kindesmißhandlungen hat die Zeiten überdauert und hartnäckige Überlieferungen geschaffen, die die Reaktion der Gesellschaft auf Kindesmißhandlung geprägt haben. Zu diesen Überlieferungen gehört der Glaubenssatz, daß Kinder das Eigentum ihrer Eltern sind und außerdem entbehrlich. Diese Traditionen trugen dazu bei, daß die Gesellschaft lange brauchte, um das Phänomen der Kindesmißhandlung zu definieren und darauf zu reagieren. Außerdem hat es der gesellschaftlichen Entwicklung geschadet, daß die Existenz und die Häufigkeit dieses Problems geleugnet wurden. Selbst die Ärzteschaft, die in der Notaufnahme die Folgen von Mißhandlungen aus erster Hand sah, reagierte langsamer, als man erwarten könnte. In den vierziger Jahren dieses Jahrhunderts gab es einige Dokumentationen von Fällen körperlicher Mißhandlungen, die in Krankenhäusern aufgefallen waren; der erste Artikel, der die Möglichkeit der Mißhandlung durch die Eltern erwähnte, stammte von Caffey (1946), einem Röntgenologen, der subdurale Hämatome bei Kindern beschrieb, die atypische Brüche an Gliedmaßen und Rippen aufwiesen.

Das Ausmaß dieses Problems wurde überwiegend skeptisch beurteilt, bis Dr. C. Henry Kempe 1962 den Begriff „das Phänomen der Kindesmißhandlung“ (Kempe & Helfer, 1980) prägte, und es ihm schließlich gelang, die Aufmerksamkeit der Nation auf dieses andauernde gesellschaftliche Problem zu richten.

Seit dieser Zeit sind bedeutende Entwicklungen in Gang gekommen. Besonders hervorzuheben ist dabei die Schaffung von Gesetzen zum Schutz der Kinder sogar vor ihren leiblichen Eltern. 1962 wurde das erste Gesetz, das eine Meldepflicht vorsah, formuliert, und im Jahre 1964 hatte jeder Bundesstaat der USA ein Gesetz, das Ärzte verpflichtete, bei Verdacht auf körperliche Mißhandlung Meldung zu erstatten.

Die andere bedeutsame Entwicklung hat sich bei der Ausweitung der Definition des Begriffs *Kindesmißhandlung* vollzogen. Gegenwärtig teilen die meisten Bundesstaaten ihn in Unterkategorien ein, zu denen zumindest die folgenden gehören: körperliche Mißhandlung, sexueller Mißbrauch und Vernachlässigung. Viele Bundesstaaten haben Definitionen formuliert, die psychische oder seelische Mißhandlungen ebenso einschließen wie sexuelle Ausbeutung, wozu Kinderpornographie und Kinderprostitution gehören. Die Liste der Berufe, deren Angehörige verpflichtet sind, bekanntgewordene oder angenommene Mißhandlungen zu melden, wird ständig erweitert.

Seit dem Ende der sechziger Jahre haben sich buchstäblich Hunderte von Forschungsprojekten mit Kindesmißhandlung befaßt, besonders mit sexuellem Mißbrauch an Kindern (Herman, 1981). Es gibt mittlerweile eine Fülle von Untersuchungsmaterial über die familiäre Dynamik von Mißhandlungen, die kurz- und langfristigen Auswirkungen der Mißhandlung, Charakteristiken von Opfern und Tätern und Strategien zur Prävention und Behandlung.

Es scheint, daß es zwar eine Fülle empirischer Untersuchungen gibt, diese aber mit methodologischen Problemen auf Grund geringer Stichprobengrößen und Schwierigkeiten bei der Untersuchungsplanung befrachtet sind. Finkelhor (1984) nennt eine Anzahl von Bereichen, in denen zusätzliche, verbesserte Forschungen nötig sind. Dazu gehören die unterschiedlichen Auswirkungen des Mißbrauchs auf Kinder im Vorschulalter und ältere Kinder, die negativen Konsequenzen von Interventionen des Justizsystems, kulturelle Unterschiede im Hinblick auf Mißhandlungen und Auswirkungen und die unterschiedlichen Folgen verschiedener Arten der Mißhandlung.

Seit den siebziger Jahren hat sich das Interesse auf das Problem des sexuellen Mißbrauchs von Kindern konzentriert, und ich stimme mit Finkelhor (1984) darin überein, daß es unbedingt notwendig ist, zu einer Vielzahl von Fragen im Zusammenhang mit Kindesmißhandlung, z.B. die unterschiedlichen Auswirkungen von körperlicher Mißhandlung, Vernachlässigung und seelischem Mißbrauch, qualifizierte Forschung zu betreiben. Die so erhaltenen Informationen werden es Klinikern ermöglichen, präzisere Behandlungsstrategien zu formulieren.

Ich werde im folgenden eine kurze Zusammenfassung der Ergebnisse, bei denen die größte Übereinstimmung erreicht wurde, geben. Es scheint, daß das Erleben der Mißhandlung durch die Eltern, unabhängig von der Form der Mißhandlung, bestimmte psychologische und emotionale Auswirkungen auf das Kind als Opfer hat. Wir finden vielleicht nirgend bessere Belege dafür als in den heutigen Ergebnissen aus der Forschung und klinischen Arbeit mit Erwachsenen, die diese Erfahrungen gemacht haben (Briere, 1989; Courtois, 1989; Finkelhor, 1986; Gil, 1989).

Mittlerfaktoren der Folgen der Kindesmißhandlung

Untersuchungen über den sexuellen Mißbrauch von Kindern (Finkelhor, 1986; Lusk & Waterman, 1986; Wyatt & Powell, 1988) haben zwar zu bestimmten Ergebnissen geführt, aber es scheint, daß mehrere Faktoren bei der Auswirkung, die alle Arten des Mißbrauchs auf Kinder haben, eine Mittlerrolle spielen. Zu diesen Faktoren gehören das Alter des Kindes zur Zeit der Mißhandlung, deren Chronizität und Schwere, die Beziehung zu dem Täter, die Stärke der gegenüber dem Kind geäußerten Drohungen, das emotionale Klima in der Familie des Kindes vor dem Mißbrauch, der Geistes- und Gemütszustand des Kindes vor dem Mißbrauch, die Schwere der Schuldgefühle, die das Kind verspürt, das Geschlecht des Opfers und die Reaktion der Eltern auf die Mißhandlung des Kindes.

Das Alter des Kindes zur Zeit der Mißhandlung

Hinsichtlich der Auswirkung, die das Alter des Kindes auf die späteren Folgen hat, gibt es zwischen den Untersuchungen einige Divergenzen (Adams-Tucker, 1982; Ruch & Chandler, 1982); die Tendenz geht aber dahin, das jüngere Kind als anfälliger für Schädigungen anzusehen. Van der Kolk (1987) erklärt, daß das Kindheitstrauma bei jüngeren Kindern den größten Schaden anrichtet, weil „unkontrollierbare, furchterregende Erlebnisse ihre tiefgehendsten Auswirkungen haben können, wenn das Zentralnervensystem und die kognitiven Funktionen noch nicht voll ausgereift sind, was zu einer umfassenden Beeinträchtigung führen kann“ (S. xii).

Chronizität

Die Untersuchungen stimmen darin überein, daß die Auswirkungen umso stärker sind, je länger der Mißbrauch anhält. Wenn der Mißbrauch sich über eine gewisse Zeitspanne erstreckt, kann das Gefühl der Hilflosigkeit und der Verletzbarkeit beim Kind wachsen, und das Kind hat mehr Gelegenheiten, Abwehrmechanismen, wie Dissoziation, zu benutzen und zu verfeinern, die in seinem späteren Leben problematisch werden können.

Schwere

Die Schädigung ist wahrscheinlich umso größer, je umfassender die Mißhandlung ist. In Fällen schwerer körperlicher Mißhandlungen, die zu körperlichen Behinderungen, Hirnschädigung und Entwicklungsverzögerungen führen können, und in Fällen der Vernachlässigung, die zu nicht organisch bedingten Entwicklungsstörungen führen können, ist dies offensichtlich. In Fällen sexuellen Mißbrauchs wird ausgedehnterer genitaler Kontakt, wie Penetration, mit stärkeren negativen Auswirkungen in Zusammenhang gebracht (Adams-Tucker, 1982; Mrazek, 1980).

Die Beziehung zum Täter

Es wird allgemein angenommen, daß das resultierende Trauma umso größer ist, je enger die Beziehung zwischen dem Täter und dem Kind ist (Adams-Tucker, 1982; Simari & Baskin, 1982). Das Kind, das außerhalb seines Zuhause mißbraucht wird, kann das Böse außerhalb seines Heims lokalisieren und sich an seine Familie wenden, um Schutz und Trost zu finden. Das Kind, das von einer Person, die es liebt, mißbraucht wird, lernt, daß die Person, die es liebt, es auch verletzt.

Die Stärke der gegenüber dem Kind geäußerten Drohungen

Der Gebrauch von Drohungen, Zwang und Gewalt kann ein Trauma ebenfalls verschlimmern (Ruch & Chandler, 1982). Die Präsenz von Drohungen kann beim Kind generalisierte Angst und Furcht hervorrufen. Die Drohung muß gegenüber dem Kind nicht klar ausgesprochen werden, um es zu manipulieren; ein Kind kann sich bedroht fühlen und den Eindruck haben, daß es ein Geheimnis für sich behalten muß, selbst wenn die Drohung auf nonverbale Weise vermittelt wird.

Das emotionale Klima in der Familie des Kindes

Azar und Wolfe (1989) erklären, daß „die alles durchdringenden Auswirkungen auf die Entwicklung der kindlichen Psyche und des Verhaltens, die eine Folge der vielen Faktoren sind, die mit Mißhandlung in den Familien einhergehen und das Verhalten beeinflussen, weniger gut begriffen werden und eine potentiell größere Gefahr für die Entwicklung der Kinder darstellen" (S. 452). Zu den Störungen des Familienlebens gehören gewohnheitsmäßige, generationenübergreifende Mißhandlungen, unangemessene Methoden der Kinderpflege und Erziehung durch die Eltern, soziale Inkompetenz und Isolation von sozialen Hilfsprogrammen, psychisches Leid, unzutreffende Vorstellungen von Kindern und hohe Erwartungen an sie und emotionale Erregtheit und Reaktivität im Falle kindlicher Provokationen (Wolfe, 1987). In ihrer Erörterung von Verwahrlosung in Familien nennen Polansky, Chalmers, Buttenweiser und Williams (1979) generalisiertes Chaos und Desorganisation zusammen mit unkontrollierten Defiziten in allen Verhaltens- und Leistungsbereichen. Julian, Mohr und Lapp (1980) stellten fest, daß die Faktoren, die am häufigsten bei inzestuösen Familien gefunden werden, familiäre Disharmonie, psychische Probleme, zerrüttete Familienverhältnisse, Alkoholabhängigkeit, Mißhandlung des Ehepartners, soziale Isolation und unzureichendes Einkommen sind. Nach Barrett, Sykes und Byrnes (1986) sind für inzestuöse Familien mangelnder Zusammenhalt und fehlende Flexibilität mit geringer instrumenteller und affektiver Kommunikation und unstimmigen Hierarchien charakteristisch. Diese Arten von Problemen schaffen ein Klima, in dem Mißbrauch auftreten kann. Emslie und Rosenfeld (1983) schlossen aus ihrer vergleichenden Untersuchung von mißbrauchten Mädchen, die zum Teil Opfer von Inzestverbrechen waren, daß die psychopathologischen Symptome der Mädchen eine Folge schwerer familiärer Desorganisation waren und keine spezifischen Auswirkungen des Inzests festgestellt werden konnten.

Der Geistes- und Gemütszustand des Kindes

Wenn die psychische Befindlichkeit des Kindes vor der Mißhandlung gut ist, ist es besser in der Lage, den schädigenden Auswirkungen der Mißhandlung zu widerstehen (Adams-Tucker, 1981; Leaman, 1980). Van der Kolk (1987) behauptet, daß „ein Erwachsener mit einem sicheren Identitätsbewußtsein und guter sozialer Unterstützung unendlich besser geschützt ist als ein Kind, das auf einer niedrigeren Stufe der kognitiven Entwicklung steht" (S. 11).

Die Schwere der Schuldgefühle des Kindes

In Fällen von sexuellem Mißbrauch wird allgemein angenommen, daß das Kind eher Schuldgefühle verspüren wird, die mit stärkeren

Auswirkungen assoziiert werden, wenn es während des sexuellen Kontakts irgendein Vergnügen empfindet oder sich irgendwie als verantwortlich für die Herbeiführung des Mißbrauchs fühlt (MacFarlane & Korbin, 1983).

Das Geschlecht des Opfers

Ursprünglich wurde angenommen, daß männliche Opfer ein geringeres Trauma erleiden als weibliche Opfer (Adams-Tucker, 1982; Vander Mey & Neff, 1982); diese Annahmen basierten aber wahrscheinlich auf einem Mangel an Kenntnissen über männliche Opfer. Neuere Forschungen zu diesem Thema (Briere, 1989) stützen frühere Vermutungen (Finch, 1973), daß männliche Opfer langfristige schwerwiegende Probleme und stärkere psychopathologische Symptome aufweisen. Nasjleti (1980), E. Porter (1986), Risin und Koss (1987), Hunter (1990), Dimock (1988) und Lew (1988) haben wertvollen Aufschluß über die Auswirkungen sexuellen Mißbrauchs auf Jungen und Männer gegeben.

Die Reaktionen der Eltern auf die Mißhandlung des Kindes

Leaman (1980) und andere (James & Nasjleti, 1983; Sgroi, 1982; Summit & Kryso, 1978) haben wiederholt die zentrale Rolle des Elternteils, der keine Mißhandlung ausgeübt hat, für den Heilungsprozeß des Kindes betont. Die Erholung des Kindes wird durch einen Elternteil, der dem Kind glaubt und sich nicht anklagend, sondern eindeutig unterstützend und beruhigend verhält, enorm gefördert. Eine Überreaktion der Eltern oder fehlende Unterstützung durch die Eltern führt zu einem schwereren Trauma (Tufts, 1984).

Die Auswirkungen von Kindesmißhandlung

Die Auswirkungen sexuellen Mißbrauchs können höchstwahrscheinlich entlang einem Kontinuum gemessen werden. Friedrich (1990) sagt:

„Sexueller Mißbrauch und seine Auswirkung sollten auf einem Kontinuum, das von neutral bis sehr negativ reicht, gesehen werden. Manchmal, wenn wir nur einen Typus Kind oder Familie sehen, können wir entweder den Eindruck haben, daß die Auswirkung des Mißbrauchs viel eher isoliert zu sehen ist oder in erster Linie sehr negativ ist. Es ist wichtig, diese Variabilität zu erkennen, weil wir so daran erinnert werden, daß es auch bei traumatischen Ereignissen Hoffnung gibt und daß es immer die Möglichkeit einer Veränderung zum Besseren gibt. Das zwingt uns auch zu der Erkenntnis, daß den Individuen, die wir sehen, Stärken und Widerstandskräfte innewohnen, die alle Heilmittel, die wir diesen gestörten Systemen zuführen könnten, übertreffen." (S. 102)

Da Kinder nicht in der Lage sind, die Auswirkung des Mißbrauchs ganz zu verstehen oder zu erklären, verlassen sich Fachleute gewöhnlich darauf, daß sich symptomatische Verhaltensweisen entwickeln, die tieferliegende emotionale Schwierigkeiten anzeigen. Zu den weitverbreitetsten Problemen, die kindliche Opfer vorweisen, gehören affektive Störungen; Angst und Furcht; Depression; körperliche Folgen, einschließlich psychosomatischer Beschwerden, Verletzungen und Schwangerschaft; kognitive und schulische Probleme; gelernte Hilflosigkeit; aggressive und antisoziale Verhaltensweisen; Rückzug; selbstzerstörerische Verhaltensweisen; psychopathologische Symptome; sexuelle Probleme; geringes Selbstwertgefühl und Probleme mit Beziehungen zu anderen Personen (Lusk & Waterman, 1986). Die folgende Klassifizierung versucht, die häufigsten symptomatischen Verhaltensweisen nach der Art der Mißhandlung zu unterscheiden.

Sexueller Mißbrauch

Finkelhor (1986) analysierte die empirischen Daten über kurzfristige Auswirkungen sexuellen Mißbrauchs und kam zu dem Schluß, daß mißbrauchte Kinder regelmäßig die folgenden Symptome zeigen:
- Furcht oder Angst
- Depression
- Schulische Probleme
- Zorn oder Feindseligkeit
- unangemessenene sexualisierte Verhaltensweisen
- Weglaufen oder kriminelles Verhalten

Körperliche Mißhandlung

In einem bahnbrechenden Buch stellt Martin (1976) fest, daß körperlich mißhandelte Kinder die folgenden Symptome zeigen:
- beeinträchtigte Fähigkeit zum Lebensgenuß
- Psychiatrische Symptome, Bettnässen, Wutanfälle, Hyperaktivität, bizarre Verhaltensweisen
- geringes Selbstwertgefühl

- Lernschwierigkeiten in der Schule
- Rückzug auf sich selbst
- Oppositionelle Haltung
- Hypervigilanz
- Zwangsphänomene
- scheinbar reife Verhaltensweisen

Martin und Rodeheffer (1980) stellen fest: Körperliche Mißhandlung kann eine Anzahl biologisch definierter Folgen haben, zu denen Tod, Hirnschäden, retardierte Intelligenzleistungen, zerebrale Lähmung sowie Behinderungen der Lernfähigkeit und sensorische Defizite gehören. Behinderungen im neurologischen Bereich auf Grund körperlicher Mißhandlung sind wegen ihrer Chronizität und Bedeutung für das Verhalten und die Fähigkeiten des Individuums im weiteren Entwicklungsverlauf von besonderem Interesse. Man schätzt, daß 25% bis 30% der betroffenen Kinder, die die Mißhandlung überleben, Hirnschäden oder neurologische Funktionsstörungen davontragen, die eine direkte Folge der Kopfverletzung sind. (S. 207)

Martin und Rodeheffer zitieren auch eine Untersuchung, die vom National Center for Prevention of Child Abuse and Neglect in Denver im Jahre 1976 durchgeführt wurde, in der festgestellt wurde, daß körperlich mißhandelte Kinder Mängel in der grobmotorischen Entwicklung, der Sprechweise und allgemeinen Sprachbeherrschung aufweisen. Sie fahren fort mit der Aufzählung folgender Symptome, die körperlich mißhandelte Kinder zeigen:

- Ambivalenz in der Beziehung zu anderen Personen
- übermäßige Aufmerksamkeit für und Beschäftigung mit dem Verhalten anderer
- ständige Mobilisierung von Abwehrmaßnahmen in der Erwartung von Gefahren
- Unfähigkeit, die eigene Umwelt so wahrzunehmen und so auf sie einzuwirken, daß ihre Beherrschung angestrebt wird
- beeinträchtigte Fähigkeiten im sozialen Kontakt mit Gleichaltrigen
- Frustration auf Grund der Unfähigkeit, den Erwartungen anderer zu entsprechen
- Defensivität in sozialen Kontakten
- „Chamäleoncharakter“ (wechselnde Verhaltensweisen, um anderen entgegenzukommen)
- gelernte Hilflosigkeit („Sich an einer Aufgabe zu versuchen und zu scheitern ist gefährlicher, als es gar nicht zu versuchen“)
- Neigung, sich um das körperliche und seelische Wohl der Eltern zu kümmern

- Mangel an Objektpermanenz oder Objektkonstanz (verzerrte Wahrnehmung normaler Objektbeziehungen)

Reidy (1982) fand in seiner Zusammenfassung der Merkmale körperlich mißhandelter Kinder, daß sie Aggression und Haß zeigen, unkontrollierbares negativistisches Verhalten und schwere Wutanfälle, mangelnde Impulskontrolle, emotional gestörte Verhaltensweisen sowohl zu Hause als auch in der Schule und verschlossenes oder gehemmtes Verhalten. Reidy fand in seiner eigenen Untersuchung (1982), daß mißhandelte Kinder (1) beim Thematischen Apperzeptionstest (TAT) signifikant mehr Aggressionsphantasien ausdrückten als andere Kinder; (2) häufiger als andere Kinder aggressive Verhaltensweisen zeigen und (3) in ihrem eigenen Zuhause signifikant mehr Aggressionsphantasien äußern als in Pflegeheimen.

Kent (1980) stellt fest, daß körperlich mißhandelte Kinder (1) im Umgang mit aggressivem Verhalten mehr zu Problemen neigen als andere Kinder und (2) in der Herstellung von Beziehungen zu Gleichaltrigen mehr zu Problemen neigen als andere Kinder.

Martin (1976) trifft eine wichtige Feststellung: Die Persönlichkeit des Kindes wird von der gesamten Umgebung, in der (das Kind) lebt, beeinflußt und geformt. Die besonderen Ereignisse des Angriffs auf die körperliche Unversehrtheit stellen ein psychisches Trauma dar. Das breitere Bild, zu dem Abweisung, Chaos, Deprivation, gestörte Wahrnehmung der Eltern, unrealistische Erwartungen ebenso gehören können wie Hospitalisation, Trennung, Pflegeunterbringung und häufiger Heimwechsel, ist auf lange Sicht jedoch bedeutsamer für die Entwicklung des Kindes. (S. 107)

Vernachlässigung

Die Dynamik der Vernachlässigung des Kindes unterscheidet sich in signifikanter Weise von der Dynamik der körperlichen und sexuellen Mißhandlung. Der wichtigste Unterschied besteht darin, daß körperlich und sexuell mißbrauchte Kinder von ihren Eltern Aufmerksamkeit erhalten. Die Aufmerksamkeit ist unangemessen, exzessiv, rauh und schädlich, aber der Elternteil ist sich klar der Existenz des Kindes *bewußt.* Auf das Kind wird Energie gerichtet. Vernachlässigende Eltern tun das Gegenteil; überwältigt, teilnahmslos und unfähig fühlen oder drücken sie wenig Interesse an dem Kind aus. Sie *versagen Aufmerksamkeit;* sie stimulieren das Kind nicht; sie nehmen selten körperlichen oder emotionalen Kontakt mit dem Kind auf. In Extremfällen scheint den vernachlässigenden Eltern nicht bewußt zu sein, daß das Kind

existiert. Polansky et al. (1981) zufolge zeigen vernachlässigte Kinder die folgenden Symptome:
- „Deprivationsbedingte Teilnahmslosigkeit“
- Massive Unterdrückung von Gefühlen (Affekthemmung)
- Beeinträchtigtes Einfühlungsvermögen in andere
- Gewalttätigkeit
- Kriminelles Verhalten
- Abnahme der generellen intellektuellen Fähigkeit (auf Grund mangelnder kognitiver Stimulation von seiten der Eltern)

Kent (1980) findet bei vernachlässigten Kindern ebenfalls Entwicklungsverzögerungen.

Seelische Mißhandlung

Wie Garbarino, Guttmann und Seeley (1986) beschreiben, weisen seelisch mißhandelte Kinder „Anzeichen psychosozialer Schäden auf“, wie die folgenden Zeichen und Symptome belegen:
- Verhaltensprobleme (Angst, Aggression, Feindseligkeit)
- emotionale Störungen (das Gefühl, nicht geliebt zu werden, unerwünscht, nichts wert zu sein)
- unangemessene soziale Störungen (negative Weltsicht)
- bei Kleinkindern Reizbarkeit und in einigen Fällen nicht organisch bedingte Gedeihstörungen.
- ängstliche Anhänglichkeit an die Eltern
- Angst oder Mißtrauen
- geringes Selbstwertgefühl
- Minderwertigkeitsgefühle; Rückzug auf sich selbst; Kommunikationsarmut
- selbstzerstörerische Verhaltensweisen (Selbstverstümmelung, Depression, Selbstmordtendenzen)
- Neigung, die Eltern zu umsorgen
- Kriminelles Verhalten oder Schulschwänzen

Garbarino et al. fassen ihre Ergebnisse so zusammen: Das psychisch mißhandelte Kind ist oft gekennzeichnet durch persönliche Merkmale, Wahrnehmungen und Verhaltensweisen, die ein geringes Selbstwertgefühl, eine negative Weltsicht und internalisierte oder externalisierte Ängste und Aggressionen verraten. Ob das Kind sich an Erwachsene klammert oder ihnen aus dem Wege geht, seine sozialen Verhaltensweisen und Reaktionen sind in jedem Fall unangemessen und außergewöhnlich. (S. 63)

Es ist zu beachten, daß einige Opfer von Kindesmißhandlung diese unbeschadet zu überstehen scheinen. Garbarino et al. erörtern die Fälle „streß-resistenter“ Kinder, die trotz der rauhen, vielleicht sogar feindseligen Erziehung, die sie erfuhren, zu kompetenten, sozial eingestellten Menschen werden. Er kommt zu dem Schluß, daß diese Kinder „kompensatorische Rationen psychologischer Pflege und Nahrung“ bekommen, „(die) es ihnen ermöglichen, soziale Kompetenz zu entwickeln, die ihr Selbstwertgefühl stärken und (die) eine positive soziale Definition des Selbst bieten“ (S. 9).

Anthony und Gohler (1987) schließen aus ihren ausgedehnten Untersuchungen der Widerstandsfähigkeit: Das Kind teilt mit anderen Organismen eine biologische Tendenz zur Erreichung einer Einheit – nicht als einen statischen Zustand, sondern als dynamisches, flexibles Gleichgewicht, das Zurückweichen oder Regression und eine Elastizität der Weiterentwicklung erlaubt. Biologische Rhythmen der Aktivität und Ruhe bieten ein grundlegendes Muster für die Annahme der Wiedergutmachung von außen. Die ganze Bandbreite möglicher Mittel kann daran beteiligt sein: biochemische Faktoren, einschließlich der Hormone und Endorphine; die Interaktionen zwischen dem kortikalen, dem subkortikalen und dem autonomen Nervensystem und der Drüsenaktivität; und psychologische Kräfte. Alle diese Quellen interagieren und mobilisieren so Kräfte zur Regeneration. Überreste aus Erfahrungen der Widerstandskraft nach körperlichen oder emotionellen Störungen bieten ein „Wohlgefühl“ und außerdem eine Festigung des Selbstvertrauens, der Zuversicht und der Fähigkeit, auf zukünftige Bedrohungen zu reagieren oder Hilfe zu suchen. Der Integrationstrieb nutzt also besondere Kombinationen anderer Triebe und Fähigkeiten, die zu einer bestimmten Entwicklungsphase des Kindes zur Verfügung stehen. (S. 101)

In dem folgenden Abschnitt stelle ich einige klinische Beobachtungen vor, die auf meinen eigenen Erfahrungen bei der Therapie mißhandelter Kinder beruhen. Ich versuche nicht, Verhaltensindikatoren nach der Art der Mißhandlung zu kategorisieren, da diese sich häufig überschneiden.

Klinische Beobachtungen

Die problematischen Verhaltensweisen mißhandelter Kinder manifestieren sich in Störungen, die sowohl nach innen wie auch nach außen gerichtet sein können. Die Verhaltensweisen, die in den folgenden Abschnitten beschrieben werden, werden von mir und jenen meiner Kollegen, die auf die Behandlung mißhandelter Kinder spezialisiert sind, regelmäßig beobachtet. Ich betrachte sie als Indikatoren für

Kindesmißhandlung. Sie (und solche, die schon aufgezählt wurden) sind jedoch für sich alleine genommen *kein eindeutiger Beweis* einer Mißhandlung. Kinder, die nicht mißhandelt werden, aber in gestörten Familien leben oder Krisen durchmachen, wie Scheidung der Eltern oder Tod eines Elternteils können ebenfalls diese Verhaltensweisen zeigen.

Internalisiertes Verhalten

Kinder, die internalisierte Verhaltensweisen aufweisen, sind häufig isoliert und verschlossen. Sie versuchen, alleine mit der Mißhandlung fertig zu werden; sie treten nicht in Interaktion mit anderen. Folgende Verhaltensweisen sind bei diesen Kindern häufig zu finden. Sie
- erscheinen verschlossen und nicht motiviert, die Interaktion mit anderen zu suchen
- zeigen klinische Anzeichen der Depression
- weisen einen Mangel an Spontaneität und Verspieltheit auf
- sind überaus nachgiebig
- entwickeln Phobien mit unspezifizierten Auslösern
- erscheinen übermäßig wachsam und ängstlich
- haben mit Schlafstörungen oder nächtlichen Ängsten zu tun
- zeigen regredierendes Verhalten
- haben somatische Beschwerden (Kopfschmerzen, Magenschmerzen)
- entwickeln Eßstörungen
- greifen zu Rauschgift oder anderen abhängig machenden Stoffen
- drohen mit Selbstmord
- begehen Selbstverstümmelung[1]
- neigen zur Dissoziation

[1] Selbstverstümmelung muß von Selbstmordandrohungen unterschieden werden. Selbstverstümmelung scheint aus einer Vielzahl von Gründen unternommen zu werden, unter anderem um Kontakt mit der Realität zu finden (aus Zuständen der Dissoziation oder Depression heraus), um Trost zu finden (besonders wenn Kinder körperlich mißhandelt worden sind und glauben, daß Liebe und Schmerz zusammengehören) und um Bedürfnisse nach elterlicher Fürsorge zu befriedigen (zum Beispiel, wenn Pflegekinder ihre leiblichen Eltern vermissen und sie nicht treffen können). Schließlich benutzen manche Kinder die Selbstverstümmelung, um sich ihrer eigenen Menschlichkeit zu versichern. Selbstverstümmelung findet sich gewöhnlich bei Jugendlichen; aber auch jüngere Kinder können schon beginnen, die typischeren, rituellen, heimlichen Verhaltensweisen, die mit älteren Kindern oder Erwachsenen in Verbindung gebracht werden, zu entwickeln. Wenn sie nicht daran gehindert werden, kann dieser Bewältigungsmechanismus bis weit ins Erwachsenenalter hinein weitergehen. Zahlreiche erwachsene Klienten haben uns das bestätigt.

Externalisierte Verhaltensweisen

Umgekehrt zeigen Kinder mit externalisierten Symptomen Verhalten, das auf andere gerichtet ist; sie drücken ihre Emotionen nach außen hin aus. Solche Kinder sind aggressiv, feindselig und destruktiv; provokativ (rufen Mißhandlungen hervor); gewalttätig, manchmal töten oder quälen sie Tiere[2], neigen zu destruktivem Verhalten einschließlich Brandstiftung, zeigen sexualisiertes Verhalten. Solcherart gestörte Kinder werden oft leichter erkannt, weil ihr Verhalten für andere Personen ein Problem darstellt.

Internalisiertes und externalisiertes Verhalten können sich überschneiden; Kinder können auf jedes spezifische Gefühl mit einer anderen Art der Reaktion antworten. Es ist zum Beispiel beobachtet worden, daß es bei Furcht drei verschiedene Arten der Reaktionen auf wahrgenommene Bedrohung gibt: (1) motorische Reaktionen, wie Vermeidung, Flucht und vorsichtige Annäherung; (2) subjektive Reaktionen, wie verbale Berichte über Unbehagen, Verzweiflung und panische Angst und (3) physiologische Reaktionen wie Herzklopfen, starkes Schwitzen und rasches Atmen (Barrios & O^Dell, 1989, S. 168). Nach meiner Erfahrung kann ein Kind mit internalisierten Verhaltensweisen vorgestellt werden und während der Behandlung externalisierte Verhaltensweisen entwickeln oder zeigen. Meine Hypothese ist, daß es diesen Kindern eher möglich wird, Gefühle wie Wut und Feindseligkeit zu zeigen, wenn sie lernen, ihrem Therapeuten zu vertrauen und ermutigt werden, ihre verborgenen Emotionen auszudrücken.

Besondere Phänomene

Mißbrauchte Kinder können auch zwei besondere Verhaltensweisen entwickeln: Dissoziation und Sexualisierung. Es ist wichtig, diese Verhaltensweisen zu erfassen und zu behandeln, die anscheinend häufig mißverstanden und nicht diagnostiziert werden und unbehandelt bleiben.

2 Das Töten und Quälen von Tieren ist ein bedeutsamer Schrei nach Hilfe; diese Kinder sind in großer Not. Zwei häufig anzutreffende klinische Befunde, die dieses Verhalten erklären können, sind: (1) das Kind vollzieht durch sein Verhalten die Mißhandlung, die es selbst erlebt hat, an einem kleineren Opfer nach und (2) das Kind probt den Selbstmord. Je stärker die emotionale Bindung des Kindes an das Tier ist, desto alarmierender ist dieses Verhalten.

Dissoziative Phänomene

Das *Diagnostic and Statistical Manual of Mental Disorder* definiert dissoziative Phänomene als „eine Störung oder Änderung der normalen integrativen Funktionen der Identität, des Gedächtnisses oder des Bewußtseins" (1987, S. 269). Das DSM-III-R kategorisiert drei Arten dissoziativer Phänomene: (1) multiple Persönlichkeitsstörung (Identitätsstörung), (2) Depersonalisation (Identitätsstörung) und (3) psychogene Amnesie oder psychogenes Weglaufen (Gedächtnisstörung). Dissoziative Phänomene können auf einem Kontinuum dargestellt werden, wobei die multiple Persönlichkeitsstörung die extremste Form der Dissoziation darstellt und den Endpunkt dieser Skala darstellt. Neuere empirische Daten lassen eine nicht zu bestreitende Korrelation zwischen früher schwerer Kindesmißhandlung und multipler Persönlichkeitsstörung erkennen (Kluft, 1985; Putnam, 1989). Man nimmt an, daß die multiple Störung im Kindesalter beginnt, die Diagnose wird jedoch gewöhnlich erst viel später gestellt. Historisch gesehen ist die Identifikation der Dissoziation und multiplen Störung bei Erwachsenen rascher vorangeschritten. Kliniker, die die kindlichen Opfer schwerer Mißhandlungen behandeln, tun gut daran, das Gebiet der multiplen Störung im Kindheitsalter zu untersuchen (Kluft, 1985; Peterson, 1990).

Es besteht eindeutig ein Zusammenhang zwischen dissoziativen Phänomenen und Traumen. Eth und Pynoos (1985) zufolge tritt ein psychisches Trauma auf, „wenn ein Individuum einem überwältigenden Ereignis ausgesetzt ist, das zur Hilflosigkeit angesichts unerträglicher Gefahr, Angst und instinktiver Erregung führt" (S. 38). Mißhandlung stellt für Kinder eindeutig ein psychisches Trauma dar, besonders auf Grund ihres Alters, ihrer Abhängigkeit und Verletzlichkeit.

Sexualisiertes Verhalten

Finkelhor (1986) hat ein begriffliches Vier-Faktoren-Modell zum Verständnis der „traumagenen Dynamik", die beim sexuellen Mißbrauch auftritt, entwickelt. Die vier Faktoren sind *traumatische Sexualisierung, Stigmatisierung, Machtlosigkeit und Vertrauensbruch.* Jeder hat seine eigenen Dynamiken, psychologische Auswirkung und Verhaltensmanifestationen (siehe Tabelle 1.1). Finkelhor und Browne (1985) definieren traumatische Sexualisierung als „einen Prozeß, in dem die Sexualität eines Kindes (einschließlich der sexuellen Gefühle und sexuellen Einstellungen) in einer der Entwicklung unangemessenen und die Beziehungen zu anderen störenden Weise als Ergebnis sexuellen Mißbrauchs geformt wird" (S. 531), Finkelhor (1986, S. 186-187) bietet

Informationen zur begrifflichen Bestimmung der Sexualisierung kindlicher Opfer (siehe Tabelle 1.1).

Tabelle 1.1 Traumatische Sexualisierung

Dynamik

Belohnung des Kindes für sexuelles Verhalten, das dem Entwicklungsniveau unangemessen ist

Täter tauscht Aufmerksamkeit und Zuneigung gegen Sex

Geschlechtsteile des Kindes werden zum Fetisch gemacht

Täter vermittelt falsche Vorstellungen von sexuellem Verhalten und Moral

Das Kind lernt einen Zusammenhang zwischen sexueller Aktivität und negativen Erinnerungen und Emotionen

Psychologische Auswirkungen

Zunehmende Bedeutsamkeit sexueller Angelegenheiten

Verwirrung in bezug auf die sexuelle Identität

Verwirrung in bezug auf sexuelle Normen

Verwechslung von Sex mit Liebe sowie dem Geben und Empfangen von Fürsorge

Negative Assoziationen zu sexuellen Aktivitäten und Erregungsempfindungen

starke Abneigung gegen Sexualität oder Intimität

Verhaltensmanifestationen

Übermäßige Beschäftigung mit Sexualität und zwanghafte sexuelle Verhaltensweisen

Frühreife sexuelle Aktivität

Aggressive sexuelle Verhaltensweisen

Promiskuität

Prostitution

Sexualstörungen

Meine eigenen klinischen Beobachtungen an sexuell mißbrauchten Kindern stimmen sowohl mit Finkelhors Konzept der traumatischen Sexualisierung als auch mit den Schlußfolgerungen, die Johnson-Cavanaugh (1988) und Friedrich (1988) aus ihren bahnbrechenden Forschungen auf diesem Gebiet zogen, überein. Sexuell mißbrauchte

Kinder entwickeln ein exzessives und abnormes Interesse an Sexualität, ein Interesse, das sich häufig in frühreifen sexuellen Aktivitäten ausdrückt. Eine der Schwierigkeiten, die bei der Einschätzung sexueller Verhaltensweisen bei Kindern entstehen, ist der Mangel an zeitgenössischen normativen Daten über die Entwicklung der kindlichen Sexualität. Sgroi, Bunk und Wabrek (1988) haben ihre klinischen Erfahrungen aus der Arbeit mit normalen und gestörten Kindern vereinigt, um eine Grundstruktur der Entwicklung der kindlichen Sexualität zu unterbreiten. Ich finde diese Struktur (in Tabelle 1.2 dargestellt) von Nutzen, um zu bestimmen, ob das Sexualverhalten eines Kindes die Notwendigkeit einer Intervention nahelegt.

Tabelle 1.2 Kindliche Sexualität

Alter	*Aktivitätsmuster*	*Sexualverhalten*
Kleinkind (0-5 Jahre)	Intensive Neugierde; Gelegenheiten, die Welt zu erforschen, werden genutzt	Masturbation; Betrachten der Körper anderer
Grundschulalter (6-10 Jahre)	Spiele mit Gleichaltrigen und jüngeren Kinder; Gelegenheiten, die Welt zu erforschen, werden geschaffen	Masturbation; Betrachten der Körper anderer; sexuelle Entblößung vor anderen; sexuell getöntes Streicheln von Gleichaltrigen oder jüngeren Kindern in Spiel- oder Spielen ähnlichen Situationen
Vorpubertät (10-12 Jahre) Pubertät (13-18 Jahre)	Individuation; Trennung von der Familie; Distanzierung von den Eltern; Entwicklung von Beziehungen zu Gleichaltrigen; praktizierte Intimität mit Altersgenossen beiderlei Geschlechts; „sich verlieben“	Masturbation; sexuelle Entblößung; Voyeurismus; Küsse mit geöffnetem Mund; sexuell getöntes Streicheln; simulierter Geschlechtsverkehr; Penetrationsverhalten und Geschlechtsverkehr

Berliner, Manaois und Monastersky (1986) stimmen überein, daß man pathologische sexuelle Verhaltensweisen bei Kindern von der Entwicklung angemessenem, sexuellem Spiel unterscheiden kann. In ihrem Modell teilen sie Störungen entsprechend dem Schweregrad in Dimensionen ein. Die schwerste Art sexualisierten Verhaltens besteht in Zwangsmaßnahmen, einschließlich des Einsatzes körperlicher Gewalt und daraus resultierender Verletzungen. Berliner et al. beschreiben eine andere Dimension als frühreifes Verhalten, zu dem versuchter oder vollzogener Geschlechtsverkehr ohne Zwang gehören. Schließlich zählen sie als unangemessen betrachtete Verhaltensweisen auf, zu denen gehören können: andauernde Masturbation in der Öffentlichkeit, was Unbehagen oder Ärger hervorrufen kann; Berührung der Geschlechtsteile anderer oder Bitten, dies tun zu dürfen; übertriebenes Interesse an sexuellen Dingen, das sich im Spiel, in künstlerischen Aktivitäten oder Gesprächen widerspiegelt; und sexuell stilisiertes Verhalten, das die sexuellen Beziehungen Erwachsener nachahmt.

Wie die Übersicht von Sgroi et al. und die Arbeit von Berliner und ihren Kollegen klar veranschaulichen, schreitet die Entwicklung kindlichen Sexualverhaltens gewöhnlich allmählich im Laufe der Zeit voran, wobei extremes Verhalten ein Anzeichen psychischer Störungen ist. Bei verfrühter sexueller Aktivität von Kindern liegt es immer nahe, zwei mögliche Stimuli anzunehmen: eigene Erfahrung und Beobachtung sexuellen Verhaltens. Das Kind, das verfrühte sexuelle Aktivität zeigt, hat vielleicht sexuelle Kontakte mit einem Erwachsenen oder einem älteren Kind erlebt und ahmt das erlernte Verhalten nach, oder es war vielleicht Zeuge unverhüllter sexueller Aktivität, ist übermäßig stimuliert und agiert diese Aktivität nun aus. Viele kleine Kinder haben durch das Fernsehen Zugang zu weicher und harter Pornographie.

Ein zusätzliches Merkmal vieler sexualisierter Kinder ist eine Enthemmung masturbatorischer Verhaltensweisen. Ein Kind, das nicht sexuell mißbraucht worden ist, wird abrupt aufhören, zu masturbieren, wenn jemand das Zimmer betritt; sexuell mißbrauchte Kinder, die diese sexuelle Verhaltensweise vielleicht zusammen mit einer anderen Person gelernt haben, hören unter Umständen nicht auf zu masturbieren.

Kliniker haben von hochentwickelten und speziellen sexuellen Verhaltensweisen bei sexuell mißbrauchten Kindern berichtet. Dieses Verhalten ist immer ungewöhnlich und alarmierend. Diese Kinder können einen Raum betreten, ihre Unterwäsche ausziehen und masturbieren, sich verausgaben oder versuchen, die behandelnde Person in sexuelle Aktivitäten zu verwickeln, Das ist verständlich; sie haben gelernt, sich so zu verhalten. Nichtsdestotrotz muß das Verhalten aus einer Vielzahl von Gründen beseitigt werden, Das Kind kann buchstäblich zu einer Bedrohung für jüngere (oder ältere) Kinder werden und kann um sexuellen Kontakt bitten oder ihn erzwingen. Möglicherweise macht das Kind bei jemandem Annäherungsversuche, der unfähig oder nicht gewillt ist, angemessene Grenzen zu setzen; das Kind wird dann erneut zum potentiellen Opfer. Hinzu kommt, daß extremes masturbatorisches Verhalten Verletzungen und Infektionen verursachen kann, die medizinisch behandelt werden müssen. Schließlich wird ein Kind, das sich auf so unangemessene und potentiell gefährliche Weise verhält, bei anderen eine negative Reaktion hervorrufen und und in besonderem Maße abgelehnt werden.

Der Therapeut muß dem Kind deshalb konsequente, richtungsweisende Grenzen setzen und diese rasch durchsetzen und alternative Verhaltensweisen vorschlagen. Eltern und Pflegepersonen müssen über diese Interventionen informiert werden, um eine einheitliche Reaktion zu gewährleisten. Der Therapeut könnte zum Beispiel sagen: „Es ist nicht richtig, wenn du Geschlechtsteile an meinem Körper berührst oder mich auf den Mund küßt" oder „Es ist nicht richtig, wenn du dich in meinem Büro ausziehst." Unmittelbar nach dieser Grenzziehung muß ein Vorschlag, wie alternatives Verhalten aussehen könnte, folgen: „Ich verstehe, du möchtest mich auf dich aufmerksam machen; das kannst du aber auch, wenn du meine Hand berührst und mich beim Namen nennst" oder „Ich verstehe, du versuchst mir zu zeigen, wie du dich fühlst. Das kannst du auch, wenn du mir ein Bild malst, eine Karte schreibst, mir eine Geschichte erzählst oder mit mir über deine Gefühle sprichst."

Verhaltenssymptome decken die Not des Kindes auf; sie sind Warnsignale, die tieferliegende Probleme des Kindes anzeigen. Das symptomatische Verhalten richtet gewöhnlich die Aufmerksamkeit auf das Kind; Eltern, Lehrer oder andere Personen können sich um Behandlung des Kindes bemühen, wenn sie unangemessene Verhaltensweisen feststellen. Während symptomatische Verhaltensweisen prompt auf die Behandlung ansprechen können, erfordern die ihnen zugrunde liegenden Probleme häufig aber zusätzliche Anstrengungen.

Das Trauma und seine Auswirkungen

Viele Kinder, die das Opfer von Mißhandlungen wurden, haben auch ein Trauma davongetragen. Die Konzepte des gequälten Opfers und der unter einem Trauma leidenden Person werden zwar oft als gleichbedeutend gebraucht, sie haben aber klar voneinander zu unterscheidende Bedeutungen, Das Phänomen, daß jemand zum Opfer gemacht wird (engl. Originaltext: victimization), wird nun durch ein breit angelegtes und angewendetes Konzepts definiert. Eine Person kann sich als Opfer eines anstrengenden Bewerbungsgesprächs, eines strengen Examens oder der Forderungen einer Finanzierungsquelle empfinden; Angehörige von Minderheiten fühlen sich oft als Opfer der Polizei oder Einstellungen der Mehrheitsgruppe; Studentinnen haben erklärt, daß sie sich als Opfer einer von Männern dominierten Verwaltung fühlen. Eine Person kann Opfer sein, ohne unter einem Trauma zu leiden. Eine Person, die ein Trauma erlebt, wird allerdings während des traumatischen Erlebnisses immer auch zum Opfer.

Zusätzlich zu der Behandlung solcher Aspekte der Opfer-Problematik, wie sie Herman (1981), Kempe und Kempe (1984), Martin (1976) und Sgroi (1982) beschrieben haben, ist es bei der Behandlung kindlicher Opfer von Mißhandlungen von entscheidender Bedeutung, die verschiedenen Auswirkungen des Traumas, wie sie Eth und Pynoos (1985), Kluft (1985), Putnam (1989) und van der Kolk (1987) beschreiben, zu bestimmen. Der Kliniker entwickelt dann ein therapeutisches Konzept, das sowohl auf die Opferproblematik als auch auf das Trauma eingeht.

Wie schon erwähnt, nehmen Eth und Pynoos (1985) an, daß ein psychisches Trauma eintritt, „wenn ein Individuum einem überwältigenden Ereignis ausgesetzt ist, das zur Hilflosigkeit angesichts unerträglicher Gefahr, Angst und instinktiver Erregung führt“ (S. 38). Van der Kolk (1987) stellt fest, daß die traumatische Reaktion von zahlreichen Faktoren beeinflußt wird, wozu die Schwere der Tat und die genetische Prädisposition, die jeweilige Entwicklungsphase, Beistand durch andere, frühere Traumen und die schon vorhandene Persönlichkeit des Kindes gehören. Von besonderer Bedeutung ist van der Kolks Annahme, daß Kinder einem größeren Risiko traumatischer Verletzungen ausgesetzt sind, weil sie noch keine gefestigte Identität haben und nur über ein begrenztes Repertoire an Bewältigungsmechanismen verfügen.

Freud betrachtete psychiatrische Probleme anfänglich als Ausdruck früher Kindheitstraumen und interpretierte die kognitiven, emotionalen und verhaltensauffälligen Symptome hysterischer Patienten als symbolische Wiederholungen früher traumatischer Ereignisse. Er sah diese Wiederholungen als Versuch, übermäßige Energie zu entladen und die Oberhand zu gewinnen. Als Freud diese Ideen zugunsten des Konzepts von Kindheitsphantasien und „falschen Wahrnehmungen tatsächlicher

Ereignisse“ aufgab, ging das psychoanalytische Interesse am Trauma zeitweilig verloren.

In den letzten zwanzig Jahren ist es zu einem Wiederaufleben des Interesses an den Folgen spezifischer Traumen gekommen. Van der Kolk (1987) weist darauf hin, daß Auswirkungen spezifischer Traumen, wie Krieg, Konzentrationslager und Vergewaltigung zwar als separate Einheiten beschrieben werden, nähere Betrachtung jedoch klar mache, daß „die menschliche Reaktion auf überwältigende und nicht beherrschbare Lebensereignisse bemerkenswert einheitlich ist, obgleich die Art des Traumas, das Alter des Opfers, die persönliche Veranlagung und die Reaktion der Allgemeinheit die endgültige posttraumatische Anpassung bedeutsam beeinflussen“ (S. 2). Er fährt mit der Feststellung fort, daß die wesentlichen Charakteristiken des posttraumatischen Syndroms im Großen und Ganzen gleichbleibend sind. Das macht offensichtlich, daß viele psychologische Konsequenzen der Kindesmißhandlung als posttraumatisches Nachvollziehen ungelöster Traumen angesehen werden können. Eth und Pynoos (1985) meinen, daß „zu den frühen Reaktionen von Kindern auf psychische Traumen schädliche Auswirkungen auf kognitive Leistungen (einschließlich Gedächtnis, Schulleistung und Lernen), sowie auf Affekte, Beziehungen zu anderen Personen, Impulskontrolle und Verhalten, vegetative Funktionen und Symptombildung gehören“ (S. 41). Wolfenstein (1965) stellt fest, daß kleine Kinder, die unter traumatischen Erlebnissen leiden, sich am hilflosesten und passivsten fühlen und die größte Unterstützung von außen benötigen, um zur Wiederherstellung eines psychischen Gleichgewichts zu gelangen.

Terr (1990) erklärt, daß „traumatisierte Kinder das traumatisierende Ereignis durch Handlungen wiederholen. Während Erwachsene, die einen Schock erlitten haben oder unter einer schweren Belastung stehen, dazu neigen, darüber zu sprechen, davon zu träumen oder es sich vorzustellen, agieren Kinder viel mehr“ (S. 265). Terr stellt auch fest, daß traumatische Ereignisse zwar äußere Geschehnisse sind, aber „rasch in die Psyche integriert werden“, besonders wenn das Individuum sich während der traumatischen Ereignisse „völlig hilflos“ fühlt (S. 8). Andere (Bergen, 1985; Eth & Pynoos, 1985; Maclean, 1977) haben beobachtet, wie mißhandelte Kinder im Vorschulalter im Spiel das Trauma nachvollziehen. Wallerstein und Kelly (1975) beschreiben das posttraumatische Spiel als „belastet, eingeschränkt und freudlos.“

Wie ich schon an anderer Stelle andeutete, ist die Einschätzung, wie ein Trauma bewältigt wird, von zentraler Bedeutung für die Behandlung erwachsener Opfer. Ein Trauma kann auf positive, negative oder funktionale Weise bewältigt werden. Positive Bewältigung liegt vor, wenn „der Erwachsene in der Lage ist, das Trauma in einer realistischen Weise zu verarbeiten, wobei er die durch eine klare Erinnerung an das Ereignis hervorgerufenen Empfindungen des Schmerzes, der Wut oder des Verlustes, wie stark diese auch sein mögen, erfahren kann, ... das Ereignis genau wahrnimmt und kein irrationales Gefühl der Verantwortung dafür spürt... (Der Erwachsene) ist fähig, zu verstehen, daß das Erlebnis in der Vergangenheit geschah und fühlt sich nicht länger von der Erinnerung daran so überwältigt, als wäre es in der Gegenwart eine klare, ständig wiederkehrende Gefahr... Die Person fühlt keinen Zwang, das Ereignis zu wiederholen, weder bewußt noch unbewußt.“ (Gil, 1989, S. 114)

Personen, die diese Art der Bewältigung erreichen, durchbrechen frühere Schemata der Hilflosigkeit und fühlen, daß sie mehr Kontrolle über ihr Leben haben. Das Trauma dominiert ihr psychisches Leben nicht mehr länger.

Eine negative Traumabewältigung steht in direktem Kontrast zur positiven Bewältigung und ist für das Individuum destruktiv und einengend. Die betreffende Person lebt weiterhin in der emotionalen Umwelt des traumatischen Ereignisses. Kardiner (1941) identifiziert fünf Kennzeichen der menschlichen Reaktion auf ein Trauma:

- Fortdauern einer Schreckreaktion und Reizbarkeit
- Neigung zu explosiven Wutausbrüchen
- Fixierung auf das Trauma
- Einschränkung der allgemeinen Persönlichkeitsentfaltung
- atypisches Traumerleben

Bei negativer Traumabewältigung des Individuums bleiben diese Symptome bestehen und werden durch Streß verschlimmert. Am typischsten für die negativen Auswirkungen des unbewältigten Traumas sind Gefühle, das Trauma durch sich aufdrängende Gedanken oder Träume erneut zu erleben und wie betäubt zu sein. Man geht jetzt davon aus, daß diese Reaktionen eine psychologische und physiologische Grundlage haben. (Die diagnostische Kategorie Posttraumatisches Streßsyndrom ((engl. Post-traumatic Stress Disorder _ PTSD)) wurde im Jahre 1980 in das DSM-III-R aufgenommen.) Viele Personen, die unter einem unbewältigten Trauma leiden, haben PTSD-Symptome und kommen zur Beratung, um eine Linderung dieser Symptome, zu denen Alpträume, sich aufdrängende plötzliche Erinnerungen, Gefühlsbetontheit, körperliche Empfindungen und akustische Halluzinationen gehören, zu erreichen. Die meisten Kliniker, die Erfahrung mit der Behandlung von Opfern traumatischer Ereignisse haben, stimmen überein, daß dieses Ereignis letztendlich bewußt gemacht und nüchtern betrachtet werden muß, da sich das Trauma sonst immer wieder aufdrängen wird (Figley, 1985).

Eine funktionelle Traumabewältigung ist eine gewisse Zeit lang wirksam, kann aber nicht auf Dauer aufrechterhalten werden. Wenn sie funktioniert, vermeidet eine solche Bewältigung erfolgreich unangenehme Reize und verläßt sich auf Abwehrmechanismen wie Verleugnung und Unterdrückung. Äußere Umstände können diese Lösung jedoch wirkungslos machen und das Opfer so in eine Krise katapultieren.

Wie schon erwähnt, steht Dissoziation in einem engen Zusammenhang mit dem Trauma. Diese Verbindung wurde schon sehr früh festgestellt: Briquet formulierte das Konzept der Dissoziation im Jahre 1859 als erster, und Janet (1889) wies als erster darauf hin, daß dissoziative Zustände oft auf Kindheitserlebnisse der körperlichen Mißhandlung oder des sexuellen Mißbrauchs folgen. Unter Dissoziation versteht man einen Prozeß der Trennung, der Absonderung und Isolierung von Informations-, Wahrnehmungs-, Erinnerungs-, Motivations- und Affekteinheiten. Dissoziation dient als Abwehrmaßnahme gegen starke Belastung. Sie ermöglicht es dem Individuum, sich vor dem ursprünglichen Trauma zu schützen, führt aber auch zu einer Neigung, auf nachfolgende Belastungen oder bekannte Reize so zu reagieren, als seien diese eine Wiederholung des Traumas. Es stellt eine bemerkenswerte Beobachtung dar, zu sehen, wie Erwachsene, die früher Opfer von Mißhandlungen waren, affektive und physiologische Reaktionen durchleben, ohne das ursprüngliche Trauma ihrer Lebensgeschichte zu kennen.

Kliniker, die sich bemühen, Mißbrauchsopfern zu helfen, müssen sich mit der Behandlung der Dissoziation vertraut machen, da diese bei Menschen, die ein Trauma überstanden haben, so häufig auftritt. Braun (1988) beschreibt sein BASK-Modell mit der Erläuterung, daß der Hauptstrom des Bewußtseins aus vier Prozessen besteht – Verhalten, Affekt, Sinneseindrücke und Wissen (Behavior, Affect, Sensation, Knowledge) die sich auf einem Zeitkontinuum abspielen. Wenn diese integralen Komponenten des BASK-Modells im Verlaufe der Zeit durchweg übereinstimmen, ist das Bewußtsein stabil und die geistigen Prozesse gesund. Braun erklärt, daß „das Ziel der Psychotherapie darin besteht, Übereinstimmung zwischen den BASK-Dimensionen über einen Zeitraum zu erreichen, so daß eine Abnahme dissoziativer Denkprozesse, eine Abnahme des Bedürfnisses, die Dissoziation zu verteidigen und eine größere Kontrolle der Interaktionen mit der Umwelt erreicht werden“ (S. 23).

Die Arbeit mit traumatisierten Kindern verschafft uns eine unglaubliche Chance, das Trauma kurz nach seinem Auftreten und vor der Stärkung defensiver Mechanismen anzugehen.

Dabei ist das Konzept, daß unbewältigte Traumen mittels Träume, Erinnerungen, Empfindungen und Verhaltenswiederholungen ins Bewußtsein dringen, von besonderem Interesse. Diese Vorfälle können als Versuch der Psyche angesehen werden, das Trauma aufzudecken und die damit einhergehenden Gefühle, die zuvor in einem Versuch, emotionale Beunruhigung hinauszuschieben oder zu vermeiden, eingeschränkt waren, zu entladen.

Wenn man ihnen eine sichere und sie stützende Umgebung bietet, können Kinder, die dem Ursprung ihres Traumas näher sind, eine charakteristische Art des Spiels entwickeln, die ein früheres Trauma anzeigt. Terr (1990) erklärt, daß traumatisierte Kinder „zwei Verhaltensmöglichkeiten zu haben scheinen, zu spielen oder durch Handlungen zu wiederholen" (S. 265). Sie fährt fort, daß diese Art des posttraumatischen Spiels sehr charakteristisch ist. Terr beobachtete dieses Spiel zum ersten Mal während ihrer Arbeit mit 23 Schulkindern, die in einem Bus in Chowchilla, Kalifornien, gekidnappt und versteckt worden waren. Alle diese Kinder kehrten wohlbehalten nach Hause zurück und gaben Dr. Terr so Gelegenheit, eine Langzeitstudie über Opfer von Traumen durchzuführen, die noch nicht abgeschlossen ist. Terr (1983) hat 11 Aspekte posttraumatischen Spiels definiert:

Zwanghafte Wiederholung; unbewußte Verbindung zwischen dem Spiel und dem traumatischen Ereignis; realitätsnahes Spiel mit ausschließlich einfachen Abwehrmaßnahmen; Unvermögen, die Angst zu mildern; großer Altersspielraum; unterschiedlicher Zeitabstand zwischen Trauma und Entwicklung des Spiels; Gewalt wird auf nicht traumatisierte Kinder übertragen; Übergreifen auf neue Generationen von Kindern; Gefahr; Gebrauch von Kritzeleien, Gesprächen, Maschineschreiben und akustischen Aufnahmen als Mittel für Spielwiederholungen; und die Möglichkeit, posttraumatisches Spiel in der Therapie in Verbindung mit einem früheren Trauma zu bringen. (S. 309)

Terr (1983) stellt fest, daß es sehr ungewöhnlich ist, posttraumatisches Spiel direkt im Behandlungsraum zu beobachten, was wahrscheinlich mit der verschwiegenen Art dieses Spiels zusammenhängt. Meine Erfahrung ist aber, daß das posttraumatische Spiel eines Kindes oder Verhaltenswiederholungen erleichtert werden, wenn ein *Kontext für die Arbeit am Trauma* geschaffen wird. Es scheint, daß wir dem Kind durch diese Art des Spiels helfen können, das Trauma zu bewältigen. Johnson (1989) bemerkt, daß zu den zentralen Aufgaben der posttraumatischen Behandlung „Wiedererfahren, Befreiung und Neugestaltung“ (S. 119) gehören. Das Kind, das nicht in der Lage ist, die Angst zu mildern oder über das realitätsnahe Szenario, das wiedererschaffen wurde, hinauszugehen, kann von der Teilnahme des Therapeuten am posttraumatischen Spiel profitieren. Techniken zur Schaffung des Kontexts und Vorschläge zur Intervention während des Spiels werden an späterer Stelle dieses Buches erörtert und in den Fallbeispielen dargestellt werden.

In Terrs folgendem Werk (1990) warnt sie, daß das posttraumatische Spiel bei der Linderung der kindlichen Angst versagen kann und daß sogar, „wenn das Kind das Verhalten oft genug wiederholt, die Entwicklung seiner Persönlichkeit betroffen sein wird und es zu ‚fehlangepaßten Persönlichkeitsstrukturen‘ kommen kann“ (S. 269). Terr erklärt nachdrücklich, daß „die Festigung dieser Persönlichkeitsumorientierungen nach traumatischen Fehlanpassungen wahrscheinlich der bedeutsamste Beitrag ist, den ein Psychiater zu der Zukunft des traumatisierten Kindes leisten kann“ (S. 270). Terr zufolge kann posttraumatisches Spiel „gefährlich“ sein, da „posttraumatisches Spiel mehr Schrecken schaffen kann, als bewußt war, bevor das Spiel begann“ (S. 239). Sie betrachtet posttraumatisches Spiel als resistent gegenüber Interpretationen oder Klarstellungen, fügt aber hinzu, daß Verhaltensinterventionen effektive Ergebnisse zeitigen können. Diese Information hebt hervor, wie wichtig es ist, daß Eltern und kindliche Opfer gleichermaßen Strategien zur Bewältigung von Furcht und Angst lernen.

Dem Kliniker, der sich zur Arbeit mit mißhandelten und traumatisierten Kindern entschließt, wird geraten, eine Methode zu entwickeln, um die Notwendigkeit der Traumabewältigung einzuschätzen, einen Kontext und Anleitung zu vermitteln, das posttraumatische Spiel zu ermöglichen und zur rechten Zeit zu intervenieren. Dies kann nicht ohne ein umfassendes Verständnis des Traumas und seiner Auswirkungen geschehen. Dem Kliniker stehen dabei nur wenige Regeln oder Richtlinien zur Verfügung, weil es in der Literatur „so gut wie gar keine“ Untersuchungen gibt, die sich mit den Behandlungsergebnissen der Therapie mißhandelter Kinder befassen (Azar & Wolfe, 1989, S. 481).

Die Kindertherapien: Anwendung in der praktischen Arbeit mit mißhandelten Kindern

> Näher als der Mond, sogar näher als die Tiefen des Meeres, scheinen die Seelen der Kinder den meisten Menschen nicht nur rätselhaft, sondern auch unergründlich.
>
> J. Alexis Burland & Theodore B. Cohen

Kindertherapie wird von Sours (1980) als „eine Beziehung zwischen dem Kind und dem Therapeuten, die in erster Linie auf Symptombewältigung und die Erreichung einer adaptiven Stabilität abzielt" beschrieben (S. 275). Die Kindertherapie hat sich als eine separate, besondere Art der Therapiearbeit seit dem Jahr 1909, in dem Freud zum ersten Mal versuchte, mit seinem nun historisch gewordenen Patienten, dem kleinen Hans, eine Psychotherapie durchzuführen, weiterentwickelt. Der Begriff *Kindertherapie* wird oft gleichbedeutend mit dem Begriff *Spieltherapie* gebraucht, obwohl das Spiel erst im Jahr 1920 direkt in der Therapie von Kindern eingesetzt wurde, als Hermine Hug-Hellmuth begann, das Spiel für die Diagnose und Behandlung von emotionalen Problemen der Kindheit zu benutzen (Schaefer, 1980). Melanie Klein und Anna Freud formulierten die Theorie und Praxis der psychoanalytischen Spieltherapie etwa zehn Jahre später.

Während die meisten Kindertherapeuten darin übereinstimmen, daß das Spiel das wirkungsvollste Mittel zur Therapiedurchführung bei Kindern darstellt, haben andere (Freiberg, 1965; Sandler, Kennedy & Tyson, 1980) die Frage gestellt, ob das Spiel strukturelle Veränderung bewirke, auf die verschwommene Qualität des Spiels hingewiesen und es abgelehnt, da es weder Traummaterial noch freie Assoziationen enthalte. Schaeffer (1983) behauptet, daß „es etwas schwierig für jeden an Spiel und Spieltherapie Interessierten ist, eine klare Vorstellung davon zu bekommen, was mit dem Begriff Spiel gemeint ist, da keine besondere, umfassende Definition des Begriffes entwickelt worden ist" (S. 2). Die potentiellen Vorzüge des Spiels sind jedoch gut dokumentiert. In seiner Literaturübersicht fand Schaeffer Beschreibungen des Spiels als „angenehm", „in sich vollkommen", „unabhängig von äußerer Belohnung oder anderen Personen", „nicht auf die Erreichung eines

Zieles ausgerichtet, ohne Ziel“ und „nicht in neuartigen oder furchterregenden Situationen auftretend.“

Schaeffer meint, daß Spiel eher personen- als objektdominiert ist. Schaeffer (1980) erklärt weiter, daß „eines der bestetablierten Prinzipien der Psychologie ist, daß das Spiel für ein Kind ein Prozeß der Entwicklung ist“ (S. 95). Spiel ist abwechselnd beschrieben worden als ein Mechanismus zur Entwicklung von „Problemlösungsfähigkeiten und Kompetenz“ (White, 1966); ein Prozeß, der Kindern ermöglicht, Erfahrungen und Situationen „geistig zu verdauen“ (Piaget, 1969); ein „emotionales Laboratorium“, in dem das Kind lernt, mit seiner Umgebung zurechtzukommen (Erikson, 1963); eine Art des Kindes mit „Spielsachen als seinen Worten“ zu sprechen (Ginott, 1961) und als einen Weg, mit Verhaltensweisen und Problemen umzugehen, indem sie „durchgespielt“ werden (Erikson, 1963). Nickerson (1973) sieht Spielaktivitäten als den wichtigsten therapeutischen Ansatz bei Kindern an, da das Spiel ein natürliches Mittel der Selbstdarstellung ist, dem Kind die Kommunikation erleichtert, eine kathartische Freisetzung von Gefühlen gestattet, erneuernd und konstruktiv sein kann und dem Erwachsenen ein Fenster bietet, durch das er die Welt des Kindes beobachten kann. Nickerson weist darauf hin, daß das Kind sich in einer Spielsituation wohl fühlt, leicht eine Beziehung zu Spielsachen findet und Probleme im Spiel mit ihnen darstellen wird. Chethik (1989) trifft eine wichtige Feststellung über den Einsatz des Spiels als Therapie: „Spiel alleine wird normalerweise keine Veränderungen hervorbringen...es kommt entscheidend darauf an, welche Interventionen der Therapeut vornimmt und wie er sich das Spiel zunutze macht“ (S. 49). Außerdem muß der Therapeut als teilnehmender Beobachter fungieren, weniger als Spielkamerad. Ich meine, daß das Spiel in der Therapie von einem beteiligten Kliniker in sinnvoller Weise gefördert werden muß. Einige der häufigsten Fehler, die in der Kindertherapie gemacht werden, sind, dem Kind zu gestatten, über einen längeren Zeitraum planlos zu spielen; das Spiel des Kindes zu ignorieren und solches Spielzeug zur Verfügung zu stellen, das die Selbstdarstellung nicht fördert.

Da das Interesse an Kindertherapie gestiegen ist und nun mehr Kinder für eine spezifische Therapie überwiesen werden, ist eine Vielzahl von Therapietechniken, Spielen und Spielsachen entwickelt worden. Die Spieltherapie ist zu einem aufregenden Untersuchungsgebiet mit vielen Facetten aufgeblüht.

Die geschichtliche Entwicklung der Spieltherapie

Wie schon erwähnt benutzte Sigmund Freud im Jahre 1909 als erster das Spiel zur Aufdeckung der unbewußten Ängste und Probleme seines Klienten. Hermine Hug-Hellmuth begann im Jahre 1920 das Spiel als einen Teil ihrer Behandlung von Kindern zu nutzen (Hug-Hellmuth, 1921), und 10 Jahre später formulierten Melanie Klein und Anna Freud die Theorie und Praxis psychoanalytischer Spieltherapie. Diese Art der Spieltherapie ist weiterhin eine der angesehensten Formen der Kindertherapie und wird gewöhnlich von Psychoanalytikern durchgeführt.

Psychoanalytische Spieltherapie

Anna Freud und Melanie Klein beschrieben ausführlich, wie sie das Spiel in ihre psychoanalytische Technik integrierten. Während erstere sich dafür aussprach, das Spiel in erster Linie zu benutzen, um eine starke positive Beziehung zwischen dem Kind und dem Therapeuten aufzubauen, schlug letztere vor, es als direkten Ersatz für Verbalisierungen zu benutzen. Das primäre Ziel des Ansatzes beider war, „Kindern zu helfen ihren Weg durch Schwierigkeiten oder Traumen zu finden, indem sie ihnen halfen, Einsicht zu gewinnen" (Schaefer & O'Connor, 1983). Anna Freud hat wiederholt darauf hingewiesen, daß „die wesentliche Aufgabe (der Therapie) darin besteht, die Hindernisse, die die Entwicklung (des Kindes) behindern, auszuräumen und den vorwärtsstrebenden Entwicklungskräften und Egopotentialen die Möglichkeit zu geben, die Aufgabe der Entwicklung zu vollenden" (Nagera, 1980, S. 22). Klein (1937) war der Ansicht, daß eine Analyse der Übertragungsbeziehung des Kindes zum Therapeuten die Hauptquelle der Einsicht in den tieferliegenden Konflikt des Kindes war.

Freud und Klein nahmen das grundlegende Konzept der freien Assoziation, eines der Prinzipien der Erwachsenenanalyse, und setzten die natürliche Spielneigung des Kindes an seine Stelle (Nagera, 1980). Sie argumentierten, daß das Spiel die unbewußten Konflikte und Wünsche des Kindes aufdecke und daß das Spiel der Weg des Kindes sei, frei zu assoziieren. Während Klein annahm, daß das kindliche Spiel den freien Assoziationen des Erwachsenen „völlig gleichwertig" sei und „gleichermaßen der Interpretation zugänglich", sah Freuds Theorie das Spiel nicht als Gegenstück zur freien Assoziation Erwachsener an, sondern als eine durch das Ego modifizierte Art des Verhaltens, die „eine beträchtliche Fülle von Daten liefert", dabei aber Ergänzungen durch eine Vielzahl anderer Quellen, zu denen die Eltern gehören, erfordert (Esman, 1983). Gegründet auf die Analyse von Widerstand und Übertragung, betont die psychoanalytische Spieltherapie den Nutzen der Interpretation, in dem sie die Fähigkeit des Kindes, das Spiel symbolisch zur Manifestation innerer Probleme zu nutzen, anerkennt. Nagera (1980) weist nach, daß es zwar am Anfang bedeutsame Unterschiede zwischen den theoretischen Annahmen von Freud und Klein gab, diese beiden Theorien sich aber über die Jahre hin einander angenähert haben. Fries (1937), ein Schüler Anna Freuds, stellt die Unterschiede zwischen den beiden Theorien dar und betont Freuds Vorsicht in bezug auf Interpretationen.

Esman (1983) beschreibt die Bedeutung des Spiels in der psychoanalytischen Kindertherapie: „Es gestattet die Mitteilung von Wünschen, Phantasien und Konflikten in einer Weise, die das Kind emotional ertragen und auf einem seinen kognitiven Fähigkeiten angemessenen Niveau ausdrücken kann“ (S. 19). Er fährt fort, daß es die Aufgabe des Therapeuten ist, „zu beobachten, zu versuchen zu verstehen, zu integrieren und dem Kind schließlich die Bedeutungen seines Spiels mitzuteilen, um das Verständnis des Kindes für seinen Konflikt im Sinne einer angepaßteren Bewältigung zu fördern“ (S. 19).

Strukturierte Spieltherapien

Ende der dreißiger Jahre wurde eine mehr zielorientierte Therapie, als „strukturierte Therapie“ bekannt, entwickelt. Diese Therapie entstand auf der Grundlage psychoanalytischer Theorien und aus einem Glauben an den kathartischen Wert des Spiels und an die aktive Rolle des Therapeuten bei der Bestimmung des Verlaufs und Brennpunkts der Therapie (Schaefer & O'Connor, 1983).

Anna Freud hatte die Freisetzung von Affekten anfänglich als nützlich betrachtet, aber auf der Grundlage späterer Erfahrung empfahl sie diese Methode nur in Fällen schwerer traumatischer Neurosen. Angeregt von Anna Freuds Schlußfolgerungen und Sigmund Freuds Konzept des „Wiederholungszwangs“ führte David Levy (1939) das Konzept der „Release Therapy“ für Kinder, die ein Trauma erlebt hatten, ein. Levy half dem Kind, das traumatische Ereignis durch das Spiel wieder zu erschaffen. Das Ziel dieser Art des Spiels war es, dem Kind zu helfen, die mit dem Trauma assoziierten negativen Gedanken und Gefühle zu assimilieren, indem es dieses Trauma immer wieder nachspielt. Levy warnte davor, diese Technik zu früh in der Therapie einzusetzen, bevor sich eine starke therapeutische Beziehung herausgebildet hat. Außerdem achtete er darauf eine „Überflutung“ zu vermeiden, bei der das Kind von starken Emotionen überwältigt wird und somit unfähig ist, sie zu assimilieren.

Andere gut bekannte Autoren, die zu der Literatur über strukturierte Therapien beigetragen haben, sind zum Beispiel Hambidge und Solomon. Solomon (1938) nahm an, daß es zu einer Abreaktion kommen würde, wenn man einem Kind helfe, durch das Spiel Wut und Furcht auszudrücken, ohne daß es die gefürchteten negativen Konsequenzen erleben müsse. Hambidge (1955) ging sogar noch direktiver vor als Levy, der dem Kind Spielsachen gab, um seine Wiedererschaffung des Traumas zu erleichtern: Hambidge förderte die Abreaktion des Kindes durch *direkte* Wiederherstellung des Ereignisses oder der Lebenssituation im Spiel.

Therapien, die die Beziehung zwischen Therapeut und Klient betonen (Relationship Therapies)

Otto Rank und Carl Rogers, die auch als nicht-direktive Therapeuten angesehen werden, waren die Hauptbefürworter der Relationship Therapy, die auf einer besonderen Persönlichkeitstheorie beruht, „die annimmt, daß ein Individuum in sich selbst nicht nur die Fähigkeit besitzt, seine eigenen Probleme zu lösen, sondern auch eine Wachstumsenergie, die reifes Verhalten befriedigender werden läßt als unreifes Verhalten“ (Schaefer, 1980, S. 101). Diese Art der Therapie fördert die volle Akzeptierung des Kindes, so wie es ist und betont die Bedeutung der therapeutischen Beziehung. Moustakas (1966), ein anderer führender Vertreter der Kindertherapie, stellt die Echtheit des Therapeuten als Dreh- und Angelpunkt des Therapieerfolgs heraus. Er betont nachdrücklich die Bedeutung des Hier-und-Heute als Kern therapeutischen Erfolges. Axline (1969) glaubt ebenfalls an die Bedeutsamkeit der therapeutischen Beziehung und sieht sie als den „entscheidenden Faktor“ an (S. 74). Axlines Veröffentlichungen, besonders ihr vielgelobtes Buch „Dibbs in Search of Self“ (1964), haben den Nutzen und die Vorzüge der nichtdirektiven Therapie klar beschrieben.

Verhaltenstherapien

In den sechziger Jahren wurden die Methoden der Verhaltenstherapie auf der Grundlage der Prinzipien der Lerntheorie entwickelt. Solche Therapien wenden die Konzepte der Verstärkung und des Modellernens an, um Verhaltensprobleme bei Kindern abzubauen. Verhaltenstherapeutische Ansätze befassen sich genau mit dem problematischen

Verhalten selbst, nicht mit der Vergangenheit oder mit Gefühlen, die den Verhaltensweisen vorausgegangen sein oder sie begleitet haben könnten. Es wird nicht versucht, eine Freisetzung von Affekten zu erreichen, auf eine Katharsis oder Abreaktion hinzuwirken oder Kindern zu helfen, Gefühle auszudrücken. Verhaltenstherapeutische Methoden werden vom Therapeuten im direkten Kontakt mit dem Kind im Spielzimmer angewandt, oder die Eltern werden darin unterwiesen, um sie zu Hause einsetzen zu können. Diese Art der Therapie kann bei einer Vielzahl problematischer kindlicher Verhaltensweisen eingesetzt werden, besonders bei solchen, deren Ursache in einem Mangel an Führung und Grenzsetzung durch Erwachsene liegt. In diesem Rahmen wird das Spiel als ein Mittel zum Zweck benutzt, nicht als von Natur aus an und für sich wertvoll.

Gruppentherapie

Slavson (1947) experimentierte 1947 mit Gruppensituationen, wobei er mit Kindern im Latenzalter Aktivitäten, Spiele und künstlerische und handwerkliche Tätigkeiten durchführte, die ihnen helfen sollten, „emotionale und körperliche Spannungen freizusetzen" (S. 101). Schiffer entwickelte 1950 einen Ansatz, der als „therapeutische Spielgruppen" (Rothenberg & Schiffer, 1966) bekannt wurde. In diesen konnten Kinder frei, bei minimaler Intervention der Kliniker, interagieren. Der einzigartige Aspekt dieses Therapietyps liegt nach Schaefer (1980) darin, daß „das Kind lernen muß, einen Erwachsenen mit anderen Kindern zu teilen" (S. 101). Die Gruppentherapie genießt gegenwärtig eine gewisse Popularität, zum Teil weil sie geringere Kosten verursacht und zum Teil, weil der Glaube an die Wirksamkeit dieser Therapieform gewachsen ist. Yalom (1975) dokumentiert zahlreiche „heilsame" Vorzüge, die die Gruppentherapie bietet, zu denen die folgenden gehören: Vermittlung von Hoffnung, Universalität, Vermittlung von Informationen, Uneigennützigkeit, korrigierende Rekapitulation der Gruppensituation der Primärfamilie, Entwicklung von Sozialisationstechniken, Imitationsverhalten, interpersonelles Lernen, Gruppenzusammenhalt, Katharsis und existentielle Faktoren. Kraft (1980) macht klar, daß effektive Gruppentherapie die folgenden Elemente enthalten muß:

Zur Leitung, am besten durch männliche und weibliche Kotherapeuten, gehören die Entwicklung von Zusammenhalt, die Bestimmung von Gruppenzielen, die Demonstration der Funktionsweise einer Gruppe, das Achten auf die Aufgabenbezogenheit der Gruppe, die Modellfunktion der Therapeuten und die Darstellung eines Wertesystems. Indem er diese Aufgaben wahrnimmt, kann der Gruppenleiter eine Klärung der Realität, eine Analyse der Transaktionen, kurze erzieherische Interventionen und einfühlsame Äußerungen, die seine eigenen Gefühle und die der Mitglieder wiedergeben, und manchmal naheliegende Gefühlszustände der Gruppe beschreiben, anbieten. (S. 129)

Gruppentherapie wird traditionell als geeignet für die Behandlung von Eltern, die ihre Kinder mißhandelt haben, angesehen (Kempe & Helfer, 1980). Ein bei diesen Eltern erfolgreich eingesetzter Behandlungsansatz ist bekannt als Parents Anonymous (PA) und wurde in Kalifornien im Jahre 1970 begründet. Bei PA werden Eltern, die ihre Kinder früher mißhandelt haben, zusätzlich zu einem im Bereich der psychosozialen Versorgung tätigen Mitarbeiter eingesetzt, um die Gruppenarbeit zu erleichtern. Gegenwärtig gibt es in den Vereinigten Staaten über 1200 PA-Gruppen.

Ein anderes sehr gut bekanntes Behandlungsmodell, Parents United, verläßt sich stark auf die Gruppenarbeit. Parents United wurde 1975 von Dr. Hank Giarretto als die Selbsthilfekomponente des Child Sexual Abuse Treatment Program (Giarretto, Giarretto & Sgroi, 1984), nun unter dem Namen Community as Extended Family bekannt, gegründet. Es werden getrennte Gruppen gebildet für die Elternteile, die den Inzest begangen haben, und für die am Mißbrauch nicht beteiligten Partner. Die Kindergruppen werden Daughters and Sons United genannt und der Name der Gruppen erwachsener Opfer ist Adults Molested as Children (AMAC). Gegenwärtig gibt es über das Gebiet der Vereinigten Staaten verteilt mehr als 135 aktive Parents United-Programme.

Mandell, Damon et al. (1989) haben zur rechten Zeit ein Buch über die Gruppentherapie von mißhandelten Kindern bei parallel verlaufender Behandlung der Erziehungspersonen geschrieben. In diesem Buch beschreiben die Autoren die Benutzung verschiedener Spieltechniken, die den Kindern zur Offenheit über den erlebten Mißbrauch und zum Aufbau eines Vertrauensverhältnisses untereinander verhelfen sollen, Sie definierten die Ziele der Gruppentherapie folgendermaßen:

- Definition eines angemessenen Verhaltens der Gruppenmitglieder und Respektierung bestimmter Grenzen.
- Förderung der Interaktion innerhalb der Gruppe und Verstärkung von Anstrengungen zur Kooperation.
- Einführung und Ermutigung von Gesprächen über gemeinsame Erfahrungen zur Stärkung eines Zusammengehörigkeitsgefühls und zur Förderung des Gruppenzusammenhalts bei Kindern und Erziehungspersonen.

- Verbesserung der Selbstachtung durch die Bestätigung der Gefühle und Ideen des einzelnen, somit Anerkennung des Beitrags, den jedes Mitglied für die Gruppenerfahrung leistet.
- Hilfe für Gruppenmitglieder, Sinn und Zweck der Gruppe zu verstehen.
- Verbesserung der Fähigkeit der Erziehungspersonen, ihre Kinder mit gesteigerter Sensibilität, Verständnis und Einfühlungsvermögen zu sehen. (S. 27)

Ein anderes Pilotprojekt von Corder, Haizlip und DeBoer (1990) wandte strukturierte Gruppentherapie zur Behandlung sexuell mißbrauchter Kinder im Alter von 6 bis 8 Jahren an und konzentrierte sich auf Bereiche, die denen in der Arbeit von Mandell und Kollegen vergleichbar sind. Zu den Zielen des Pilotprojekts gehörten die Integration des Traumas; die Verbesserung der Selbstachtung, der Problemlösungsfähigkeiten, des Selbstschutzes in der Zukunft; Verbesserung der Fähigkeit, Hilfe zu suchen und die Bereicherung der Beziehung des Kindes zum nicht am Mißbrauch beteiligten Elternteil.

Im Rahmen eines anderen vorbereitenden Gruppenprojekts mit sexuell mißbrauchten Jungen sprechen sich Friedrich, Berliner, Urquiza und Beilke (1990) für eine weniger festgelegte Therapie und eine Auswahl der Gruppenmitglieder nach ihrem Entwicklungsstand (nicht nach dem chronologischen Alter) aus, um die Interaktion zwischen den Kindern zu verbessern.

Gruppentherapie ist nicht unumstritten. Ich habe oft das Bedenken gehört, daß die Gruppe unbeabsichtigterweise das Kind ermutigen könnte, sich zu sehr mit der Opferrolle zu identifizieren und daß Gruppen in der Lage sind, ein Kind mit den emotionalen Problemen eines anderen „anzustecken“. Noch eine andere Besorgnis, die ich teile, ist, daß Gruppen manchmal willkürlich geführt werden, auf unbegrenzte Zeit weiterlaufen, keine klaren Ziele haben und unter inkonsequenter und unerfahrener Leitung leiden. Diese Bedenken werden aber in dem Buch von Mandell und Kollegen erörtert und untergraben nicht die potentiellen Vorzüge des Gruppenerlebnisses.

Sandbaukasten-Therapie

Eine Zusammenfassung der wichtigsten Modelle der Kindertherapie wäre unvollständig, wenn man den bedeutenden Beitrag von Dora Kalff (1980), die die Sandspiel-Therapie erfand, unerwähnt ließe. Die Sandspiel-Therapie, die auf Prinzipien der Jungschen Therapie beruht, sieht den Sandbaukasten als Symbol der kindlichen Psyche an. Der Sandspiel-Therapeut interpretiert den Gebrauch, den das Kind von Symbolen macht und die Plazierung der Objekte im Baukasten, die das Kind vornimmt, und beobachtet, wie das Kind verschiedene Phasen der Heilung durchläuft. Viele Kindertherapeuten benutzen zwar das Spielen mit Sand in ihrer Therapie, aber diese Art der Spieltherapie steht eingebettet in ihre eigene Theorie und Technik für sich alleine.

Die Techniken der Kindertherapie

Die beschriebenen Theorieschulen _ psychoanalytische, existentielle, verhaltenstherapeutische und Jungsche Theorie _ stellen die wichtigsten Rahmenkonzepte für die Durchführung der Kindertherapie dar; fast jede bekannte Technik kann einem dieser Stichwörter zugeordnet werden. Es ist wichtig, zwischen den Kindertherapien und den Techniken der Kindertherapie zu unterscheiden. Die Kindertherapien beruhen auf einer theoretischen Grundlage; die Techniken werden ausgewählt, um eine Therapie, die auf diesen Grundkonzepten basiert, durchzuführen. Einige Kindertherapien sind so flexibel, daß sie eine Vielzahl von Techniken integrieren, während andere das therapeutische Vorgehen eingrenzen.

Direktive versus nichtdirektive Spieltherapie

Eine andere Möglichkeit, die Therapietypen, die bei Kindern angewendet werden, zu klassifizieren, besteht in der Unterscheidung zwischen direktiven und nichtdirektiven Stilen der Spieltherapie. Nichtdirektive oder klientenzentrierte Spieltherapie, die von Therapeuten, die die Bedeutung der therapeutischen Beziehung betonen, befürwortet wird, ist unaufdringlich; sie gleicht dem klientenzentrierten Ansatz der von Carl Rogers (1951) begründet wurde. Axline (1969) wird als Begründerin dieser besonderen Art der Spieltherapie angesehen, und sie unterschied zwischen nichtdirektiver und direktiver Therapie mit der einfachen Feststellung: „Spieltherapie kann direktiver Natur sein – das heißt, der Therapeut übernimmt die Verantwortung für die Lenkung und Deutung – oder sie kann nichtdirektiv sein; der Therapeut überläßt die Verantwortung und Richtungsgebung dem Kind“ (S. 9). Das Kind hat die Erlaubnis und wird ermutigt, seine Spielsachen auszuwählen und ist frei, irgendein besonderes Thema zu entwickeln oder zu beenden. Guerney (1980) zitiert zwei Hauptcharakteristiken der klientenzentrierten Therapie: Erstens, der klientenzentrierte Ansatz wird „als Förderung des Wachstums- und Normalisierungsprozesses angesehen" und zweitens, der Therapeut „muß sich darauf verlassen, daß das Kind diesen Prozeß mit der ihm angemessenen Geschwindigkeit lenkt" (S. 58). Der nichtdirektive Therapeut beobachtet das Spiel des Kindes und bestätigt dabei das Gesehene oft verbal. Guerney erklärt: „Die Verwirklichung des Selbst nach dem eigenen Plan ist das Ziel der nichtdirektiven Spieltherapie" (S. 21).

Der nichtdirektive Therapeut entwickelt Hypothesen, die im Laufe der Zeit überprüft werden; Deutungen werden sparsam eingesetzt und nur nach gründlicher Beobachtung. Nichtdirektive Therapeuten schenken dem Kind ihre konzentrierte Aufmerksamkeit und unterlassen es, Fragen zu stellen oder Anweisungen zu geben. Axline (1964) demonstriert den Einsatz nichtdirektiver Therapie in ihrem klassischen Werk „Dibbs in Search of Self". In der Diagnosephase der Behandlung sind nichtdirektive Techniken immer hilfreich und haben sich, wie Guerney (1980) aufzeigt, bei einer großen Bandbreite von Problemen als wirksam erwiesen.

Der grundsätzliche Unterschied zwischen den nichtdirektiven und direktiven Ansätzen besteht in der Aktivität des Klinikers während der Therapie. Direktive Therapeuten strukturieren und schaffen die Spielsituation, wobei sie versuchen, die unbewußten, verborgenen Prozesse oder offenen Verhaltensweisen des Kindes hervorzurufen, zu stimulieren und in sie einzugreifen, indem sie gegen die Abwehrmechanismen des Kindes angehen und das Kind ermutigen oder es in Richtungen lenken, die als günstig angesehen werden. Nichtdirektive Therapeuten sind „beherrscht, immer auf das Kind konzentriert und auf seine Mitteilungen, auch die subtilen, eingestellt" (Guerney, 1980, S. 58). Direktive Therapien sind von Natur aus kürzer, symptomorientierter und weniger abhängig von der therapeutischen Übertragung als nichtdirektive Therapien.

Es gibt zahlreiche direktive Therapien, zu denen unter anderem die Verhaltenstherapien, die Gestalttherapie, die Filial- und die Familientherapie gehören. Bestimmte besondere Techniken, wie das Spiel mit Puppen, Geschichtenerzähltechniken, bestimmte Brettspiele und verschiedene Formen gestalterischer Tätigkeiten, können in der Therapie auf verschiedene Arten eingesetzt werden. Ein nichtdirektiver Therapeut könnte dem Kind viele Möglichkeiten zur künstlerischen Gestaltung oder zum Geschichtenerzählen mit Puppen geben, während ein direktiver Therapeut das Kind bitten könnte, bestimmte Dinge zu zeichnen oder eine exakte Geschichte zu erzählen.

Die Therapie mißhandelter Kinder

Bei der Therapie mißhandelter Kinder zu beachtende Faktoren

Bei der Einschätzung der besonderen Bedürfnisse, mit denen mißhandelte Kinder zur Behandlung kommen und der Formulierung von Behandlungsplänen muß eine Reihe von Faktoren unbedingt berücksichtigt werden, zu denen die phänomenologische Auswirkung der Mißhandlung, das Ausmaß der gestörten Familienverhältnisse, die Stabilität der Umgebung, das Alter des Kindes und die Beziehung des Kindes zum Täter gehören.

Der tatsächliche Akt der Mißhandlung ist gewöhnlich nur eines von unzähligen Erlebnissen, die das Kind ertragen muß. In den meisten Fällen lösen die Feststellung und die Meldung der Mißhandlung gegenüber den Behörden eine Anzahl von Eingriffen aus rechtlichen Gründen und zum Schutz des Kindes aus, die es verwirren und Angst hervorrufen, Deshalb vollzieht sich die Behandlung mißhandelter Kinder auf vielen Dimensionen und wird wahrscheinlich eine Reihe von Maßnahmen, z.B. Individual-, Eltern-Kind-, Gruppen- und Familientherapie, einschließen, die alle in dem Kontext der psychosozialen Versorgungseinrichtungen und der Rechtssysteme, die ihren eigenen Vorschriften und Begrenzungen folgend arbeiten, vermittelt werden.

Zu der Therapie mißhandelter Kinder gehören die Überwachung von Risikofaktoren, die Abstimmung mit einer Vielzahl von Behörden, die Erfüllung von Bitten um regelmäßige Berichte und die Konzentration auf die Verarbeitung von Traumen durch das Kind und die Familie ebenso wie Eingriffe in komplizierte Familiendynamiken, die Beobachtung von Eltern-Kind-Interaktionen, die Arbeit mit Pflegefamilien oder anderen zeitweiligen Betreuungspersonen des Kindes, Befürwortung bestimmter Maßnahmen, falls erforderlich Zeugenaussagen vor Gericht und andere besondere Aktivitäten, die in dem letzten Kapitel dieses Buches erörtert werden.

Die phänomenologische Erfahrung

Zunächst kommt es vor allem darauf an, die Erfahrungen jedes einzelnen Kindes als einzigartig anzusehen. An früherer Stelle wurde in diesem Buch auf die „Mittlerfaktoren der Mißhandlung“ hingewiesen, und es könnte die Versuchung bestehen, die Auswirkung der Mißhandlung anhand bestimmter Kriterien zu beurteilen, zum Beispiel die Dauer der Mißhandlung, der Schweregrad, die Anzahl der dadurch verursachten Symptome, die Person des Täters und das Erscheinungsbild des Kindes. In Wirklichkeit reagieren Kinder aber unterschiedlich, und die Forschungsergebnisse können zwar als eine Art globaler Landkarte üblicher Auswirkungen dienen, aber nur die genaue Untersuchung wird die subtilen Besonderheiten erkennen lassen.

Ich arbeitete einmal mit einer Familie, die fünf Kinder im Alter von zwei, vier, sieben, zehn und fünfzehn Jahren hatte, deren Haus bei einer ungewöhnlichen Gasexplosion abgebrannt war. Die Eltern reagierten rasch und angemessen, indem sie ihren Kindern Duplikate ihrer Lieblingssachen kauften, mit ihnen Gruppengespräche über dieses Erlebnis führten und zusammen mit den Kindern zu einigen Familienberatungssitzungen kamen. Die Eltern verfügten über Autorität, wurden mit ihrer Belastung gut fertig und vermittelten ihren Kindern positive Gefühle, wobei sie sich auf die Tatsache konzentrierten, daß sie alle überlebt hatten und dies das Wunderbarste und Wichtigste war. Die Eltern verfügten außerdem über die finanziellen Mittel, um ein komfortables Haus zu mieten, und ihre Versicherung zahlte ihnen eine beträchtliche Entschädigung, so daß sie ein neues Haus bauen konnten. Die Kinder wurden in die Planung einbezogen und erhielten das Recht, ihr eigenes Reich zu „entwerfen", wenn sie wollten. Die Beratungstermine waren nahezu überflüssig, da die Eltern eine effektive verbale Kommunikation mit ihren Kindern hergestellt hatten. Es war klar, daß es sich hier um eine Familie mit engem Zusammenhalt und guter Kommunikation handelte, und ihre Fähigkeiten wurden während dieser Krise gut genutzt. In den gestalterischen Aktivitäten und dem Spiel der jüngeren Kinder zeigten sich manchmal Elemente des Nachspielens, so wenn sie Feuer zeichneten oder Aufgebautes einstürzen ließen. Die Kinder hatten auch unter Schlafstörungen gelitten, besonders die älteren, die besser zu verstehen schienen, wie nahe sie dem Tod gewesen waren.

Nach sechs oder acht Treffen mit der ganzen Familie kamen die Eltern und ich überein, daß ich für die Kinder da sein würde, wenn es in der Zukunft Grund zur Besorgnis geben sollte. Sechs Monate später brachten die Eltern ihren siebenjährigen Sohn zur Therapie, weil er nicht schlafen konnte, seinen Appetit (und zwölf Pfund) verloren hatte und abwechselnd in Zustände der Panik und ein von den Eltern als „komisch" bezeichnetes Verhalten verfiel – er lutschte in einer Ecke am Daumen und hatte einen starren Blick. Außerdem hatte er Angst vor dem Herd, dem Kamin (der nicht benutzt worden war) und sogar vor dem heißen Wasser in der Badewanne. Bei dem geringsten Geräusch zuckte er zusammen, und er spielte nicht mehr draußen. Seine Brüder und Schwestern konnten ihn nicht zur Beteiligung an einer Unterhaltung oder einem Spiel bewegen. Dies ist ein Beispiel dafür, wie das gleiche Ereignis, bei anschließenden ähnlichen Reaktionen, von einem Kind anders als von anderen erlebt werden kann, wobei es vorher keine Anzeichen ausgeprägter Persönlichkeitsunterschiede zwischen den Kindern gab. Die einzige Erklärung hierfür ist die besondere pänomenologische Art, mit der ein Individuum einzelne oder aufeinanderfolgende Ereignisse wahrnimmt, integriert und verarbeitet, und diese Einzigartigkeit verdient große Achtung.

Unabhängig davon, wie die anfängliche Intervention aussah, ist es von Natur aus ein Vorteil, wenn der Kontext der Therapie für die zukünftige Arbeit bestimmt wird. Viele meiner kindlichen Klienten haben eine „diskontinuierliche" Therapie mitgemacht, die es den Familien gestattet und sie ermutigt, zu „Check-ups" in die Therapie zurückzukehren, wenn es nötig ist. Meine Überzeugung ist allerdings, daß es umso besser für das Opfer eines Traumas ist, je rascher die Therapie beginnt.

Terr (1990) weist ausdrücklich darauf hin, wie schnell sich Kinder und ihre Familien von einem Trauma erholen können und warnt davor, die Behandlung hinauszuschieben:

Die Behandlung aufzuschieben ist ungefähr das Schlimmste, was man tun kann. Ein Trauma wird nicht normalerweise von selbst „besser". Es gräbt sich unter den Abwehr- und Bewältigungsstrategien des Kindes immer tiefer ein. Unterdrückung, Verdrängung, Übergeneralisierung, Identifikation mit dem Aggressor, Gespaltenheit, Umwandlung von Passivität in Aktivität, Ungeschehenmachen und Selbstbetäubung dominieren. Das Trauma mag tatsächlich „gebessert erscheinen", nachdem all diese Bewältigungs- und Abwehrmechanismen wirksam geworden sind. Aber es wird weiterhin die Persönlichkeit des Kindes, seine Träume, Gefühle in bezug auf Sexualität, Vertrauen und seine Einstellungen zur Zukunft beeinflussen. (S. 293)

Angesichts eines neuen kindlichen Opfers müssen alle Annahmen über mißhandelte Kinder zurückgestellt werden. Anzunehmen, daß ein Kind sich wütend, traurig, verraten, depressiv oder wie auch immer fühlt, ist dem Behandlungserfolg abträglich. Wir müssen frei von vorgefaßten Meinungen über die generellen Auswirkungen der Traumatisierung oder Mißhandlung in die diagnostische Phase gehen und das Reich der einzigartigen Erfahrung jedes einzelnen Kindes betreten und daraus lernen. Nur die Kinder können uns sagen oder zeigen, welche Bedeutung das Erlebnis für sie gehabt hat. Sie allein können uns gestatten, die unglaublichen Überlebensinstinkte von Opfern/Überlebenden zu begreifen. Sie werden uns zeigen oder erzählen, was sie brauchen, obgleich es nur selten verbale Anweisungen gibt.

Der Therapeut/die Therapeutin muß seinen/ihren eigenen Plan beiseite legen, und es müssen individuelle Behandlungspläne erstellt und ständig überarbeitet werden.

Das Ausmaß der gestörten Familienbeziehungen

Bei der Arbeit mit mißhandelten Kindern hat der Therapeut nicht immer Zugang zu der Familie, in der die Mißhandlungen geschehen sind. In solchen Familien gibt es häufig eine Vielzahl von Problemen und einen hohen Grad der Störung, besonders wenn es zu Vernachlässigungen gekommen ist.

Auch wenn der Therapeut Zugang zur Familie hat, kann die Familiensituation so desolat sein, daß der Einfluß der Therapie dadurch minimiert wird. Deshalb kommt es für den Therapeuten darauf an, die Erwartungen zu senken und realistische Ziele zu bestimmen. Der Therapeut muß außerdem große Mühe darauf verwenden, festzustellen, wie Fortschritte des Kindes zu Hause gesehen werden. Der Therapeut kann zum Beispiel das Kind zum Ausdruck von Gefühlen ermutigen und es dann nach Hause in eine Umgebung schicken, in der die Verbalisierung von Gefühlen Strafe auslösen wird. Wenn die Familie unempfänglich ist und das Familienleben weiterhin durch vielfältige Krisen geprägt ist, werden dem Kind am meisten solche Interventionen nutzen, die ihm helfen, mit den Realitäten der Umgebung zurechtzukommen.

Die Überwachung von Risikofaktoren

Zur Therapie mißhandelter Kinder, besonders wenn diese nicht von ihren Familien getrennt wurden, gehört eine besondere Beachtung von Risikofaktoren, die sowohl die Eltern als auch die kindlichen Klienten betreffen können. Green (1988) stellt fest: „Jeder Plan zur Behandlung mißhandelter Kinder muß auf die Schaffung einer sicheren Umgebung für das Kind und die Veränderung der potenzierenden Faktoren, die der Mißhandlung zugrunde liegen, abzielen...Ein erfolgreiches Behandlungsprogramm muß sich besonders mit der Neigung der Eltern zu Mißhandlungen, den Persönlichkeitsmerkmalen des Kindes, die es anfällig machen und den alltäglichen Belastungen, die die Mißhandlung auslösen, befassen" (S. 859). Es ist somit Pflicht, ein klares Verständnis der zur Mißhandlung führenden Faktoren zu besitzen und mit den Eltern ausführlich diese Faktoren behandelt zu haben. Wenn zum Beispiel einer der Auslöser der Mißhandlung der Alkoholismus eines Elternteils war, muß versucht werden, die Teilnahme dieses Elternteils an einem Behandlungsprogramm für Alkoholiker zu überwachen. Wenn das Gericht zur Auflage gemacht hat, daß das Kind an einem täglichen Kinderbetreuungsprogramm teilnimmt, ist es wichtig, zu überprüfen, ob dies auch tatsächlich geschieht. Wenn die Behandlung der Eltern von einem anderen Kliniker durchgeführt wird, sollte die Person, die das Kind behandelt, Kontakt mit den entsprechenden Kollegen aufnehmen und den Aspekt der Risikoüberwachung im Rahmen der therapeutischen Intervention mit ihnen abstimmen.

Die Stabilität der Umgebung

Wie schon erwähnt, haben mißhandelnde Familien üblicherweise eine große Reihe von Problemen. Ihre Wohnverhältnisse sind vielleicht schlecht, oder sie ziehen oft um, leben in Notunterkünften oder sind sogar obdachlos. Das primäre Anliegen der Behandlung ist dann, der Familie und dem Kind soviel Informationen wie möglich über Hilfsmittel und Methoden zur Bewältigung der Probleme zu verschaffen. Kliniker, die sich entschließen, mit Familien, in denen es zu Mißhandlungen kommt, zu arbeiten, müssen sich mit der Vielzahl von Präventions- und Behandlungsprogrammen, die während der letzten 15 Jahre (in den USA) aufgetaucht sind, vertraut machen. In den USA bieten örtliche Child Abuse Councils und ein nationaler Telefondienst aktuelle Informationen.

Das Alter des Kindes

Es ist schwierig, Spieltherapie mit Kindern, die jünger als zwei Jahre sind, durchzuführen. Zwei- bis Dreijährige unterscheiden sich enorm hinsichtlich ihrer kognitiven, motorischen und verbalen Fähigkeiten. Bei Kindern dieser Altersgruppe ist eine Beurteilung ihrer Zugänglichkeit zur Therapie erforderlich. Es gibt nur wenig Literatur über die Behandlung junger Kinder. Jedoch beginnt nun eine Anzahl von Fachleuten, Kenntnisse auf diesem Gebiet zu gewinnen und sie mitzuteilen (MacFarlane, Waterman et. al., 1986). Selbst sehr junge Kinder können posttraumatisches Spiel an den Tag legen und durch ihr Spiel unbewußte Ängste und Probleme enthüllen.

Die Beziehung des Kindes zum Täter

Wie schon erwähnt, ist die potentielle traumatische Wirkung des Ereignisses auf das Kind umso größer, je näher die Beziehung zwischen dem Kind und dem Täter ist. Auch hier sollte der Kliniker vorsichtig vorgehen und persönliche Urteile über den Übeltäter zurückstellen. Das Kind muß spüren, daß jegliche Gefühle, die es im Hinblick auf den Täter haben mag, für den Kliniker akzeptabel sind.

Wenn das Kind jedoch auf ein einziges Gefühl fixiert zu sein scheint, kann der Kliniker sich dazu äußern und das Kind behutsam zu anderen möglichen Gefühlen hinführen. Ich hatte einmal mit einem jungen Mädchen zu tun, das von seiner Mutter praktisch im Stich gelassen worden war, und nur sporadischen Kontakt mit ihr hatte. Sie bestand hartnäckig darauf, daß sie ihre Mutter haßte, sie als nutzlos ansah und niemals irgend etwas mit ihr zu tun haben wollte. Eines Tages sagte ich behutsam: „Es gelingt dir wirklich gut, mir zu erzählen wie wütend du auf deine Mutter bist, und ich wette, es würde dir genauso gut gelingen, mir etwas über die anderen Gefühle zu erzählen, die du für sie hast oder gehabt hast." Sie gab rasch zurück: „Ich fühle sonst überhaupt nichts für sie. Ich fügte hinzu: „Vielleicht jetzt nicht, aber ich wette als du klein warst, gab es einige andere Gefühle." „Na ja, weil ich's da nicht besser wußte." Ich fuhr dann mit der Frage fort, welche Gefühle das gewesen waren, und sie weinte ein wenig, als sie sich daran erinnerte, wie sie überall mit ihrer Mutter zusammen hingehen wollte und welche Sorgen sie sich um ihre Mutter machte, wenn diese ausging, um zu trinken. Wenn ein Kind ein einziges vorherrschendes Gefühl betont, heißt das eben nicht, daß direkt unter der Oberfläche keine anderen Gefühle vorhanden sind.

Ein anderes Kind, das sich auch offen feindselig gegenüber seiner Mutter zeigte, reagierte nicht auf Nachfragen nach anderen Gefühlen. Ich holte meine Karten mit „feeling pictures", auf denen Gefühle dargestellt sind (Communication Skillbuilders, 1988), heraus und breitete sie in meinen Händen fächerförmig aus. „Such eine aus" ermunterte ich ihn. Als er das tat, bat ich ihn, mir zu erzählen, wann er dieses (ausgewählte) Gefühl gegenüber seiner Mutter gehabt hatte. Weil es ein Spiel mit klaren Regeln war, willigte das Kind ohne weiteres ein, und daraus ergab sich eine reiche Fülle von Material.

Behandlung des Kindes in seiner Umgebung

Eine andere Besonderheit bei der Behandlung dieser Gruppe ist die weitverbreitete Instabilität der Umgebung. Oft werden Kinder bei

Pflegeeltern (oder nacheinander bei verschiedenen Pflegeeltern), in größeren Heimen oder anderen örtlichen Einrichtungen untergebracht. Ich habe es mehr als einmal erlebt, daß die Behandlung durch die plötzliche Verlegung meines kindlichen Klienten in einen anderen Verwaltungsbezirk oder Bundesstaat unterbrochen wurde.

Die Güte der Pflegeheime ist unterschiedlich. Ich habe die Bekanntschaft vieler gut ausgebildeter Fachleute gemacht, die Teil des Behandlungsteams wurden. Kinder, die aus ihrem Zuhause genommen werden, leiden zusätzlich unter der Trennung von den Eltern und der vertrauten Umgebung und brauchen gewöhnlich Hilfe, um mit Trennungsängsten, der Sorge um ihre Eltern und Loyalitätskonflikten umgehen zu können (Itzkowitz, 1989).

Zur Therapie müssen eine Beurteilung der Umgebung des Kindes und ein Versuch, einen regelmäßigen Informationsaustausch mit der Pflegefamilie zu organisieren, gehören. Ich habe die Erfahrung gemacht, daß die meisten Pflegeeltern den Kontakt mit dem Therapeuten begrüßen, es schätzen, wenn sie als Mitglieder eines Teams von Fachleuten betrachtet werden, viele wertvolle Einsichten vermitteln können und gut auf Vorschläge in bezug auf das Kind reagieren. Allzuoft wird kein Kontakt mit Pflegefamilien oder anderen Betreuungspersonen aufgenommen, und so stehen dem Kliniker wertvolle Informationen nicht zur Verfügung.

Diskontinuierliche Therapie

Wie an früherer Stelle schon erwähnt, kommt es bei der Arbeit mit mißhandelten Kindern unter Umständen zu wiederholten Unterbrechungen. Die Eltern können das Kind der Behandlung entziehen, wenn gerichtliche Auflagen nicht länger bestehen, oder finanzielle Probleme beeinflussen die Entscheidung der Eltern zur Beendigung der Therapie. Außerdem zieht das Kind manchmal nur für eine gewisse Zeit Nutzen aus der Therapie, während später Perioden kommen können, während derer es anscheinend nicht kommen will oder keine Bereitschaft zu therapeutischem Spiel zeigt. Dieses sind nur einige der Umstände, die den Einsatz diskontinuierlicher Therapie beschleunigen können. Nichtsdestoweniger können diese kurzzeitigen, problemorientierten Therapieeinsätze von großem Nutzen für Kinder sein.

Das Geschlecht des Therapeuten

Kinder, die mißhandelt oder sexuell mißbraucht worden sind, können eigentümliche Reaktionen auf Personen, die dem gleichen Geschlecht wie ihre Peiniger angehören, entwickeln. Das gilt auch für Therapeuten. In manchen Fällen kann es von Vorteil sein, das Kind an einen anderen Therapeuten zu überweisen, damit dieses Problem gelöst werden kann. Ich behandelte zum Beispiel einmal einen Jungen, der über einen Zeitraum von mehr als einem Jahr von seinem Vater vergewaltigt worden war. Das Kind war über zwei Jahre lang bei mir in der Therapie, paßte sich in seiner Langzeitpflegeunterbringung gut an, verarbeitete die traumatischen Erlebnisse, entwickelte ein Gefühl der Kompetenz und Sicherheit und fühlte sich wohl. Die Kombination einer sicheren Umgebung mit der Therapie wirkte Wunder, aber dennoch scheute der Junge immer vor Männern zurück und zeigte, wie ich beobachtete, Schreckreaktionen, wenn er einen männlichen Therapeuten in meinem Büro sah. Sein Spiel drückte Zurückhaltung gegenüber Männern und eine Vorliebe für den Kontakt mit Frauen aus. Leider war er bei einer unverheirateten Frau zur Pflege untergebracht, und seine Lehrer waren, abgesehen von dem Sportlehrer, immer Frauen gewesen. Wegen des Lehrers wollte der Junge nicht am Sportunterricht teilnehmen, und die Schule befreite ihn auf Grund seiner besonderen Lebensgeschichte von diesem Unterricht. Auf diese Weise war es dem Kind gelungen, alle Männer aus seinem Leben auszuschließen.

Ich beschloß, den Jungen an einen männlichen Therapeuten zu überweisen. Zuerst leistete er erbitterten Widerstand, aber die gemeinsamen Sitzungen mit mir und dem männlichen Therapeuten erweckten sein Interesse, und langsam aber sicher konnte ich sehen, wie er die Grenzen der neuen Situation erkundete, dem männlichen Therapeuten Fragen stellte, ihm Spielsachen gab und klare Feststellungen über seine Vorlieben traf. Schließlich kam der Tag, an dem er zum ersten Mal mit dem männlichen Therapeuten „alleine“ zusammentraf; ich wartete an einem vereinbarten Platz außerhalb des Büros. Er kam zweimal heraus, um sich zu vergewissern, daß ich da war, ertrug die Therapiesitzung aber recht gut. Die Therapie wurde ein weiteres Jahr fortgesetzt, und obschon ich meinte, daß das Kind schon große Schritte gemacht hatte, war der Fortschritt, den er mit dem männlichen Therapeuten machte, bemerkenswert. Das Kind wurde körperlich aktiver, schien aufgrund seiner aufrechteren Haltung gewachsen zu sein und trat einer Fußballmannschaft bei. Er ging Männern nicht länger aus dem Weg und hatte ein gutes Verhältnis zu seinem Fußballtrainer gefunden.

Es gibt relativ wenig Literatur über die Behandlung von Kleinkindern, die mißhandelt wurden, obschon es in den letzten zwei Jahren eine sehr willkommene Welle von Büchern über die Therapie sexuell mißbrauchter und traumatisierter Kinder gegeben hat (Friedrich, 1990; James, 1989; Johnson, 1989; Terr, 1990). Die Behandlung sexuell mißbrauchter Kinder ist wahrscheinlich der am gründlichsten untersuchte und dokumentierte Aspekt der Therapie mißhandelter Kinder, und viele der hier erhaltenen Ergebnisse können auf die Opfer anderer Arten der Mißhandlung angewendet werden. Long (1986) erörtert zum Beispiel relevante Fragen bei der Behandlung sexuell mißbrauchter Kinder: die Bedeutung der Zusammenarbeit mit der Mutter des Kindes; unangemessenes Zeigen von Zuneigung; kindliche Regression; Bedürfnis nach Körperkontakt und Körperbewußtsein und die Notwendigkeit einer Erziehung zum Umgang mit Gefühlen. Alle diese Bereiche werden bei der Therapie mißhandelter und vernachlässigter Kinder im allgemeinen berücksichtigt. Porter, Blick und Sgroi (1982) verweisen auf die psychologischen Probleme, die bei der Arbeit mit sexuell mißbrauchten Kindern behandelt werden müssen, und zählen dabei das Syndrom der „Beschädigung", Schuldgefühle, Angst, Depression, geringes Selbstwertgefühl, geringe soziale Fähigkeiten, unterdrückte Wut und Feindseligkeit auf. Hinzu kommen Züge, die besonders für Inzestopfer charakteristisch sind: eingeschränkte Vertrauensfähigkeit, verwischte Rollenabgrenzungen und Verwirrung in bezug auf Rollen und eine Pseudoreife, gepaart mit dem Unvermögen, den Anforderungen eines normalen Entwicklungsverlaufs zu entsprechen und Selbstbeherrschung und Kontrolle zu erlangen. Auch hier trifft zu, daß alle Opfer von Kindesmißhandlung und Vernachlässigung davon profitieren, wenn der Kliniker seine Aufmerksamkeit auf diese Fragen richtet. Burgess, Holstrom und McCausland (1978) betonen, wie wichtig es ist, die Angst des Kindes zu mindern und als ersten Schritt des Therapieprozesses zu versuchen, Vertrauen zu erzeugen. MacVicar (1979) betont, daß sexuell mißbrauchte Kinder Sex oft mit Zuneigung verwechseln und Hilfe brauchen, um Sexualität begreifen zu können. Waterman (1986) stellt bei einer Übersicht der Literatur über sexuell mißbrauchte Kinder fest, daß viele Arten der Behandlung herangezogen wurden, so Familiensysteme; eine Kombination von Verhaltenstherapie für Täter, Ehe- und Familientherapie; individuelle Kurz- oder Langzeitkindertherapie; Gruppentherapie und Kunst- oder Spieltherapie. Terr (1990) stellt fest, daß folgende Emotionen für traumatisierte Kinder charakteristisch sind: panische Angst, Wut, Verleugnung und Starre, unbewältigte Trauer, Scham und Schuldgefühle. Sie stellt auch fest, daß solche Kinder „Traumatophobie“ oder Furcht vor der Furcht selbst entwickeln. Sie sagt, daß diese Furcht, die aus dem psychischen Trauma entspringt, „aus früher flexiblen Kindern Erzkonservative macht“ (S. 37). Beezeley, Martin und Alexander (1976) stellten bei einer Untersuchung mit 12 körperlich mißhandelten Kindern, die über ein Jahr lang in der Therapie blieben, fest, daß bei den Kindern folgende Fortschritte zu beobachten waren: gesteigerte Vertrauensfähigkeit, gesteigerte Fähigkeit, auf unmittelbare Belohnung zu verzichten, gesteigertes Selbstwertgefühl, gesteigerte Fähigkeit zur Verbalisierung von Gefühlen und gesteigerte Fähigkeit, Vergnügen zu empfinden. Beezley und Kollegen fanden, daß der Fortschritt am größten war, wenn die Eltern bereit waren, Veränderungen beim Kind zuzulassen und sich selbst zu ändern und wenn der Therapeut Einfluß auf die Umwelt, d.h. die schulische Umgebung, das Spielzimmer und die Beziehungen des Kindes zu anderen, nehmen konnte (S. 210). Mann und McDermott (1983) weisen darauf hin, daß die folgenden Bereiche psychischer Störungen häufig auftreten und klinische Beachtung erfordern: Furcht vor Körperverletzungen oder Furcht, verlassen zu werden – Angst und Depression sind Folgen dieser Furcht –; Unvermögen, die verzerrten Erwartungen der Eltern zu erfüllen – führt zu gestörten Objektbeziehungen, Abhängigkeitskonflikten und Internalisierung eines „schlechten“ Selbstbildes und geringer Selbstachtung; Schwierigkeit, Trennung und Autonomie zu erreichen; schließlich verlängerte und intensivierte Trennungsangst und Ambivalenz in der Beziehung zu Pflegepersonen aufgrund häufiger Zurückweisungen und Unterbringungen außerhalb des Elternhauses, einschließlich Krankenhausunterbringung (S. 285).

Ich kann mir keine Situation vorstellen, in der ein mißhandeltes Kind keine individuelle Therapie braucht oder nicht von ihr profitieren könnte. Zum Opfer gemacht zu werden oder ein Trauma zu erleben ist schmerzlich, erschreckend und verwirrend genug, um schnelles Eingreifen zu rechtfertigen. Die Individualtherapie, zu der eine fortlaufende diagnostische Beurteilung gehört, kann von kurzer Dauer sein und die Notwendigkeit einer Familien- oder Gruppentherapie verstärken. Meiner Ansicht nach hat aber jedes mißhandelte Kind ein Anrecht auf die Erfahrung einer Einzelbeziehung zu einem ausgebildeten Experten.

Zur selben Zeit wird es nötig sein, mit der Familie in Gegenwart des Kindes zusammenzutreffen, wenn das Kind in seine Familie, in der es früher mißhandelt wurde, zurückkehren soll – unabhängig von der Frage, ob es sich um sexuellen Mißbrauch, körperliche oder seelische

Mißhandlung oder Vernachlässigung handelte. Wenn die Mißhandlung außerhalb der Familie stattfand, leidet außerdem die ganze Familie unter den Auswirkungen des traumatischen Ereignisses, und dann brauchen alle Familienmitglieder Beistand.

Wahrscheinlich ist die direkte Beobachtung der Eltern-Kind-Beziehung in keiner Situation so unverzichtbar wie bei der Kindesmißhandlung. Viele unerfahrene Kliniker waren verblüfft, wenn sie von einer neuerlichen Mißhandlung erfuhren, nachdem die Eltern gewissenhaft berichtet hatten, daß sie nun bessere Erziehungstechniken benutzten und sich nicht in offene Konflikte begeben hatten. Eltern können behaupten, daß sie ruhige und vernünftige Forderungen an das Kind stellten, aber die direkte Beobachtung kann zu einer anderen Schlußfolgerung führen. Der Kliniker stellt vielleicht fest, daß zwar einige Verbesserungen stattgefunden haben, der Ton und die Stimmlage des betreffenden Elternteils, zusammen mit der nonverbalen Kommunikation, weiterhin barsch genug sind, um dem Kind Angst einzujagen und die Freiwilligkeit seines Verhaltens in Frage zu stellen.

Familientherapeuten fördern die Teilnahme aller Familienmitglieder an den Therapiesitzungen, aber sie sind beträchtlich nachlässig gewesen, was die Demonstration von Methoden zur Durchführung von Familientherapiesitzungen mit sehr jungen Kindern angeht (Scharff & Scharff, 1987). Das typischste Szenario der Familientherapie sieht so aus, daß der Familientherapeut mit den erwachsenen Familienmitgliedern zusammentrifft, während die kleinen Kinder zum Spielen oder Malen in eine Ecke geschickt werden. Scharff und Scharff (1987) bieten in ihrer Diskussion der Familientherapie mit sehr jungen Kindern interessante und nützliche Vorschläge (S. 285).

Einrichtungen der Sozialfürsorge und die Gerichte

Die Arbeit mit Familien, in denen es zu Mißhandlungen gekommen ist, erfordert oft Kontakte mit Gerichten und Mitarbeitern der Sozialfürsorge, die für die Überwachung der Sicherheit des Kindes verantwortlich sind. Eltern, die nicht freiwillig an der Therapie teilnehmen, können diese Art des Kontakts als Verrat ansehen. Um die Chancen für ein therapeutisches Bündnis mit diesen Klienten (oft ein Widerspruch in sich selbst) zu maximieren, begrenze ich gewöhnlich den Kontakt mit Sozialfürsorgeeinrichtungen auf geschriebene Mitteilungen und zeige den Klienten die Briefe, bevor ich sie abschicke. Auf diese Weise kann vermieden werden, daß die Beteiligten sich in einer Dreiecksbeziehung gegenüberstehen, und die Klienten fühlen sich vielleicht weniger hilflos.

Man kann wahrscheinlich nicht erwarten, daß diese einfache Maßnahme restloses Vertrauen hervorruft, aber die meisten Klienten reagieren positiv auf diese Methode der Zusammenarbeit mit den Behörden.

Wenn man mit diesen Familien und ihren Kindern arbeitet ist es wichtig, sich zu vergewissern, was die Behörden von ihnen erwarten. Mit anderen Worten, welche spezifischen Verhaltensweisen oder Aktivitäten erwartet das Gericht oder die Sozialbehörde von der Familie, damit das Kind nicht aus der Familie genommen werden muß oder damit es wieder in sie zurückkehren kann. Anstatt breit angelegter Zielvorstellungen müssen klar definierte Verhaltensziele beschrieben werden. „Die Eltern sollten besser miteinander auskommen" ist zum Beispiel zu vage und kann besser durch eine klare Aussage, wie „Die Eltern müssen die Schlägereien beenden und anfangen, miteinander zu kommunizieren, so daß sie in der Woche zumindest zwei Entscheidungen in bezug auf die Kinder und zwei Entscheidungen über Geldausgaben treffen" erklärt werden. Diese Spezifizierung wird dem Therapeuten eine große Hilfe bei der Beurteilung der Fortschritte und bei einer zielgerichteten Therapiedurchführung sein.

Vertraulichkeit und die gesetzliche Meldepflicht

Wer psychotherapeutisch tätig ist, steht vor einem ernsten Dilemma, wenn er Kinder, die angeblich oder zweifelsfrei mißhandelt wurden, behandelt. Das Dilemma entsteht, weil Therapeuten eine Umgebung schaffen, in der ein Kind sich hoffentlich sicher und wohl genug fühlt, um seine inneren Gedanken, Sorgen oder Ängste mitzuteilen. Wenn kompetente Fachleute diese Atmosphäre geschaffen haben und das Kind verbal oder nonverbal mitteilt oder signalisiert, daß es mißbraucht wird, ist der Therapeut gesetzlich verpflichtet, den Behörden diese Information zu übermitteln. Das Kind kann sich durch diesen offensichtlichen Vertrauensbruch verraten fühlen und sich dann auf die unangenehme oder auch vertraute Position zurückziehen, daß es entscheiden muß, ob eine Information preisgegeben werden kann oder nicht. Tatsächlich wurde das Gesetz gegen Kindesmißhandlung aber als ein Mechanismus zur Erlangung des notwendigen Schutzes bedrohter Kinder entwickelt.

Ich finde es wünschenswert und notwendig, den Kindern von Anfang an zu sagen, daß der Vertraulichkeit Grenzen gesetzt sind, daß es für Therapeuten bestimmte gesetzliche Verpflichtungen gibt, die an die Stelle der Verpflichtung zur Vertraulichkeit treten können. Dies kann auf eine nüchterne Weise in einer einfachen Sprache mitgeteilt werden, zum Beispiel; „Alles, über das wir hier sprechen, ist vertraulich. Ich werde Dinge, die du mir sagst, nur dann wiederholen, wenn ich mir deswegen Sorgen mache. Ich werde es jemand sagen müssen, wenn ich denke, daß du dich selbst oder jemand anders verletzt oder wenn jemand, auch deine Eltern oder Geschwister, dich verletzt. ‚Verletzen‘ bedeutet verschiedene Dinge wie Schlagen oder das Berühren von Geschlechtsteilen.“ Man sollte das Kind dann ermuntern, Fragen zu stellen oder Klarstellungen zu erreichen. Die Antworten des Therapeuten sollten sich auf das beschränken, was bekannt ist. Eine der Möglichkeiten, Kindern das Gefühl zu geben, daß sie preisgegeben werden, ist ein bestimmtes Ergebnis vorauszusagen oder zu versprechen, zum Beispiel, ob das Kind zu Hause bleiben wird oder nicht, oder ob Sozialarbeiter oder die Polizei zur Schule kommen werden oder nicht.

Unabhängig davon, wie viele Schritte unternommen werden, um die Auswirkungen eines Berichts über Kindesmißhandlung möglichst gering zu halten, das Kind bedauert fast immer, etwas gesagt zu haben, besonders, wenn der Täter jemand ist, den das Kind liebt oder von dem es abhängig ist. Der Therapeut muß einfühlsam auf das Dilemma des Kindes reagieren und falsche Beruhigungen wie „Jetzt wird alles gut werden“ vermeiden.

Das Rechtssystem

Einer der entmutigendsten Aspekte der Therapie mißhandelter Kinder ist wahrscheinlich die Unberechenbarkeit und Dauer bestimmter rechtlicher Verfahren. Wenn das Kind aussagen muß, kann dieser Prozeß den behandelnden Personen endlos vorkommen – ganz zu schweigen von den Kindern selbst. Häufig kommt es zu Vertagungen und auch wenn das Kind aussagen soll, können Terminschwierigkeiten oder andere äußere Faktoren dazu führen, daß das Kind immer wieder erscheinen muß, bevor es tatsächlich aussagen muß.

Kliniker werden manchmal von Verteidigern kritisiert, weil sie das Kind auf die Aussage „vorbereiteten“. Wenn das Kind erklärt, daß es im voraus mit einem Therapeuten über die Aussage gesprochen hat, wird seiner Aussage unter Umständen kein Glauben geschenkt. Deswegen schlage ich vor, den Inhalt der Zeugenaussage des Kindes während der Therapiesitzungen nicht zu erörtern. Der Therapeut kann dem Kind aber dennoch helfen, sich auf die Befragung durch das Gericht vorzubereiten. Caruso (1986) entwickelte eine Bildreihe, die den Gerichtssaal, den Richter, den Warteraum und die Stelle, an der das Kind sitzt, zeigt. Diese Bilder können das Kind mit der Gerichtsatmosphäre vertraut machen. Das Kind sollte vor allem eine Vorstellung davon haben, wo es bei der Aussage sitzen wird und wie weit es vom Täter entfernt sein wird; es hilft Kindern, die aussagen müssen, wenn sie wissen, daß sie dem Täter von Angesicht zu Angesicht gegenüberstehen werden, wahrscheinlich gebeten werden, die Person zu identifizieren und zu ihrem eigenen Anwalt oder auch woanders hinsehen können, wenn es für sie unangenehm oder beunruhigend ist, den Täter anzuschauen.

Gutachten im Auftrag des Gerichts

Die Behandlung eines Kindes wird üblicherweise ausgesetzt, wenn das Gericht ein „unabhängiges" Gutachten wünscht und wird wieder aufgenommen, wenn die Begutachtung abgeschlossen ist. Der Therapeut des Kindes und der Gutachter bereiten das Kind auf den Begutachtungsprozeß vor, wobei sie ihm dessen voraussichtliche Länge deutlich machen. Die Aussetzung der Therapiesitzungen mit dem Kind während des Begutachtungsprozesses kann die Möglichkeiten des Gutachters, wichtige Informationen vom Kind zu erhalten, maximieren. Es gibt aber Umstände, unter denen die Aussetzung der Therapie kontraindiziert erscheinen kann.

Berichte

Wenn man mit mißhandelten Kindern und ihren Familien arbeitet, hat man oft mit störenden Vorladungen zu Gerichten zu tun. Ich habe es mir zur Gewohnheit gemacht, kurze, sachliche Vermerke zu schreiben, die sich auf Fragen des Schutzes des Kindes beschränken. Außerdem pflege ich immer jede erdenkliche Anstrengung zu unternehmen um die Vertrauenssphäre meines Klienten zu schützen und versuche über meinen Anwalt zu erreichen, Vorladungen zu „blockieren", wobei ich aber weiterhin uneingeschränkt kooperationsbereit bleibe.

Zeugenaussagen

Eine andere häufige Begleiterscheinung der Therapie mißhandelter Kinder ist die Möglichkeit, daß der Therapeut unter Eid schriftliche Aussagen machen oder vor Gericht aussagen muß. Solche Ereignisse sind immer störend und belastend, ganz gleich wie sehr der Therapeut daran gewöhnt ist. Es gibt seit kurzem Informationen zu diesem Komplex (Myers et al., 1989), die für Kliniker, die als Gutachter oder in anderer Funktion vor Gericht aussagen müssen, unentbehrlich sind. Mein Rat an den Kliniker ist, sich des Rats eines Rechtsanwalts zu versichern, der erfahren in Fragen des Familiensorgerechts ist.

Das Engagement des Therapeuten

Die Arbeit mit mißhandelten Kindern kann letztendlich eine Reihe von Anliegen in bezug auf die soziale Versorgung sowie das Rechtssystem und seine Funktionsweise hervorrufen. Manche Kliniker finden es lohnend, einigen ihrer Anliegen in Briefen an den Gesetzgeber Ausdruck zu verleihen, in bundesstaatlichen Organisationen, die sich diesen Problemen widmen, mitzuarbeiten oder Mitglieder lokaler Komitees, die sich mit Kindesmißhandlung befassen, zu werden.

Die Arbeit mit mißhandelten Kindern und ihren Familien ist anspruchsvoll, anstrengend und eine besondere Chance. Es gibt eine Anzahl von Hindernissen, und vorausschauende Planung kann vielen der typischen Probleme, die mit dieser Arbeit verbunden sind, vorbeugen. Zu diesen gehören zum Beispiel Unwissenheit über das, was von einem erwartet wird, Beteiligung an Konflikten zwischen Behörden, die plötzliche Mitteilung, daß neue Mitarbeiter mit der Sache befaßt sind und das Gefühl der Hilflosigkeit und Nutzlosigkeit. Der Kliniker wird am erfolgreichsten arbeiten können, wenn er einem Team angehört, sich regelmäßig mit anderen Fachleuten austauscht, sich nach Richtlinien für die Abfassung schriftlicher Berichte erkundigt und bei regelmäßigen Treffen den aktuellen Stand des Falles diskutiert.

Die Anwendung anerkannter Kindertherapien auf die Arbeit mit mißhandelten Kindern

Niemals zuvor hat es auf dem Gebiet der Kindertherapie so eine reiche Auswahl therapeutischer Hilfsmittel und Stützen für den Therapeuten gegeben. Dies ist wahrscheinlich eine Reaktion auf die Zunahme der Probleme der Kindheit (wie Drogenmißbrauch, Kriminalität, Kindesmißhandlung und -mißbrauch, Selbstmord, jugendliche Prostitution) und spiegelt außerdem das gewachsene Bewußtsein der Fachleute und der breiten Öffentlichkeit für die Notwendigkeit und Effektivität der Therapie von Kindheitsproblemen wider. Kliniker, die gegenwärtig mit mißhandelten Kindern arbeiten, sind in der beneidenswerten Position, sich auf eine wachsende Literatur stützen zu können, die die bahnbrechende und engagierte Arbeit vieler Experten widerspiegelt. Das so gesammelte Wissen hilft uns bei dem Entwurf einfühlsamerer und effektiverer Behandlungsprogramme.

Einige der anerkannten Kindertherapien können auf die Therapie mißhandelter Kinder angewendet werden. Diese Kinder stellen für Kliniker mit einer Reihe von einzigartigen Verhaltensweisen, die eine spezifische Antwort verlangen, eine besondere Herausforderung dar. Interventionen werden nicht in einer rigiden, starren oder festgelegten Form angeboten. Das Gebiet der Kindertherapie im allgemeinen und ganz besonders das der Therapie mißhandelter Kinder ist in einer Entwicklung befindlich; in dem Maße, in dem immer mehr Therapeuten ausgebildet werden und Erfahrungen sammeln und Forschungsergebnisse unser Verständnis und unser Denken formen, werden zunehmend Richtlinien über effektive Therapiestrategien zur Verfügung stehen. Tatsächlich gibt es gegenwärtig sehr wenig „Regeln" über diese Behandlungsart, und wir müssen uns soviel Wissen und Erfahrung wie möglich als Rüstzeug verschaffen.

Der Behandlungsplan

Wie schon an früherer Stelle erwähnt, werden mißhandelte Kinder zur Therapie mit einer Anzahl von klinischen Symptomen, die tieferliegende Probleme offenbaren, überwiesen. Das wesentliche Ziel der Therapie ist, dem Kind *korrigierende* und *wiedergutmachende* Erfahrungen zu verschaffen. Ein korrigierender Ansatz bietet dem Kind das Erlebnis sicherer und angemessener Interaktionen, die ein Gefühl der Sicherheit, des Vertrauens und des Wohlbefindens erzeugen. Mit anderen Worten, es ist ein Versuch, dem Kind durch die therapeutische Intervention die potentiell lohnende Art menschlicher Interaktion zu demonstrieren. Ein wiedergutmachender Ansatz soll dem Kind die Möglichkeit geben, das traumatische Ereignis so zu verarbeiten, daß es bewußt verstanden und ertragen werden kann. Die heilende Kraft des Spiels sollte nicht unterschätzt werden; ebenso sollte der menschliche Überlebensinstinkt nicht unterbewertet werden. In einer fürsorglichen, sicheren Umgebung wird das Kind zwangsläufig zu Erlebnissen tendieren, die eine wiedergutmachende Wirkung machen. Sogar in der ungünstigen Situation, daß Kinder in dem Zuhause, in dem sie mißhandelt werden, verbleiben oder nach zeitweiliger Pflegeeinweisung zu früh in dieses zurückkehren, wird die kompensierende klinische Erfahrung im allgemeinen behalten und erinnert, so daß sie später als Motivationsfaktor dienen kann. Es hängt natürlich von vielen äußeren Faktoren ab, welchen Einfluß das kompensierende Erleben haben kann, zum Beispiel von der Kontinuität der Therapiesituation, der Bereitwilligkeit der Eltern oder Erziehungspersonen zur Kooperation und von der Gründlichkeit, mit der Fürsorgeeinrichtungen und Gerichte Pläne für die Zukunft des Kindes machen.

Wenn ein Behandlungsplan für ein mißhandeltes Kind aufgestellt wird, dürfen die vorhandenen Symptome nicht isoliert betrachtet werden. Am Anfang ist es angemessen, die Anstrengungen auf die Symptomreduktion zu richten, aber die therapeutischen Bemühungen müssen noch lange nach Behebung der Symptome fortgesetzt werden. Bei allzu vielen Kindern wird die Therapie von erleichterten Eltern oder kurzsichtigen Klinikern voreilig beendet.

Es wurde schon festgestellt, daß jedes Kind in seiner Art einzig ist, und dementsprechend werden die Therapiepläne je nach den Bedürfnissen der Kinder, nach der Schwere der Schädigung, der fortlaufenden Reaktion auf die Therapie und der Zugänglichkeit unterschiedlich aussehen. Auf den folgenden Seiten erörtere ich verschiedene Bereiche der Behandlung einschließlich spezifischer therapeutischer Ratschläge für jeden Bereich.

Die Beziehung zwischen Kind und Therapeut

Da Mißhandlung oder Mißbrauch in Interaktionen geschieht und zumeist im Rahmen der Familie auftritt, kann das Kind von der Möglichkeit, eine sichere, angemessene und lohnende Interaktion mit einer Person, der es vertraut, zu erleben, profitieren.

Wenn Kinder in die Behandlung kommen, sind sie neugierig, zurückhaltend, oft besorgt oder ängstlich. Körperlich mißhandelte oder sexuell mißbrauchte Kinder oder Kinder, die zu Hause Zeugen von Gewalttaten waren, können auf Grund dieses Hintergrunds prädisponiert für das Gefühl der Verletzlichkeit sein. Sie haben gelernt, daß die Welt unsicher ist und sind dieser Herausforderung begegnet, indem sie solche Mechanismen der Abwehr wie extreme Wachsamkeit oder Fügsamkeit kultivierten. Umgekehrt setzt das vernachlässigte Kind der Therapie unter Umständen wenig Widerstand entgegen und erscheint nicht interessiert an und unberührt von der neuen Umgebung. Das vernachlässigte Kind ist gewöhnt, daß es nicht beachtet wird und hat wahrscheinlich selbst die grundlegendste Stimulation entbehren müssen; es sitzt vielleicht ruhig da und erwartet wenig. In diesen Fällen ist es wichtig, daß der Kliniker sich dem Kind zunächst so unauffällig wie möglich präsentiert, um die Stimulation dann allmählich zu steigern.

Zum Beispiel kann es ein guter Einstieg sein, wenn der Therapeut sich in die Nähe des Kindes setzt, es nicht anschaut, etwas anmalt oder mit einigen Dingen spielt; danach wirkt es sich positiv aus, wenn der Therapeut über dieses Geschehen spricht und dabei die Aufmerksamkeit des Kindes auf die Spielsachen lenkt und schließlich das Kind ansieht, ihm Fragen stellt und es ermuntert, eine einfache Aufgabe wie Anmalen mitzumachen.

Der Therapeut geht immer mit Vorsicht vor und legt behutsam eine Grundlage, die ein Gefühl der Sicherheit fördert. (Ich habe mir diesen Schritt oft als die Schaffung eines Zufluchtsorts vorgestellt: ruhig, annehmend, stabil, beständig und frei von Konflikten von außen.) Eine Möglichkeit, ein Sicherheitsgefühl zu schaffen, ist das Bestehen einer festen Struktur, so daß das Kind sich darauf verlassen kann, daß bestimmte Aspekte immer konstant bleiben.

Struktur bedeutet viele Dinge. Die Länge der Therapiesitzung, der Ort, die Spielsachen im Spielzimmer, die „Regeln“, die Gegenwart des Therapeuten und das Vorgehen während der Therapiestunde sind alles Elemente, die genutzt werden können, um eine starke Struktur aufzubauen. Sogar die Art, wie der Therapeut/die Therapeutin sich dem Kind vorstellt, wird sorgfältig geplant. Ich habe es immer am besten gefunden, mich bei allen Kommunikationen mit Kindern kurz und genau auszudrücken:

Ich heiße Eliana. Ich bin jemand, die mit Kindern spricht und spielt. Manchmal spreche ich mit Kindern über ihre Gedanken und Gefühle. Manchmal spiele ich mit dem Kind alles, was es möchte.

In bezug auf Regeln sage ich:

Es gibt viele Dinge, die du hier tun kannst. Du kannst mit allem, was du siehst, spielen. Du kannst reden, wenn du willst. Du kannst spielen oder malen. Du suchst dir aus, was du tun möchtest. Manchmal stelle ich dir vielleicht einige Fragen. Du kannst antworten oder auch nicht.

Es gibt ein paar Regeln. Es wird nicht geschlagen. Spielsachen werden nicht kaputtgemacht. Du darfst dir selbst oder mir nicht weh tun. Alle Spielsachen bleiben hier.

Unser Treffen dauert 50 Minuten. Ich stelle diese Uhr, und wenn es klingelt, ist es Zeit bis zum nächsten Mal aufzuhören.

Alles, über das wir sprechen, ist vertraulich. Ich werde keinem erzählen, was du sagst, außer wenn du dir selbst oder jemand anders weh tust, oder wenn jemand dir weh tut, auch deine Eltern oder Geschwister. Wenn das passiert, werde ich es jemand sagen müssen, damit wir nachsehen können, ob es dir gut geht, aber ich werde dann zuerst mit dir darüber sprechen.

Es ist klar, daß das Kind nicht schon in der ersten Therapiestunde mit all diesen Regeln bekanntgemacht wird. In dieser Stunde stelle ich mich gewöhnlich vor und gebe dem Kind eine allgemeine Vorstellung von dem, was passieren wird. Danach führe ich die Regeln über die folgenden Stunden verteilt ein.

Der Therapeut konzentriert sich auf die Bedürfnisse des Kindes und bietet dem Kind Gelegenheiten zur Selbsterkundung, Anpassung und Entwicklung neuer (zweckmäßiger) Verhaltensweisen. Nichtdirektive, klientenzentrierte Therapien sind von größtem Nutzen zu Beginn der Behandlung. Das Kind wird geachtet und angenommen. Das Kind entscheidet, was es tun und worüber es sprechen will. Der Therapeut beobachtet (aktiv) und dokumentiert das Verhalten des Kindes, Emotionen, Themen seines Spiels, Interaktionen etc. Der Therapeut bemüht sich intensiv darum, das Vertrauen des Kindes zu gewinnen, antwortet aufrichtig, hält sich an Versprechen und ist Woche für Woche für das Kind da.

Der Therapeut muß der Versuchung widerstehen, das Kind übermäßig zufriedenstellen zu wollen oder es übermäßig zu stimulieren; Komplimente und ein Übermaß an Aufmerksamkeit müssen eingeschränkt werden. Sachliche Feststellungen sind am besten. „Du hast heute neue Schuhe“ könnte eine produktivere Feststellung sein als „Deine neuen Schuhe sind schön.“ Es ist immer besser, sich zu erkundigen, wie die Kinder etwas sehen, als ihnen zu sagen, was sie meinen. „Wie gefallen dir deine neuen Schuhe?“ ist der Kommunikation förderlicher als „Ich wette, du findest deine neuen Schuhe toll.“ Diese Kinder können es schwierig finden, der Meinung eines Erwachsenen zu widersprechen.

Ebenso müssen Fragen, wenn sie notwendig sind (und manchmal sind sie es), so formuliert werden, daß eine Antwort mit ja oder nein vermieden wird. Der Übergang zu Fragen, die die Antwort offen lassen, kann schwer fallen, aber die Kinder können einen großen Nutzen daraus ziehen. Außerdem habe ich durch eigenes Ausprobieren die relativen Vorzüge von Kommentaren gegenüber Fragen kennengelernt – Kommentare, die das Interesse des Kindes erwecken. Mein Lieblingskommentar, der den meisten Erfolg verzeichnen kann, ist: „Hm, ich frage mich, wie das sein könnte...“ oder „Ich frage mich, was für Gefühle da noch sein könnten...“ Auf diese Weise können sich die Kinder frei fühlen, ihre eigenen Gedanken zu entwickeln und sie mitzuteilen.

Wenn die therapeutische Struktur gut angenommen wird und das Kind beginnt, bereitwilliger an den Sitzungen teilzunehmen – vielleicht sich sogar darauf freut – so kann es nun die positive Einstellung des

Therapeuten ihm gegenüber wahrnehmen. Jetzt beginnt die Herausforderung, denn mißhandelte Kinder haben oft gelernt, daß Vertraulichkeit Bedrohung bedeutet.

Eine der heimtückischen Lektionen, die körperliche oder seelische Mißhandlung oder sexueller Mißbrauch lehren, ist, daß „Menschen, die dich lieben, dir weh tun werden." Vernachlässigte Kinder lernen, daß „Menschen, die dich lieben, dich im Stich lassen." In jedem Fall bedeutet Vertraulichkeit eine Bedrohung, und das Kind, das sich beruhigt oder getröstet fühlt, wird sich zwangsläufig auch als gefährdet empfinden. Wenn es Gefahr für sich verspürt, kann das mißhandelte Kind versuchen, emotional, körperlich oder durch Ausagieren die Flucht zu ergreifen. Das Verständnis für das Bedürfnis des Kindes, zu fliehen oder eine Mißhandlung durch den Therapeuten zu provozieren, weist dem Therapeuten den Weg zu gelassenen und gleichbleibenden Reaktionen. Green (1983) postuliert, daß die Neigung des Kindes, Mißhandlungen zu provozieren, einem Bedürfnis dient, „körperlichen Kontakt und Aufmerksamkeit zu erhalten, die sonst für es unerreichbar sind" (S. 92).

Ein unvergeßliches sechsjähriges Mädchen brachte mir ein Paddel mit, nachdem es vier Monate lang in Behandlung gewesen war. „Was ist das?" fragte ich. „Es ist ein Paddel," sagte sie, überrascht über meine Frage. „Wozu ist es da?" fuhr ich fort. „Damit du mich damit schlägst," verkündete sie. Ich sah verblüfft aus und erklärte: „Warum sollte ich dich schlagen wollen?" Ihre Antwort war einfach. „Du magst mich, nicht wahr?" So einfach und zugleich so traurig war es. Sie nahm an, daß meine Zuneigung zu ihr von einem Angriff auf sie gefolgt sein würde. Sie beschloß, lieber die Initiative zu ergreifen und mir eine Waffe zu verschaffen, als die angstvolle Erwartung eines Angriffs zu ertragen. Wie nicht anders zu erwarten stellten die nächsten vier Monate eine einzige Willensprobe dar. Sie versuchte weiter, mich zu provozieren, und ich stellte weiterhin einfach fest: „Ich werde dich nicht schlagen, dich anschreien oder wütend werden. Ich werde dir zeigen, daß ich mich auf andere Weise um dich kümmere." Ich sagte auch: „Du fühltest dich wirklich viel besser, wenn ich dich jetzt schlagen oder anschreien würde. Aber das wird nicht geschehen. Ich weiß, daß du von Erwachsenen erwartest, daß sie dir weh tun, und ich weiß auch, daß du lernen wirst, daß ich dich nicht schlagen oder dir weh tun werde." Das kleine Mädchen mußte lernen, die Angst vor einer Attacke zu ertragen. Wenn ich ihre Anspannung bemerkte, sagte ich: „Du machst dir Sorgen, daß ich dir jetzt weh tun könnte... es ist schon in Ordnung, wenn du dich jetzt etwas sorgst, bis du in deinem Inneren spürst, daß du in Sicherheit sein wirst." Bei anderen Gelegenheiten sagte ich: „Ich weiß, du bist beunruhigt, und es ist richtig, wenn du mir sagst, wenn du dich so fühlst. Manchmal wird die Sorge immer kleiner und kleiner, wenn man sich ein bißchen sorgt, und nichts geschieht." Nach Beendigung der Therapie bestickte sie ein kleines Portemonnaie für mich und schenkte mir eine Karte, auf der stand: „Eliana. Danke, daß du mich gerne gehabt und nicht geschlagen hast. Deine Freundin für immer."

Für vernachlässigte oder liebesbedürftige Kinder spielt der Wunsch nach Zuneigung eine große Rolle. Diese Kinder gehen wahllos Beziehungen ein und scheinen den verzweifelten Wunsch zu haben, dem Therapeuten besonders viel zu bedeuten. Sie fragen zum Beispiel rundheraus: „Magst du mich von allen Kindern, die du siehst, am liebsten?" oder „Vermißt du mich, wenn ich nicht hier bin?" Für sie ist Vertraulichkeit nicht mit bedrohlichen Gefühlen belastet; vielmehr ist sie eine flüchtige Empfindung, nach der sie sich sehnen. Ich reagiere auf diese Fragen, indem ich sie frage, was ich nach ihrer Vorstellung fühlen könnte und mich dann mit der Frage befasse, wie wichtig es für sie ist, gemocht oder vermißt zu werden. Wenn Kinder auf ihrer Frage beharren, sage ich: „Ich mag dich wirklich", „Du bist etwas Besonderes" oder „Manchmal denke ich während der Woche an dich" und frage dann nach, was es für sie bedeutet, so etwas zu hören.

Es ist wichtig, diesen Kindern Grenzen zu setzen, indem man behutsam die besondere Art der therapeutischen Beziehung betont. Unterläßt man es, diese Grenzen zu ziehen, so kann dies schädliche Auswirkungen für das Kind und seine Familie haben. Wenn der Therapeut allzusehr auf die Bedürfnisse des Kindes eingeht oder sich ungewöhnlich verhält (zum Beispiel dem Kind Kleidung und andere Geschenke kauft), werden mißhandelnde oder vernachlässigende Eltern unbeabsichtigterweise davon betroffen werden. Eine Therapeutin zog mich zu Rate, als ihre siebenjährige Klientin erklärte: „Ich möchte, daß du meine Mutti bist. Ich mag meine Mutti nicht so sehr wie dich." Es ist möglich, daß ein Kind dieses Gefühl entwickelt, ohne dazu *irgendwie* ermutigt worden zu sein, aber ich habe doch häufig wohlmeinende Therapeuten getroffen, die bedauern, daß es ihnen nicht gelang, klare Grenzen in der therapeutischen Beziehung zu dem Kind einzuhalten (und die eingestehen, daß es bei Kindern schwerer ist, klare Grenzen einzuhalten).

Das psychodynamische Konzept der „Übertragung" ist für die Arbeit mit mißhandelten Kindern von Relevanz. Scharff und Scharff (1987) erklären in ihrer Besprechung des Freudschen Konzepts der Übertragung, daß Freud Übertragung definierte als „die Wiederholung eines psychischen Erlebnisses der Vergangenheit übertragen auf die Person des Arztes: Der Arzt ist einfach der Ort, auf den sich die Libido oder sexuelle Energie des Patienten gegenwärtig richtet" (S. 203). Übertragung bezieht sich demnach auf die Verlagerung von Gedanken und Gefühlen über eine primäre Bezugsperson des Kindes auf den Therapeuten. Das mißhandelte Kind neigt dazu, Emotionen wie Mißtrauen, Furcht, Wut und Verlangen gegenüber dem Therapeuten zu empfinden. Diese Gefühle entstehen in der Beziehung zu den Eltern und werden auf eine Person übertragen, die dem Kind ungefährlicher erscheint und die weniger Rücksichtnahme oder Loyalität erfordert. Aus diesem Umstand folgt, daß der Therapeut sich flexibel verhalten muß. Einige Therapeuten, die mit mißhandelten Kindern arbeiten, lassen es zu, daß Übertragungsprobleme ihr Verhalten bestimmen.

Es wurde schon darauf hingewiesen, daß sich mißhandelte Kinder von dem ungewohnten Verhalten des Therapeuten (das frei von Mißhandlungen ist) bedroht und geängstigt fühlen können. Einem solchen Verhalten gegenüber fühlen sich die Kinder hilflos und verwirrt, und es kann vorkommen, daß sie zu Provokationen greifen, um ihre Angst zu verringern und das Gefühl zu haben, daß sie die Situation unter Kontrolle haben.

In mein erstes Praktikum mit mißhandelten Kindern ging ich in meiner Unerfahrenheit und auf Grund von Übertragungsbedürfnissen mit einem enormen Wunsch, die Kinder zu umsorgen. Viele der Kinder griffen mich im wahrsten Sinne des Wortes an, traten mich gegen das Schienbein, boxten mir in die Arme und bissen mich. Green (1983) äußert die Meinung, daß der Zwang, das Trauma zu wiederholen und die Identifikation mit dem Aggressor „Furcht und Hilflosigkeit durch Gefühle der Omnipotenz ersetzen" (S.9). Solch aggressives Verhalten der Kinder kann beim Therapeuten störende Gefühle hervorrufen. Die Konfrontation mit diesem Verhalten führte dazu, daß ich zum ersten Mal, wie ich in Vorträgen oft mitgeteilt habe, eingestand, daß ich feindselige Gefühle gegenüber Kindern hatte. Später erkannte ich, daß diese zornigen Gefühle kein Zeichen waren, daß ich mir einen neuen Beruf suchen mußte, sondern daß die Kinder in ihrem Bemühen, ihre Bedürfnisse zu erfüllen, in mir Reaktionen provozierten, die ihnen vertraut waren. Die wichtigste Lektion, die ich von Kindern und Erwachsenen, die Mißhandlungen unterworfen waren, gelernt habe, ist wahrscheinlich, daß alles, was sie danach tun, dem Zweck dient, sich selbst in Sicherheit zu fühlen. Dieses Konzept ist hilfreich bei der Beurteilung selbst des schwierigsten oder störendsten Verhaltens. Während ich zu Beginn der Behandlung die Reaktionen des Kindes nur dokumentiere und wenn nötig, Grenzen setze, mache ich, sobald die therapeutische Beziehung hergestellt ist, dem Kind meine Beobachtungen deutlich, indem ich ihm die Zusammenhänge zwischen seinem Verhalten und tieferliegenden Problemen beschreibe.

Zurückhaltung in der Therapie

Da körperliche Mißhandlung und sexueller Mißbrauch zudringliche Handlungen sind, sollten die Interventionen des Therapeuten zurückhaltend sein und dem Kind so großzügige körperliche und emotionale Freiräume lassen.

Körperliche Mißhandlung und sexueller Mißbrauch sind zudringliche Handlungen, die die persönlichen Grenzen des Kindes verletzen. Der Körper wird geschlagen oder penetriert, und das Kind fühlt „zu viel" von den Eltern. In diesen Familien kann Mißbrauch mit emotionaler Inanspruchnahme oder Distanz einhergehen, wobei beide Umstände das Mißbrauchsgeschehen komplexer machen. Mißhandelte Kinder erleben häufig, daß ihnen extreme und unvernünftige Anweisungen gegeben werden, was sie denken, fühlen und tun sollen. Die Eltern sind entweder in eine Beziehung zu dem Kind verstrickt oder völlig distanziert von ihm und können es entweder jeder Privatsphäre berauben oder völlig teilnahmslos sein. Mißhandelnde Eltern können sporadisch die völlige Kontrolle der Körperpflege des Kindes übernehmen wollen, während vernachlässigende Eltern sich vielleicht gar nicht um die Körperpflegegewohnheiten des Kindes kümmern. Außerdem können die Verhaltensweisen von mißhandelnden und vernachlässigenden Eltern schwanken, besonders wenn Drogen- oder Alkoholmißbrauch eine Rolle spielt.

Wegen dieser Grenzverletzungsproblematik sollten die anfänglichen Interventionen des Therapeuten zurückhaltend sein und dem Kind gestatten, die Grenzen zu setzen. Das Kind sollte frei herumgehen und seine Aktivitäten selbst bestimmen dürfen. Während das Kind spielt, sollte der Therapeut in der Nähe sitzen, ohne jeder Bewegung des Kindes zu folgen. Eine Frage- und Antwort-Struktur sollte am besten vermieden werden und dem Kind stattdessen die Möglichkeit zu spontaner Kommunikation gegeben werden. Es ist möglich, daß der Therapeut sofort wertvolle Informationen erhält. Manche Kinder werfen zum Beispiel mit Gegenständen, zerstören Dinge, laufen aus dem Zimmer heraus und wieder hinein, verstellen die Uhr und stellen generell alle Regeln herausfordernd in Frage. Andere Kinder tun das Gegenteil: Sie sitzen ruhig in einer Ecke und vermeiden dabei jegliche Interaktion. Sie scheinen vor dem Therapeuten zurückzuschrecken und sich den Rückzugsort zu schaffen, den sie brauchen; sie sind gleichgültig und fügsam. Manchmal verschwinden diese anfänglichen Verhaltensweisen nach einer gewissen Zeit; manchmal bleiben sie über den erwarteten Zeitraum hinaus bestehen. Alle Verhaltensweisen des Kindes sind aufschlußreich und verfolgen einen Zweck. Sowohl was das Kind tut als auch was es unterläßt liefert Angaben über die innere Welt des Kindes. Wenn das Kind auf nonverbalem Verhalten beharrt oder sich anscheinend gezwungen fühlt, sich verbal auszudrücken, kann der Therapeut laut reden, ohne das Kind ausdrücklich anzusprechen. Diese Technik wird „mit der Wand reden“genannt und kann einem widerstrebenden Kind gestatten, zuzuhören und eventuell zu antworten. Im weiteren Verlauf der Therapie kann es notwendig werden, sich direktiver zu verhalten, besonders wenn das Kind weiterhin ausweichend oder zu vorsichtig ist – besonders in bezug auf die Mißhandlung.

Einige Kliniker fragen, was zu tun ist, wenn das Kind das Thema der Mißhandlung in der Therapie vermeidet. Wenn ich nach den Einzelheiten des jeweiligen Falles frage, stelle ich oft fest, daß die Therapeuten irgendeine verbale Bestätigung erwarten. Ein Therapeut, der das ausführliche posttraumatische Spiel des Kindes beschrieb, war frustriert, daß das Kind die erlittene Mißhandlung nie mit Worten erwähnte.

Einer der Fehler, die in der Kindertherapie begangen werden können, ist, das Kind eher passiv als aktiv zu beobachten. Aktive Beobachtung fordert vom Therapeuten, am Spiel des Kindes teilzunehmen, nicht unbedingt auf körperliche, aber sicher auf eine emotionale Weise. Der Therapeut bleibt interessiert und beteiligt, führt geistig Buch über den Ablauf des Spiels, die Themen, die Konflikte und deren Lösung, die Affekte des Kindes und die Entwicklung verbaler Kommentare.

Der Therapeut muß es auch unterlassen, zu viel „willkürliches Spiel“ oder Spiel, dem die symbolische Bedeutung fehlt, ungewollt zu ermutigen oder zu erlauben. Ein aktueller (wie ich hoffe, kurzlebiger) Trend unter Therapeuten ist, ihre Zimmer mit Computerspielen auszustatten: Kinder sind von diesen Spielen fasziniert, aber die Spiele sind bar jeden therapeutischen Wertes. Therapeuten scheinen diese Spiele auf dieselbe Weise wie Eltern zu nutzen: um das Kind zu unterhalten und/oder zu entspannen. Die Ausstattung des Therapiezimmers mit beliebten Spielsachen wie Verwandlungsspielzeug oder Elektroautos ist zwar weniger augenfällig, aber genauso wertlos. Diese Spielsachen werden bei den Kindern bestimmtes Spielverhalten hervorrufen und eignen sich nicht für das symbolische Nachspielen innerer Konflikte.

Wenn das Kind die Therapie gut nutzen kann, wird sein Spiel für den Therapeuten ab und zu bedeutungsvoll sein; für das Kind wird es fast immer bereichernd sein.

Fortlaufende Beurteilung

Wahrscheinlich ist eine fortlaufende Beurteilung bei keiner anderen Therapieart so notwendig. Kinder können sich während der Therapie öffnen, Vertrauen entwickeln und ihre Gefühle und Gedanken mitteilen. Sie befinden sich außerdem in einem Zustand ständiger entwicklungsbedingter Veränderung, die mit einem Wandel der Persönlichkeit einhergeht.

Anders als bei einem erwachsenen Klienten reift die Persönlichkeit des Kindes im Laufe der Behandlung. Ein Kind befindet sich oft „mitten in raschen und fortlaufenden Veränderungen seiner Entwicklung und Umgebung“ (Diamond, 1988, S. 43). Chethik (1989) erklärt: „Die Persönlichkeit des Kindes ist in einem Zustand der Evolution und des raschen Flusses“ mit einem unreifen Ego, zerbrechlichen Abwehrmaßnahmen, leicht erregbarer Angst und oft Gefühlen der Magie und Omnipotenz (S. 5). Das Ego des Kindes erweitert sich noch; sein Bewußtsein und Selbstbewußtsein sind in der Entwicklung befindlich; es macht Versuche, seine Identität zu finden; und es entwickelt ein Repertoire an Verteidigungs- und Bewältigungsmechanismen. Die Veränderungen der Kinder können, in Abhängigkeit von der Dauer der Behandlung, enorm sein, während sie die im Verlauf der Entwicklung anstehenden Aufgaben und Probleme angehen. Kinder werden stark von Gleichaltrigen beeinflußt, und ihr Verhalten kann sich unter dem Einfluß von Freunden oder Lehrern drastisch ändern. Demzufolge müssen sich therapeutische Strategien manchmal ändern, um diesen Unterschieden gerecht zu werden: Ein Kind, das plötzlich trotzig und herausfordernd ist, braucht feste Grenzen; ein Kind, das beginnt an seinen Fähigkeiten zu zweifeln, braucht einfache Aufgaben, die ihm Erfolgserlebnisse vermitteln; ein Kind, das plötzlich extrovertiert und wißbegierig wird, kann von einem Therapeuten profitieren, der in einer informativen und richtungsweisenden Weise antwortet.

Ausnahmslos alle Änderungen der Strategie des Therapeuten müssen aber wohldurchdacht und *zweckgerichtet* sein. Ich habe Studenten oft gesagt, daß ein Therapeut/eine Therapeutin in der Lage sein sollte, zu erklären, warum er/sie etwas Bestimmtes getan oder gesagt hat – und warum es in einem bestimmten Augenblick getan oder gesagt wurde. Bei Kindern kann dies schwerer fallen, da diese in ihren Gedanken,

Handlungen und Verhaltensweisen weniger gehemmt sind und impulsiver handeln können. Der Therapeut muß schneller reagieren, was von ihm erfordert, sagen zu können: „Ich weiß nicht“, „Laß mich eine Minute darüber nachdenken“ oder „Ich glaube, dazu fallen mir zwei Dinge ein, laß mir einen Moment Zeit.“

Effektive Beurteilungen erfordern auch klare und meßbare Behandlungspläne, die auf aktiver Beobachtung beruhen. Die Erstellung eines Behandlungsplans mit klaren, konkreten *Verhaltenszielen* ermöglicht es dem Therapeuten, Fortschritte einzuschätzen. Wie ich schon andeutete, ist einer der häufigsten Fehler bei der Arbeit mit Kindern, eine unglückliche Neigung, das Spiel des Kindes zu ignorieren. Einige Therapeuten scheinen in der Therapiestunde mit Kindern in einen Zustand passiver Teilnahme zu verfallen; vielleicht weil Kinder im Spiel aufgehen können; viele Kinder verlangen während ihres Spiels kaum nach Interaktionen. Greenspan (1981) vertritt die Meinung, daß aktive Beobachtung auf verschiedenen Ebenen auftritt; dazu gehören das körperliche Erscheinungsbild des Kindes, die emotionale Gestimmtheit des Kindes, die Beziehung des Kindes zum Therapeuten, die besonderen Affekte und Ängste des Kindes, die Art des Kindes seine Umgebung zu nutzen, die thematische Entwicklung des Spieles des Kindes (die Entwicklung von Themen im Hinblick auf ihre Tiefe, ihren Reichtum, Aufbau und Abfolge) und die subjektiven Gefühle des Therapeuten für das Kind (S. 15). Cooper und Wanerman (1977) raten: „Gestatten Sie sich selbst, Ihre Faszination ob der Feinheiten des menschlichen Verhaltens und ihre Achtung davor wachsen zu lassen“ (S. 107). Der Kliniker, der diese Informationsebenen dokumentiert, wird notwendigerweise als teilnehmender Beobachter in die Therapie einbezogen. Ein Therapeut, der diese Rolle nicht übernimmt, ist unbeteiligt und nützt nicht alle Möglichkeiten der Therapie aus. Wenn der Therapeut feststellt, daß das Kind das Spiel nicht mehr auf eine therapeutische Weise nutzt oder daß sein Spiel stagniert, willkürlich oder ungeordnet ist, muß er intervenieren. Wenn der Therapeut aber zu der Ansicht kommt, daß das Verhalten des Kindes völlig klar ist, ist es angebracht, die Therapie zu überprüfen. Cooper und Wanerman (1977) warnen: „Halten Sie inne, wenn Sie das Gefühl haben, daß Sie anfangen die Bedeutung des Spielverhaltens eines Kindes zu verstehen“ (S. 107).

Förderung des Spiels

Da mißbrauchte/mißhandelte, vernachlässigte oder seelisch gequälte Kinder häufig einem Übermaß oder Mangel an Stimulation unterworfen waren, fehlt ihnen die Fähigkeit, ihre Umgebung zu erkunden, etwas auszuprobieren und sogar zu spielen. Der Therapeut muß diese natürlichen, jetzt aber eingeengten oder desorganisierten Fähigkeiten fördern.

Kinder, die körperlich mißhandelt oder sexuell mißbraucht wurden, können ängstlich, extrem wachsam und depressiv sein, dissoziative Zustände und/oder Entwicklungsverzögerungen aufweisen. Sie können sozial unreif sein und darauf angewiesen sein, daß ihre Umgebung ihnen Verhaltenshinweise gibt. Vielleicht haben sie in einer gefühlsarmen Umgebung gelebt, in einer von chaotischer Emotionalität geprägten oder in einer unbeständigen Umgebung. In jedem Fall können ihre natürlichen Spielneigungen gestört worden sein und so zu ängstlichem, ungeordnetem oder chaotischem Spiel geführt haben.

Der Therapeut sollte vor dem ersten Treffen mit dem Kind Erkundigungen über die üblichen Spielmuster des Kindes einholen. Eltern, Pflegeeltern, Betreuer oder Lehrer können unter Umständen Informationen über die Aufmerksamkeitsspanne, Spielvorlieben und andere relevante Punkte liefern. Dieses Wissen wird dann bei der Auswahl des Spielzimmers oder der Spielmaterialien, die dem Kind zur Verfügung gestellt werden, genutzt. Das chaotische, zerfahrene Kind wird eine restriktivere Umgebung brauchen, die ihm weniger Wahlmöglichkeiten läßt. Diese Einschränkung kann erreicht werden, indem man einen großen, offenen Raum mit vorher ausgewählten Spielsachen oder ein kleineres Zimmer mit einer begrenzten Anzahl von Spielsachen, aus denen ausgewählt werden kann, schafft. Die ungünstigste Kombination für ein Kind mit desorganisiertem, wildem Spiel ist ein großes Zimmer, in dem viele Spielsachen und Aktivitäten zur Auswahl stehen.

Das zu wenig stimulierte Kind wird wahrscheinlich in jeder Umgebung das gleiche tun. Bei diesem Kind verhält sich der Therapeut notwendigerweise direktiver, wählt Spielsachen aus und ermuntert das Interesse und das Spiel des Kindes. Der Therapeut versucht zunächst, das Kind durch sein eigenes modellhaftes Spielverhalten anzuregen, was dem Kind die stillschweigende Erlaubnis zur Beteiligung gibt. Wenn das Kind sich weiterhin vom Spiel zurückzieht, kann der Therapeut das Kind langsam direkter ermutigen. Eine der Hauptfunktionen des Spiels ist es, „die nackten, überwältigenden Affekte, die in Kindern in Zeiten der Angst aufsteigen, zu verändern und ein natürliches Mittel zum Ausdruck dieser Affekte zu bieten" (Chethik, 1989, S. 14). Ein fortgesetzter Mangel an Beteiligung des Kindes am Spiel könnte ein anders geartetes Problem anzeigen, und in diesem Fall sind medizinische und neurologische Untersuchungen indiziert.

Die Auswahl der Spielsachen für die Spieltherapie ist ein kritischer Punkt. Axline (1969) schlägt eine Liste von benötigten Materialien vor, zu denen die folgenden gehören:

Babyfläschchen, eine Puppenfamilie, ein Puppenhaus mit Möbeln, Spielsoldaten und Militärspielzeug, Spieltiere, Spielhausinventar, einschließlich Tisch, Stühle, Kinderbett, Puppe, Bett, Herd, Blechgeschirr, Pfannen, Löffel, Puppenkleider, Wäscheleine, Wäscheklammern und Wäschekorb, eine Wickelpuppe, eine große Stoffpuppe, Handpuppen, Puppentheater, Buntstifte, Ton, Fingermalfarben, Sand, Wasser, Spielzeugpistolen, Hammerspiel, Holzhammer, Papierpuppen, kleine Autos, Flugzeuge, ein Tisch, eine Staffelei, ein emaillierter Tisch zum Malen mit Fingerfarben und Arbeiten mit Ton, Spielzeugtelephon, Regale, Waschbecken, kleiner Besen, Mop, Lumpen, Zeichenpapier, Papier für Fingerfarben, alte Zeitungen, preiswertes Ausschneidepapier, Bilder von Menschen, Häusern, Tieren und anderen Dingen und leere Obstkörbe zum Zerschlagen. (S. 54)

Natürlich werden diese Gegenstände nicht alle gleichermaßen wirkungsvoll sein.

Das Puppenhaus, die Puppenfamilie, Fläschchen, Handpuppen und gestalterische Materialien sind das notwendige Minimum.

Bei der Arbeit mit mißhandelten Kindern habe ich wiederholt festgestellt, daß die folgenden Spielsachen oder Techniken effektiv die Kommunikation des Kindes durch Worte oder im Spiel fördern:

- Telephone
- Sonnenbrillen
- Feeling Cards (d.h., Abbildungen von Gesichtern, die Gefühle ausdrücken)
- therapeutische Geschichten
- gegenseitiges Geschichtenerzählen
- Spiel mit Handpuppen
- Sandspiel
- Babyfläschchen, Geschirr und Zubehör
- Videotherapie

Telephone suggerieren dem Kind vertrauliche verbale Kommunikation. Ich sitze gewöhnlich mit dem Rücken zum Kind und ahme den vertraulichen Ton eines Telephongesprächs nach. Gewöhnlich folgt das Kind meinem Beispiel und dreht sich auch um, und so kann sich eine persönlichere Unterhaltung entspinnen.

Sonnenbrillen wirken Wunder: Kinder glauben, daß sie unsichtbar werden, wenn sie eine Sonnenbrille aufsetzen. Das Tragen von Sonnenbrillen verleiht Kindern eine angenehme Anonymität, die ihre

Mitteilungen von Hemmungen befreien kann, besonders wenn sie verlegen oder verschlossen waren.

Therapeutische Geschichten sind in der Kindertherapie oft in überzeugender Weise eingesetzt worden. Weil die Vorstellungskraft der Kinder und ihre Fähigkeit zur Identifikation so ausgeprägt sind, können sie sich leicht in eine Geschichte hineinversetzen und unbewußte Verbindungen zu den Helden, Konflikten und Lösungen herstellen. Man hat Geschichten benutzt, damit Kinder einige grundlegende Konzepte lernen und um ihr Interesse durch ein vertrautes Medium zu wecken.

Kürzlich erschien ein wunderbares Buch, das therapeutische Geschichten, die speziell für mißhandelte Kinder geeignet sind, bietet (Davis, 1990). Die Autorin, die in Ericksons Hypnosetechnik ausgebildet ist, stellte fest, daß der Gebrauch von Metaphern in der Therapie unbewußte Vorgänge im Kind direkt ansprechen und dauerhafte Veränderungen erleichtern konnte. Ihre Geschichten, die in spezifischer Weise auf eine Reihe kindlicher Probleme ausgerichtet sind, vermitteln Einsichten und sind sehr wirkungsvoll, besonders bei Kindern in der Latenzperiode und Vorpubertät (und in manchen Fällen auch bei jüngeren Kindern).

Gardners (1971) Mutual Story-Telling Technique (Gegenseitiges Geschichtenerzählen) kann auch zu guten Ergebnissen führen, aber sie erfordert, daß das Kind eine Geschichte erfindet. Bei einigen mißhandelten Kindern ist die Kreativität eingeschränkt, und sie haben kein Zutrauen in ihre Fähigkeiten, so daß diese Technik zu einem späteren Zeitpunkt der Therapie vielleicht erfolgversprechender ist.

Das Spiel mit Handpuppen hat mehrere Vorzüge. Das Kind erfindet eine Geschichte, aber es bleibt dabei sozusagen anonym, da es besondere Charaktere benutzt, um verborgene Konflikte oder Besorgnisse darzustellen. Ich finde es besonders nützlich, wenn man ein Tuch hat, hinter dem das Kind sitzen kann, so daß es beim Spielen verborgen ist.

Das Spielen mit Sand kann sehr viel bewirken. Kinder mögen den Sand gewöhnlich (vielleicht weil er an Strände erinnert) und genießen das Tastgefühl beim Formen und Gestalten oder wenn sie ihn einfach durch ihre Finger rieseln lassen. Mein Eindruck ist, daß einige Kinder das Sandspiel als ein Mittel, sich umhegt oder getröstet zu fühlen benutzen; das Spiel beruhigt sie. Andere Kinder produzieren sofort komplizierte Szenarien, die voller Symbole stecken. Das Spiel hat an und für sich eine therapeutische Wirkung und bietet dem Kind eine Fülle von Möglichkeiten für wiedergutmachende Erfahrungen.

Der Einsatz von Videofilmen in der Therapie ist sehr lohnend. Mißhandelte Kinder können in bezug auf ihre Sorgen, Ängste oder Selbstzweifel verschlossen sein. Ihr Selbstbild ist oft beschädigt,und es fehlt ihnen die Einsicht oder das Selbstvertrauen, sich selbst klar zu erkennen oder ausdrücken zu können. Wenn sie Filme sehen, in denen Themen wie das Selbstwertgefühl, seelische Mißhandlungen, Geheimnisse, Drogenmißbrauch oder der Umgang mit Gefühlen behandelt werden, kann das für Kinder aus zwei Gründen äußerst nützlich sein. Zum einen verschafft ihnen das eine gewisse Distanz, die ihnen ermöglicht, persönliche Angelegenheiten, die sie sonst vielleicht vermeiden, zu überdenken, und zum anderen wird das Problem in einem dem Kind eigenen Medium, nämlich in Form einer Geschichte, präsentiert und kann so das Interesse des Kindes erwecken. Ich meine, daß der erste Schritt zum Verständnis des eigenen Selbst die Fähigkeit ist, sich in andere einfühlen zu können; das Kind, das eine Person in einer Videoaufzeichnung beobachtet, hat die Möglichkeit, sich mit der Person zu identifizieren und sich in ihre Notlage hineinzuversetzen. Die Informationen, die der Film bietet, werden dann von dem Therapeuten und dem Kind diskutiert. Ich war besonders beeindruckt von einer Filmreihe von J. Gary Mitchell (MTI Productions, 1989), in der eine Figur namens „Super Puppy" die Kinder durch eine Vielzahl wichtiger Themen wie die vorher genannten geleitet.

Es ist festzuhalten, daß es für Kinder mit festen Spielverhaltensmustern unabdingbar ist, daß Spielsachen ihnen beständig zur Verfügung stehen. Spielsachen müssen geschützt werden, und es muß eine Konstanz beibehalten werden. Spielsachen dürfen unter keinen Umständen aus dem Spielzimmer entfernt werden. Außerdem muß der Therapeut sich im Hinblick auf den Gebrauch der Spielsachen durch das Kind unbesorgt zeigen (Ich habe Therapeuten getroffen, die teuere oder unersetzliche Antiquitäten für das Spielzimmer kaufen und so eine Art Museum schaffen.)

Förderung der Ausdrucksfähigkeit

Da mißhandelte Kinder häufig gezwungen oder bedroht werden, die Mißhandlungen geheim zu halten, oder irgendwie das Gefühl haben, daß sie diese nicht enthüllen können, muß versucht werden, die Fähigkeit zum Selbstausdruck zu wecken und zu fördern.

Es müssen verschiedene Wege zur Stimulation der Ausdrucksfähigkeit beschritten werden. Gestalten, Sandspiel, Geschichtenerzählen, Puppenspiel sind alles nützliche Versuche. Bei einem Kind, dem es zu widerstreben scheint, sich offen auszudrücken, können aber beträchtliche Anstrengungen erforderlich sein.

Eine Technik, die nach meinen Erfahrungen Erfolg hat, besteht darin, daß man die Notwendigkeit von und den Umgang mit Verschwiegenheit ausdrücklich anspricht. Ich schreibe „Geheimnisse" auf eine Papiertüte und spiele mit dem Kind ein Spiel, indem wir beide ab und zu eines der Geheimnisse, die auf zusammengefaltete Blätter geschrieben sind, herausnehmen. Das Kind kann entscheiden, ob es ein anderes Geheimnis auswählen und laut vorlesen möchte. Das Kind sieht dies als ein Spiel an, und sein Widerstand, beängstigende oder unangenehme Geheimnisse zu enthüllen, ist geringer.

Manchmal zeichne ich Comicfiguren, zum Beispiel ein kleines Kind und einen Erwachsenen und plaziere eine Sprechblase über ihren Köpfen, so wie es Comiczeichner tun. Das Kind füllt dann aus, was gesagt wird.

Carusos Projective Story-Telling Cards (1986) sind ebenfalls nützlich, weil sie so viele Situationen beschreiben, die Kindern vertraut sind, die in gestörten Familien leben. Die dargestellten Figuren durchleben ganz offensichtlich Konflikte, Gefahren, Ängste oder unangenehme Situationen. Die Kinder haben die Möglichkeit, ihre eigenen Besorgnisse oder Probleme auf die gezeichneten Figuren zu projizieren. Der Therapeut erfährt etwas über das Kind und reagiert auf seine Probleme, wenn ihm diese durch die Projektionen des Kindes deutlich werden.

Es gibt keine starren Regeln über die Techniken, die angewendet werden können, um das Kind zur Enthüllung seiner Gedanken und Gefühle zu ermutigen. Der Therapeut muß so kreativ wie möglich vorgehen und dabei alle Interessen, die das Kind zeigt, nutzen. James (1989) ist vielleicht der Kliniker, der die meisten kreativen Ideen hervorgebracht hat. Je zahlreicher die zur Verfügung stehenden Techniken, desto besser; mißhandelte Kinder können der Enthüllung ihres Selbst aus einer Vielzahl äußerer und innerer Gründe Widerstand entgegensetzen.

Mein Eindruck ist, daß es vielen Kindern schwer fällt, ihre Wut auszudrücken. Sie haben, wahrscheinlich auf Grund ihrer Lebensgeschichte, Angst vor dieser Emotion. Sie müssen Wut als eine normale Emotion sehen können, die auf konstruktive und sichere Weise und nicht nur auf eine unangemessene und gefährliche Art ausgedrückt werden kann.

Die meisten mißhandelten Kinder hegen Groll und Wutgefühle; sie ersticken diese Gefühle aber häufig, um sich Sicherheit zu verschaffen. Wenn man ihnen gestattet, ihre Wut zu zeigen, probieren sie unter

Umständen Verhaltensweisen aus, die nicht alle ungefährlich sind. Es ist sinnvoll, dem Kind als Modell ungefährliche Ausdrucksweisen der Wut zu zeigen und so die notwendigem Grenzen zu setzen.

Wenn das Kind eine bestimmte Art von Gefühlen häufiger zeigt als andere, muß der Therapeut Erkundigungen über die Bandbreite der Gefühle anstellen, indem er zum Beispiel sagt: „Du kannst deine Wut sehr gut zeigen. Was machst du denn, wenn du traurig bist?" Manchmal zeigen sich Gefühle durch die Körpersprache. Kinder sind zum Beispiel angespannt, beißen sich auf die Lippe oder kratzen sich sogar bei bestimmten Gesprächen während der Therapie. Die Körperhaltung des Kindes kann dem Therapeuten helfen zu bestimmen, welche Probleme besondere Aufmerksamkeit erfordern.

Mißhandlungen betreffen das Kind in körperlicher Weise. Bei körperlicher Mißhandlung muß das Kind sehr viel Schmerz aushalten; der Körper wird physiologische Reaktionen entwickeln, unter anderem Muskelspannung und Anzeichen der Angst wie Zurückzucken. Ein mißhandeltes Kind, das mit der Angst vor unberechenbarer Gewalt lebt, kann den Körper buchstäblich auf einen Angriff vorbereiten, indem es ihn nicht bewegt und dabei andere Zeichen körperlicher Not zeigt wie flaches Atmen, Herzklopfen und Rotwerden. In Fällen sexuellen Mißbrauchs ist gewöhnlich gewaltsam in den Körper des Kindes eingedrungen worden, was ein Gefühl der Verletzbarkeit schafft. Das Kind hat das Gefühl, daß es seines Körpers nicht sicher sein kann, und das sexuell mißbrauchte Kind empfindet kein Gefühl der Kontrolle über seinen Körper.

Einige seelisch mißhandelte und vernachlässigte Kinder schließlich empfangen keine normale körperliche Aufmerksamkeit oder Zuneigung, und da es eindeutig bewiesen ist, daß die körperliche Zuwendung für ein Kind ebenso wichtig ist wie die Ernährung, können sich vernachlässigte Kinder verwirrt oder überflutet fühlen von der Angst vor oder dem Wunsch nach Berührung.

Aufgrund der angeborenen körperlichen Bedürfnisse ist es bei mißhandelten Kindern unerläßlich, daß die Eltern und Betreuer mit Unterstützung des Therapeuten die körperliche Aktivität des Kindes fördern. Das Kind muß sich in den elementarsten körperlichen Bewegungsarten betätigen; Gehen, Klettern, Laufen können dem Kind ein Gefühl der Leistung und des Stolzes ebenso wie die Kenntnis seiner körperlichen Grenzen vermitteln. Wichtig ist dabei, die Erwartungen des Kindes auf einem Minimum zu halten, bis es beginnt, Fortschritte zu machen, dem Kind also zu gestatten, das ihm angemessene Tempo zu bestimmen.

Wenn das Kind sich in seinem Körper wohler zu fühlen scheint, weniger angespannt und körperlichen Aktivitäten zugeneigter ist, kann es von Nutzen sein, wenn das Kind an irgendeinem Mannschaftssport teilnimmt, sei es in der Schule oder bei einer Freizeitorganisation. Die Teilnahme an Gruppenaktivitäten kann das Gefühl fördern, daß es ihm gut geht und daß es zu einer Gemeinschaft gehört.

Außerdem findet ein Kind, das früher mißhandelt wurde, Selbstverteidigungskurse vielleicht lehrreich und lohnend. Das Erlernen der Prinzipien der Selbstverteidigung kann dem Kind das Gefühl vermitteln, befähigt und weniger durch seine Umwelt bedroht zu sein. Die meisten Selbstverteidigungslehrgänge lehren keine Gewalt; sie lehren Selbstschutz und Achtung vor anderen. Das Erlernen von Selbstverteidigungsmethoden erfordert ein großes Maß an Selbstmotivierung und Selbstdisziplin, und viele Kinder, mit denen ich gearbeitet habe, haben auf diese Unterweisung gut reagiert.

Es gibt zwar einige Geschlechtsunterschiede hinsichtlich der bevorzugten Aktivitäten (Jungen bevorzugen Selbstverteidigung, Mädchen bevorzugen Tanz oder Bewegung), aber die Kinder können zur Entwicklung anderer Interessen angeregt werden, wenn die Aktivität zu etwas Normalem geworden ist. Ein Junge, der mit zwei anderen Jungen, die Tanzunterricht nahmen, in einer Gruppe war, entwickelte zum Beispiel ein Interesse am Tanzen, nachdem er andere Jungen getroffen hatte, denen diese Aktivität gefiel.

Direktives Vorgehen

Mißbrauchte oder traumatisierte Kinder können auch dazu neigen, beängstigende oder schmerzliche Erinnerungen oder Gedanken unterdrücken zu wollen und machen in manchen Fällen ganz und gar von Verleugnung und Vermeidung Gebrauch.

Verdrängung ist eine notwendige Abwehrmaßnahme, die es dem Individuum ermöglicht, Erinnerungen, die es nicht ertragen kann, im Unbewußten zu speichern, so daß sie sein gegenwärtiges Befinden und Verhalten nicht länger stören.

Am Ende wird es dem mißhandelten Kind nützen, wenn es einen bestimmten Impuls, eine Idee oder einen Affekt, der mit dem Trauma assoziiert wird, verdrängen oder bewußt hemmen kann, aber es ist am besten, wenn traumatische Erinnerungen verdrängt werden, nachdem sie verarbeitet und begriffen worden sind. Wenn dies geschehen ist, wird das Individuum seltener Erlebnisse wie Aufspaltung oder Zersplitterung und Dissoziation haben. Es sind gerade die unterdrückten oder unbewußt gespeicherten Erinnerungen, die durch posttraumatische Symptome ins Bewußtsein sickern.

Der erste und natürlichste Impuls des Kindes wird es sein, die Abwehrmaßnahmen der Verleugnung oder Verdrängung einzusetzen; häufig beteiligt sich auch die Familie an dem Versuch, die unangenehme oder schmerzliche Erinnerung hinter sich zu lassen. Familien können sich nach einem Trauma rasch neu organisieren, wobei sie bemüht sind, Personen oder Situationen, die die Erinnerung auslösen könnten, aus dem Weg zu gehen.

Der Therapeut kann einem Kind, das die Verarbeitung traumatischer Erlebnisse vermeidet, helfen, indem er es durch einen gründlichen, zeitlich begrenzten Rückblick auf das traumatische Ereignis leitet, damit das Ereignis begriffen, erlebt, verarbeitet und integriert werden kann. Es scheint, daß das Unbewußte, ganz gleich wie lange dieser Prozeß aufgeschoben wurde, schließlich (bei den meisten Menschen) das Ereignis ins Bewußtsein zurückbringt, wo es sich durch Symptome des posttraumatischen Streßsyndroms, wie plötzliche Rückblenden, Alpträume, akustische Halluzinationen oder Verhaltenswiederholungen zeigt.

In der Literatur lassen sich zunehmend Beweise dafür finden, daß bei vielen erwachsenen Opfern früherer Mißhandlungen für den größten Teil ihres Lebens Amnesie in bezug auf die Mißhandlung besteht. Dies zeigt, wie mächtig und wirkungsvoll die Abwehrmechanismen sein können. Ich meine, daß wir mißhandelten und traumatisierten Kindern eine wirkliche Erleichterung bieten können, wenn wir ihre Verarbeitung des Traumas anregen. Das heißt nicht, daß diese Kinder nicht bei fortschreitender kognitiver und emotionaler Reife Erklärungen und Bestätigung auf einem anderen Niveau brauchen. Aber es heißt, daß die Grundlage für künftige Explorationen gelegt ist.

Vertraulichkeit

Da es sich um Familienangelegenheiten handelt, wenn körperliche Mißhandlungen, sexueller Mißbrauch oder Vernachlässigung zu Hause vorgekommen sind, und Kinder ihren Eltern gegenüber loyal und beschützend sein können, ist es wichtig, mit der Zurückhaltung des Kindes zu rechnen und ihm Gelegenheiten zu bieten, Informationen preiszugeben, wenn es selbst dazu bereit ist.

Einige mißhandelte Kinder werden von ihren Eltern oder Betreuungspersonen unter Druck gesetzt, alle Familieninteraktionen für sich zu behalten. Man sagt ihnen auch, daß sonst ihnen selbst oder

Personen, die sie lieben, Schaden zugefügt wird. Einigen der Kinder, mit denen ich gearbeitet habe, wurde demonstriert, was mit ihnen passieren würde, wenn sie anderen geheime Familienangelegenheiten erzählten. Ein Kind sah, wie sein Hund getötet wurde. Der Vater warf den Hund gegen eine Mauer und zerschmetterte seinen Kopf brutal mit einem Ziegelstein. Dieses Ereignis löste die Flucht der Mutter mit dem Kind aus. Das Kind litt einige Jahre sehr stark unter diesem Erlebnis; da es ihm in seiner Umgebung an so vielem gefehlt hatte, hatte das Kind eine starke Bindung an sein Streicheltier entwickelt.

Auch wenn den Kindern offene Drohungen erspart bleiben, spüren viele von ihnen die Heimlichkeit, die familiärer Gewalt oder sexuellem Mißbrauch anhaftet. Sie fühlen sich vielleicht nicht in der Lage, über ihre Gefühle im Zusammenhang damit zu sprechen.

Vertraulichkeit ist sehr wichtig für Kinder; Heimlichkeit ist es nicht. Die Einführung von Vertraulichkeit vermittelt Stärke; Geheimhaltung erzeugt ein Gefühl der Hilflosigkeit. Kinder, von denen verlangt wird (durch inneren oder äußeren Druck) etwas geheim zu halten, fühlen sich belastet, und das Geheimnis nimmt für sie eine große Bedeutung an, entfremdet sie anderen und begrenzt die Zahl der für sie möglichen Interaktionen.

Zur Klärung des Unterschieds zwischen Vertraulichkeit und Heimlichkeit können verschiedene Techniken angewendet werden. Manchmal befindet sich ein mißhandeltes Kind an der Schwelle zur Entscheidung, ob es beunruhigende Gedanken oder Gefühle enthüllen soll. Ich könnte das Kind, das sich weigert fortzufahren, fragen: „Was wird passieren, wenn du mehr sagst?“ Wenn das Kind sagt: „Ich weiß nicht“, werde ich Alternativen erkunden, indem ich das Kind „raten“ lasse, was geschehen könnte. Häufiger hat das Kind aber einen spe- zifischen Grund, nichts zu sagen, und es könnte antworten: „Vati wird wütend auf mich sein“ oder „Mutti hat mir gesagt, daß schlimme Dinge passieren, wenn ich etwas sage.“ Ich sage dann gewöhnlich: „Es ist wirk- lich schwer, über etwas zu reden, wenn wir Angst haben. Wie könntest du dich sicherer fühlen, um über dein Gefühl reden zu können?“

Manche Kinder ziehen es vor, einem Stofftier im Spielzimmer davon zu erzählen. Ich bitte sie vielleicht, sich das Tier auszusuchen, dem sie es gerne erzählen möchten, und dann können sie es ihm zuflüstern. Wenn sie das einmal getan haben, frage ich sie, wie es für sie ist, diese Gefühle herauslassen zu können. Meistens tut es den Kindern gut, zu reden; manchmal scheinen sie gleichgültig zu sein. Ich könnte das Kind auch bitten, sich vorzustellen, was das Stofftier zu ihm über sein Geheimnis sagen könnte.

Gelegentlich habe ich ein Tonbandgerät mitgebracht und das Kind im Spielzimmer allein gelassen, damit es aufnehmen konnte, was es sagen wollte, aber nicht konnte. Die Kinder fragen im allgemeinen, ob ich mir die Aufnahme anhören werde und ich antworte dann, daß das Band ihnen gehört und daß sie mich es anhören lassen können, wenn sie wollen. Jedesmal wenn ich das getan habe, wollte das Kind mir das Band sofort danach vorspielen. Ich habe dann eine Gelegenheit, etwas über das Geheimnis zu bemerken. Ich könnte etwa sagen: „Es muß schwer sein, mit diesem Geheimnis allein zu sein" oder „Es muß schwer sein, das für dich zu behalten." Gewöhnlich frage ich das Kind, wem gegenüber es sich sicherer fühlen würde, davon zu sprechen und fahre fort, über die Schwierigkeiten, Dinge für sich zu behalten, zu sprechen.

Es ist klar, daß die Meldepflicht ins Spiel kommt, wenn das Geheimnis des Kindes ein Ereignis wie körperliche Mißhandlung oder sexuellen Mißbrauch betrifft. Viele der Geheimnisse betreffen aber Situationen, die für das Kind zwar belastend aber nicht unbedingt gefährlich sind.

Posttraumatisches Spiel

Da posttraumatisches Spiel oft im geheimen geschieht, muß die therapeutische Umgebung das richtige Klima für diese Art des Spiels schaffen. Wenn das Spiel beginnt, muß es sorgfältig im Hinblick auf Veränderungen beobachtet und an manchen Stellen durch geeignete Interventionen unterbrochen werden.

Das traumatisierte Kind ist oft gezwungen, das traumatische Ereignis nachzuleben, um damit fertigwerden zu können. Dieses Konzept wurde zuerst von S. Freud als „Wiederholungszwang" eingeführt. Wie Terr (1990) bestätigt, kann das Nacherleben sowohl die Form von Verhaltensmanifestationen als auch von Dramatisierungen im Spiel annehmen. Nacherleben ist gewöhnlich das Ergebnis eines unbewußten Zwangs, den das Kind vielleicht nicht versteht. Einige Kinder behaupten, daß sie nicht aufhören können, an das Trauma zu denken, wie sehr sie sich auch bemühen, und häufig das Gefühl haben, als würde es „wieder passieren". Andere erklären, daß sie sich überhaupt nicht mehr an das traumatische Ereignis erinnern können und verneinen hartnäckig jegliche in Zusammenhang mit dem Ereignis stehenden Gefühle. Die Verarbeitung des Traumas kann auf verschiedene Weisen erreicht werden. Einige Kinder sind besser in der Lage, ihre Gefühle und Sorgen zu erörtern und können entwaffnende Fragen über ihre Mißhandlung stellen.

Weil Spiel ein Medium zur Kommunikation bereitstellt, bietet therapeutisches Spiel manchmal einen Mechanismus zur Aufdeckung von Problemen und zur Freisetzung aufgestauter Gefühle. Einige Kinder fangen ganz einfach an, das zu tun, was nötig ist, damit sie sich besser fühlen; sie brauchen kaum mehr als die Erlaubnis – und die nötigen Hilfsmittel – dazu. Wenn der Ablauf so ist, kann der Therapeut beobachten, dokumentieren und schließlich das kommentieren, was deutlich wird und auf die Fragen oder Besorgnisse des Kindes eingehen.

Bei anderen Kindern – vielleicht jenen, die von dem traumatischen Ereignis stärker verletzt worden sind – wird der Therapeut richtungsweisend und stimulierend wirken müssen, bevor den ängstigenden oder überwältigenden Gefühle und Empfindungen begegnet werden kann. In diesen Fällen geht die Bildung einer festen therapeutischen Beziehung jeglicher behutsamen Erkundung, die dem Kind helfen soll, unerträgliche Emotionen anzugehen, voran. Das Ziel dieser Arbeit ist es, dem Kind letztendlich zu ermöglichen, das traumatische Erlebnis zu verarbeiten, seine Bedeutung angemessen und realistisch einzuschätzen und es als eine nun erträgliche Erinnerung im Gedächtnis zu speichern. Es ist nicht nötig, das Kind zu endloser Arbeit an dem traumatischen Erleben zu zwingen, besonders wenn das Kind es nicht leugnet oder vermeidet, sondern seine psychische Energie nun wieder entwicklungsgemäßen Aufgaben zugewendet hat.

Das Spiel des traumatisierten Kindes, das das Trauma nachlebt, ist gänzlich einmalig. Wie in einem Ritual stellt das Kind dasselbe Szenario wieder her und spielt eine Reihe von Bewegungsabläufen nach, die zu einem mit dem Trauma identischen Ausgang führen. Das posttraumatische Spiel ist sehr realistisch und es fehlt ihm augenscheinliche Freude oder Freiheit des Ausdrucks. Der potentielle Nutzen des Spiels liegt darin, daß das Kind, während es sich an furchterregende oder Angst auslösende Geschehnisse erinnert, von einer passiven zu einer aktiven Haltung übergeht, indem es Kontrolle über das Nachspielen hat. Außerdem erlebt das Kind das Ereignis, dem es vorher hilflos ausgesetzt war, nun in einer kontrollierten, sicheren Umgebung. Möglicherweise gewinnt das Kind ein Gefühl der Beherrschung und Befähigung aus dieser Form der Spieltherapie. Chethik kommentiert dies anhand eines klinischen Beispiels so: „Das wiederholte Spielen, die Kommentare des Spieler-Beobachters und seine eigene neue Lösung halfen ihm, ein vergangenes, überwältigendes Erlebnis zu integrieren" (S. 61).

Posttraumatisches Spiel kann fixiert bleiben. Terr (1990) warnt davor, einem Kind zu erlauben, auf lange Zeit mit posttraumatischem

Spiel fortzufahren, da dies gefährlich sein kann; das Kind kann unter Umständen keine Angst freisetzen und Gefühle panischer Angst und Hilflosigkeit können verstärkt werden. Aus diesem Grund versuche ich, auf folgende Weise in das ritualisierte Spiel einzugreifen, wenn ich beobachtet habe, daß das posttraumatische Spiel über einen gewissen Zeitraum konstant bleibt (was in acht von zehn Fällen geschieht).

- Ich bitte das Kind, sich körperlich zu bewegen, zum Beispiel aufzustehen, die Arme zu bewegen oder tief durchzuatmen. Körperliche Bewegung kann emotionale Einengung aufheben.
- Durch verbale Feststellungen über das posttraumatische Spiel des Kindes hebe ich die Selbstvergessenheit und Starre des Spiels auf.
- Unterbrechung des Spielablaufs durch Bitten an das Kind, eine bestimmte Rolle zu übernehmen, Beschreibung der Wahrnehmungen und Gefühle einer der mitspielenden Figuren.
- Bewegen und Versetzen der Puppen; ich bitte das Kind, auf die Frage, „was würde geschehen, wenn..." zu antworten.
- Ermutigung des Kindes, zwischen dem traumatischen Ereignis und der augenblicklichen Realität zu unterscheiden im Hinblick auf seine Sicherheit und seine Lernerfahrungen.
- Videoaufnahmen des posttraumatischen Spiels und Ansehen der Aufnahme zusammen mit dem Kind, Anhalten des Films zur Diskussion des Beobachteten.

Das Ziel solcher Unterbrechungen posttraumatischen Spiels ist es, Alternativen zu schaffen, die ein Gefühl der Kontrolle fördern, dem Kind beim Ausdruck bruchstückhafter Gedanken und Gefühle helfen und ihm eine Zukunftsorientierung geben könnten. Eventuell ist eine ganze Reihe solcher Unterbrechungen nötig, bevor das Kind es zuläßt, daß die Intervention das posttraumatische Spiel verändert.

Wenn das Kind zu Hause posttraumatisches Spiel zeigt und die Eltern oder Betreuer dies festgestellt haben, gibt es zwei Möglichkeiten: Entweder macht der Therapeut einen Hausbesuch und bittet darum, das Spiel des Kindes direkt beobachten zu können, oder der Therapeut stellt das posttraumatische Szenario (wie von den Eltern oder Betreuern beschrieben) in der Therapiestunde nach. Es kann sein, daß während des posttraumatischen Spiels beim Kind Dissoziationen auftreten. Strategien zur Behandlung von dissoziativen Zuständen (die an späterer Stelle erörtert werden) müssen dann ebenfalls eingesetzt werden.

Das Kind, dessen Spiel willkürlich, chaotisch und ohne Symbole ist, braucht vielleicht stärkere Stimulation. Wenn es einem Kind auf Dauer nicht gelingt, die verborgenen Probleme von sich aus anzusprechen, muß der Therapeut eine direktivere Position einnehmen und den entsprechenden Stimulus in die Therapie einführen. Verschiedene Techniken können Erfolg haben. Eine Puppengeschichte, erzählt vom Therapeuten, in der die zentrale Figur dasselbe Trauma wie das Kind erlebt, kann eine Reaktion hervorrufen. Das Kind kann die Not der Puppe mitempfinden; Einfühlungsvermögen in andere ist ein erster Schritt in Richtung Selbstexploration und Selbsterkenntnis.

Einige Desensibilisierungsansätze können ebenfalls erfolgreich sein. Ein Kind, mit dem ich zu tun hatte, wurde in einem Park vergewaltigt, und dennoch war es ihr nicht möglich, verbale oder nonverbale Mitteilungen über das Trauma zu machen. Sie wurde in ihrem Schweigen noch durch die Befürchtung bestärkt, daß sie die Vergewaltigung verursacht hatte, weil sie in den Park und nicht, wie sie es sollte, direkt nach Hause gegangen war. Die Jungen hatten ihr gesagt, daß sie vergewaltigt werden „wollte“, und sie war sehr verwirrt, weil sie in der Tat von den Jungen bemerkt werden wollte und in den Park gegangen war, um von ihnen gesehen zu werden, nachdem sie in der Schule gehört hatte, wohin die Jungen gehen wollten. Ich ließ das Mädchen eine Seite in einem Ausmalbuch buntmalen, die einen Park darstellte; ich stellte eine Parkszene nach mit schaukelnden Puppen; ich machte einen Park aus Sand. Ich fuhr mit dem Mädchen an einer Reihe von Parks vorbei und bat sie schließlich, mir den Park zu zeigen, in dem sie vergewaltigt worden war. Wir fuhren zuerst an dem Park entlang, saßen dann vor dem Park im Auto, gingen dann um den Park herum und gingen schließlich hinein. Als wir im Park waren, begann sie fast sofort zu weinen, als ich feststellte, daß es sehr schlecht von den Jungen war, sie zu vergewaltigen und zu verletzen, und sagte immer wieder: „Ich war böse, ich war böse.“ Diese Therapiestunde und die darauffolgenden sechs oder sieben Sitzungen konzentrierten sich auf die Vergewaltigung und die Scham- und Schuldgefühle des Kindes. Schließlich begriff sie, daß sie nichts Unrechtes getan hatte und daß der Wunsch, von Jungen bemerkt zu werden, vollkommen natürlich war. Dieses Kind profitierte auch sehr von der Möglichkeit, mit einem anderen Mädchen im Alter zwischen zehn und zwölf sprechen zu können, das ebenfalls Opfer einer Vergewaltigung geworden war.

Es ist, wie Terr festgestellt hat, „gefährlich“, einem Kind zu gestatten, das Trauma einfach ohne irgendeine offenbare Lösung nachzuvollziehen. Hinzu kommt, daß die Wiederholung eines Traumas ohne eine Lösung das Gefühl des Kindes verstärken wird, hilflos und ohne Kontrolle über die Situation zu sein. Der Therapeut muß eine aktive Rolle spielen, indem er dem Kind hilft, sich auf das Spiel einzulassen und damit umzugehen, eine Rolle, in der der Therapeut aktiv kommentiert, neu arrangiert oder sich in die Abfolge der Ereignisse, die das Kind darstellt, einmischt. Nacherleben allein ist nicht genug. Die Gedanken und Gefühle, die das Spiel hervorbringt, müssen erkannt und diskutiert werden. Außerdem braucht das Kind nach Beendigung des Spiels eine strukturierte „Einsatzbesprechung“. Der Therapeut muß sich Zeit nehmen, um dem Kind zu helfen, einen angenehmeren emotionalen Zustand wiederherzustellen. Gelenkte Imagination oder einfache Entspannungstechniken können positive Ergebnisse zeitigen. Es ist sehr wichtig, Eltern oder Betreuer auf die schwierige Arbeit in der Therapie aufmerksam zu machen und sie zu bitten, sich auf angemessene Reaktionen vorzubereiten. Während einer Periode posttraumatischen Spiels kann das Kind noch wachsamer und ängstlicher erscheinen und Schlaf- oder Eßstörungen aufweisen.

Das übergeordnete Ziel dieser Arbeit muß immer im Vordergrund stehen. Wie Scurfield (1985) in seiner Beschreibung der Arbeit mit erwachsenen Opfern verschiedener Traumen sagt, ist der letzte Schritt des Streßerholungsprozesses die Integration aller Aspekte der traumatischen Erfahrung, sowohl positiver als auch negativer, mit der Vorstellung des Opfers von seiner eigenen Persönlichkeit vor, während und nach der traumatischen Erfahrung. Sours (1980) stellt bei seiner Darstellung von Kindertherapien fest, daß „Kindertherapien im allgemeinen, ob sie nun unterstützende oder ausdrucksfördernde Psychotherapien sind, dazu tendieren, sich auf Abreaktion, Klärung, Manipulation und das korrigierende emotionale Erleben des neuen Objekts zu verlassen“ (S. 273).

Die Behandlung der Dissoziation

Opfer von Traumen können Dissoziation erleben. Der Kliniker muß bei der Diagnose diese Möglichkeit berücksichtigen und Wege zur Behandlung des dissoziativen Prozesses entwickeln.

Das DSM-III-R definiert Dissoziation als „eine Störung oder Änderung der normalen integrativen Funktionen der Identität, des Gedächtnisses oder des Bewußtseins“ (S. 269). Dissoziation tritt auf einem Kontinuum auf; jeder erlebt dissoziative Episoden, zum Beispiel bei langen Überlandfahrten. Langeweile, Müdigkeit oder Furcht können das Auftreten von Dissoziation fördern; das Individuum gerät in einen Trancezustand, der für kürzere oder längere Zeit andauern kann. Manchmal können Personen während beängstigender Situationen, wie einem Erdbeben, kurze dissoziative Episoden durchmachen, wobei sie sich später nicht mehr genau erinnern können, was geschah oder wie sie von einem Ort zu einem anderen kamen.

Am äußersten Ende des dissoziativen Kontinuums befindet sich die multiple Persönlichkeitsstörung. Zu anderen weniger ausgedehnten Formen der Dissoziation gehören Depersonalisation, psychogene Amnesie oder Dämmerzustände, in denen die gewohnte Umgebung plötzlich verlassen wird. Depersonalisation tritt bei Mißbrauchs- oder Mißhandlungsopfern sehr häufig auf. Kinder beschreiben oft das Erlebnis, „außerhalb ihres Körpers“ zu sein, wobei sie das Gefühl haben, an der Decke zu schweben. Von diesem Aussichtspunkt aus schauen sie (emotional unberührt) auf sich selbst herunter. Die Fähigkeit zur Dissoziation erlaubt dem Kind, der gefährlichen oder bedrohlichen Situation geistig zu entkommen. Gleichzeitig kann das Kind in bezug auf seine Identität verwirrt werden und Schwierigkeiten haben, sich an das Geschehene zu erinnern. Psychogene Amnesie ist tatsächlich eine Gedächtnisstörung. Viele kindliche und erwachsene Opfer sind nicht in der Lage, sich an bestimmte Ereignisse oder Perioden ihres Lebens zu erinnern. Weglaufen im Dämmerzustand tritt auf, wenn eine Person körperlich flieht, ohne hinterher bewußt zu wissen, wie sie von einem Ort zu einem anderen kam.

Dissoziation steht in Verbindung mit dem Trauma, besonders wenn die traumatische Situation noch andauert. Je chronischer und schwerer das Trauma ist, desto größer ist die Wahrscheinlichkeit ausgedehnter Dissoziation. Lindemann (1944) schrieb, daß die „Abriegelung“des Bewußtseins oder der Erinnerung an das traumatische Ereignis eine wertvolle Abwehrmaßnahme ist, solange die Bedrohung anhält. Wie ich aber schon erwähnte, sind Kliniker, die mit Opfern von Traumen arbeiten, der Ansicht, daß das Trauma letztendlich bewußt gemacht und realistisch betrachtet werden muß, da die unterdrückten Erinnerungen sonst in Form sich aufdrängender Gedanken, Alpträume, Nachvollziehens oder emotionaler Probleme wieder auftauchen.

Nach meiner Erfahrung beobachten Kliniker bei Kindern Dissoziation, sind aber unsicher, wie zu verfahren ist. Ich habe im Laufe der Jahre die folgenden spezifischen Techniken zur Behandlung der Dissoziation entwickelt:

Entwicklung einer Sprache. Der erste Schritt zur Behandlung der Dissoziation besteht in der Entwicklung eines Weges zur Verständigung darüber. Ich frage Kinder nach dissoziativen Zuständen, indem ich sage: „Jeder hat Zeiten, wenn er etwas tut und plötzlich merkt, daß er anscheinend in Gedanken weg gewesen ist. Das ist so, wie wenn du auf einer langen Fahrt bist und dich langweilst und dann anfängst, an verschiedene Dinge zu denken, und plötzlich bist du angekommen und hast es gar nicht gemerkt. Passiert dir so etwas schon mal?“ Das Kind reagiert gewöhnlich positiv auf diese Beschreibung. Ich frage dann, wie es diesen Vorgang nennt. Kinder haben viele Namen für Dissoziation, zum Beispiel „auf einem Trip sein“, „klein werden“, „nach innen gehen“, „durcheinander bringen“ und andere mehr. Wenn eine Bezeichnung für die Dissoziation gefunden worden ist, kann sie erörtert werden.

Einschätzung von Gebrauch und Häufigkeit. Der nächste Schritt ist die Frage, wann das Kind dissoziiert; ich bitte die Kinder, mir zu erzählen, was das das letzte Mal passierte oder was sie meinen, wann es am häufigsten geschieht. Da ihre Aufmerksamkeit nun auf die Dissoziation gerichtet ist, können die Kinder unter Umständen bemerken, wann sie diese Abwehrmaßnahme benutzen.

Der Therapeut und das Kind können Ähnlichkeiten zwischen dissoziativen Erlebnissen besprechen. In einem Fall schien ein Junge zum Beispiel eher zu dissoziieren, wenn er alleine war und wenn er an seinen Vater erinnert wurde.

Hilfe bei der Bestimmung dissoziativer Abläufe. Jede Person, die Dissoziation als eine Bewältigungsstrategie benutzt, hat ihre eigenen Wege, eine dissoziative Reaktion hervorzurufen. Ich finde es hilft, das Kind zu bitten, „so zu tun, als ob es dissoziiert“, wobei dem Körper, Emotionen, Sinnesempfindungen und Gedanken besondere Aufmerksamkeit gilt. Wenn das Kind so tut, als ob es dissoziiert, sei es in der Therapie oder zu Hause, bitte ich es, darauf zu achten, was mit seinem Körper geschieht und welche Gefühle oder Körperempfindungen es erlebt; welche Arten von Gefühlen es hat und welche Feststellungen es innerlich treffen könnte.

Der Therapeut macht dem Kind den Ablauf deutlich, vielleicht auf einem Blatt Papier, so daß das Kind eine visuelle Darstellung hat. Dieses Material wird von besonderem Nutzen sein, wenn der Therapeut dem Kind helfen möchte, Zeiten zu identifizieren, zu denen es eine Alternative zur Dissoziation haben möchte. Unter Benutzung der Abfolge, die mit Hilfe des Kindes erarbeitet wurde, ermutigt der Therapeut das Kind, so zu tun, als dissoziiere es, um dann den Prozeß der Dissoziation an verschiedenen Punkten anzuhalten.

Deutung als Anpassung an die Situation. Ich beschreibe Dissoziation immer als eine hilfreiche Abwehrmaßnahme: „Manchmal, wenn wir in einer unheimlichen Situation sind oder wenn es uns zu schwer fällt, unsere Gefühle zu erleben, gehen wir für eine Weile auf ‚einen Trip‘. Es ist wirklich eine feine Sache, wenn man das tun kann.“ Gleichzeitig möchte ich dem Kind noch mehr mitteilen: Es gibt andere

Wege, mit Problemen fertigzuwerden, und das Kind wird eher das Gefühl haben, die Situation kontrollieren zu können, wenn es jeweils zwischen der Dissoziation und dem Gebrauch anderer Strategien entscheiden kann.

Feststellung von Auslösern. Wenn das Kind Zeitpunkte erörtert, zu denen die Dissoziation eine hilfreiche Abwehrmaßnahme ist, kann der Therapeut die Umstände, die diese Fluchtreaktion hervorzurufen scheinen, dokumentieren. Bei einigen Kindern scheint es sich nur um eine bestimmte Situation, wie sexuelle Erregung, körperlichen Schmerz, Ärger oder Sehnsucht zu handeln. Bei anderen, verletzbaren Kindern können die Emotionen, die die dissoziative Reaktion auslösen, vielfältig sein.

Ansprechen der problematischen Emotion. Emotionen oder Situationen, die für das Kind problematisch sind, müssen, wenn sie einmal identifiziert sind, in der Therapie angesprochen werden. Das Kind muß Bewältigungsstrategien lernen, damit Emotionen nicht vermieden oder verdrängt werden.

Eine Technik, die nach meiner Erfahrung einen nützlichen Einstieg bietet, ist die Externalisation der fraglichen Emotion. Ich kann zum Beispiel ein Kind bitten, Wut in einer Zeichnung darzustellen. Wenn ich dann das Bild betrachte, bitte ich das Kind, es mit Worten zu beschreiben und schließlich lasse ich das Kind einige Formulierungen, wie „Ich bin wütend, wenn...", „Ich bin wütend, weil...", „Ich bin am wütendsten auf..." vollenden. Indem das Kind dieses Gespräch erträgt, wird die angsterregende Emotion desensibilisiert. Einmal stellte ein Mädchen in einem Bild Angst dar und als ich fragte, was sie mit ihrem Bild der Angst machen wollte, knüllte sie es zusammen, legte es in einen Papierkorb und bedeckte den Papierkorb mit einem Berg Kissen. Das war ihre Art, ihre Angst symbolisch in Schach zu halten, und im Laufe der nächsten Wochen entfernte sie immer mehr Kissen, bis das zerknüllte Blatt Papier sichtbar war. Nun schnappte sie es sich mit der Erklärung „das ist jetzt klein." Sie warf es dann in den großen Abfalleimer neben meinem Büro. Es stellte nicht länger ein übermächtiges Gefühl für sie dar. Indem sie mit mir oder ihrem Vater sprach, wann immer sie beunruhigt oder verängstigt war, hatte sie gelernt, ihre unangenehmen Gefühle zu ertragen.

Alternativen zur Fluchtreaktion aufzeigen. Wenn die auslösenden Gefühle identifiziert sind und das Kind ein offenes Gespräch erträgt, können Alternativen genannt werden. „Was kannst du tun, wenn du traurig bist?" frage ich und forsche immer nach verschiedenen Möglichkeiten. „Und was kannst du noch tun?" frage ich, wenn das Kind geantwortet hat. Wenn dem Kind keine Möglichkeiten mehr einfallen, kann der Therapeut ihm helfen, indem er ihm andere Modelle aufzeigt: „Wenn ich traurig bin, sage ich manchmal oder tue ich..." Ich kann auch äußern: „Manche Kinder, mit denen ich gearbeitet habe, haben mir von den verschiedenen Dingen erzählt, die sie tun, zum Beispiel..." Wichtig ist, daß man dabei in Kontakt mit den Betreuern des Kindes steht, damit sichergestellt ist, daß diese in angemessener Weise auf das Kind reagieren.

Zusammengefaßt läßt sich sagen, daß Dissoziation eine nützliche Anpassungsstrategie zur Abwehr beängstigender Erinnerungen, Empfindungen oder Gedanken, die in als bedrohlich wahrgenommenen Situationen auftreten, ist. Dissoziation ist zwar insofern eine nützliche Technik, als sie dem Kind eine sofortige Flucht aus der Bedrohung ermöglicht, kann aber später zu einer reflektorischen Reaktion werden, die Gefühle der Hilflosigkeit und eine fortgesetzte Vermeidung der Wirklichkeit aufrechterhält. Außerdem kann Dissoziation die Fähigkeiten des Kindes zum Aufbau eines Repertoires notwendiger Bewältigungsweisen beeinträchtigen.

Der Therapeut muß beurteilen, welchen Gebrauch das Kind von Dissoziation macht und dabei Gesprächstechniken entwickeln, den Ablauf der Dissoziation herausarbeiten, die üblichen Verhaltensmuster feststellen und die Gefühle oder Empfindungen, die im allgemeinen der Dissoziation vorausgehen, bestimmen. *Das Behandlungsziel bei der Dissoziation ist, dem Kind das Gefühl zu vermitteln, daß es entscheiden kann, ob es dissoziieren will und daß es Alternativen dazu kennt.*

Der Transfer erlernten Verhaltens

Das mißhandelte Kind mag allmählich dem Therapeuten und der neuen Umgebung genug Vertrauen schenken, um neue Verhaltensweisen auszuprobieren. Diese neuen Kenntnisse können sich aber tatsächlich ungünstig auswirken, wenn das Kind diese Verhaltensweisen nicht auf andere Situationen übertragen oder nicht erkennen kann, welche Verhaltensweisen übertragbar sind.

Es ist ein Fehler, bei der Arbeit mit mißhandelten Kindern Verhaltensweisen zu verstärken, die zu Hause zu Angriffen auf das Kind führen können. Ein Junge wurde zum Beispiel in der Therapie ermutigt, Fragen zu stellen und mitzuteilen, wie er sich fühlte. Der Therapeut unterließ es, den Jungen zu warnen, daß dieses neue Verhalten in unterschiedlichen Umgebungen unterschiedlich aufgenommen werden könnte. Als der Junge wieder bei seiner eigenen Familie lebte, schlug ihn seine Mutter jedesmal, wenn er eine Frage stellte, weil sie merkte, daß sie ihm nicht Auskunft geben konnte und dies als Bedrohung empfand. Es dauerte Monate, ehe ein Lehrer über die Mißhandlungen Bericht erstattete und das Kind erneut geschützt werden konnte.

Der Therapeut muß dem Kind verständlich machen, daß einige Verhaltensweisen in verschiedenen Umgebungen verschiedene Reaktionen hervorrufen können. Bei der Arbeit mit einem mißhandelten Kind, das lernt über Gefühle zu reden, könnte man zum Beispiel fragen: „Wie wird es sein, wenn du deiner Mutter und deinem Vater erzählst, wie du dich fühlst?“ oder „Was meinst du, was sie sagen oder tun werden?“ Es ist notwendig, immer wieder zu betonen: „Es ist in Ordnung, wenn du mit mir über deine Gefühle sprichst. Mit wem kannst du außerdem über deine Gefühle reden?“ Schließlich lernen alle Kinder, daß Menschen unterschiedlich auf sie reagieren werden und passen ihr Verhalten dementsprechend an.

Prävention und Erziehung

Allen mißhandelten Kindern nützt es, Fähigkeiten zu lernen, die sie in schwierigen oder beängstigenden Situationen oder bei Mißhandlungen einsetzen können. Es hilft dem Kind ferner, wenn es die Gelegenheit hat, sich Krisen vorzustellen und Pläne dafür zu machen.

Bevor das Kind die Therapie verläßt, kann der Therapeut einige Zeit darauf verwenden, das Kind in einer pädagogischen Art und Weise über Kindesmißhandlung und vorbeugende Maßnahmen zu unterrichten. Ich konzentriere mich auf eine Anzahl wichtiger Punkte: Erstens, daß Kinder nein sagen können, versuchen können wegzulaufen und Hilfe zu holen, wenn jemand ihnen Angst macht oder sie belästigt, und zweitens, daß sie es jemand erzählen müssen, wenn eine Person sie bittet, ein Geheimnis für sich zu behalten, das sie verwirrt oder sie ängstigt. Ich beschäftige mich immer mit der Unterstützung, die das Kind finden kann und stelle sicher, daß sie verstehen, an wen sie sich wenden können, wenn sie Hilfe benötigen. Ich mache dem Kind auch deutlich, daß es niemals selbst die Mißhandlung verursacht und daß Menschen, die andere mißhandeln, immer Probleme haben und Hilfe brauchen.

Dieser Unterricht kann zum Teil in Gruppensitzungen erfolgen. Wenn keine Gruppen zur Verfügung stehen, kann diese Phase der Erziehung im Rahmen der Therapiebeendigung erfolgen. Im Gegensatz zu einigen Erziehungsprogrammen, die den Kindern davon erzählen, „sicher, stark und frei“ zu sein, ziehe ich es vor, weniger abstrakte

Konzepte zu benutzen. Ich spreche mit den Kindern über die Dinge, die ihnen Stärke verleihen; da ihre physischen Grenzen schmerzhaft klar sind, konzentriere ich mich stattdessen auf die Stärken, die sie alle besitzen, einschließlich der Macht, Worte zu gebrauchen, ihre Gedanken für sich zu behalten oder mitteilen zu können, die Macht, ihre Gefühle geheimzuhalten oder mit anderen teilen zu können und die Macht, Geheimnisse zu behalten oder mitteilen zu können.

Die meisten Kinder, besonders Jungen, neigen dazu, Körperkraft zu nennen, wenn sie gefragt werden, was sie in Zukunft tun würden, wenn jemand sie angriffe oder sie nicht gut behandelte. Die Kinder sagen, sie werden den Angreifer treten, schlagen oder töten. Aber die Wirklichkeit sieht so aus, daß Kinder leicht überwältigt werden können, und auch wenn sie sich nicht gerne als hilflos sehen möchten, sind sie es tatsächlich doch. Deswegen neige ich dazu, die Fähigkeiten, zu denken, zu entscheiden, auszuwählen, zu handeln, zu sprechen, zu erzählen besonders hervorzuheben. Dies sind Fähigkeiten, die Kinder wirklich besitzen und die manchmal dazu beitragen können, daß Kinder nicht zu Opfern gemacht werden. Das Erkennen dieser Fähigkeiten bestärkt die Selbstachtung und das Vertrauen in die eigene Kompetenz.

Schließlich ist das Selbstwertgefühl mißhandelter Kinder oft gering. Ich verwende beträchtliche Zeit darauf, den Kindern bei der Feststellung ihrer Stärken zu helfen, und ich bestärke sie ständig. Wenn meine kindlichen Klienten die Therapie beenden, sollten sie von positiven Bestätigungen Gebrauch machen können und weniger auf Bestätigung von außen angewiesen sein. Kinder, die die Therapie verlassen, müssen auch bis zu einem gewissen Grad gelernt haben, Entscheidungen zu treffen, Impulse zu kontrollieren und Wut abzureagieren; die Kinder wissen, so hoffe ich, auch, was sie tun können, wenn sie traurig oder enttäuscht sind.

Fallbeispiele

Leroy: Ein Kind, dessen Trauma durch schwere elterliche Vernachlässigung verursacht wurde

Informationen zur Überweisung

Leroy wurde von einem Mitarbeiter des Department of Social Services zur Behandlung überwiesen, nachdem er wegen schwerer elterlicher Vernachlässigung amtlicher Fürsorge unterstellt und in die Obhut von Pflegeeltern gegeben worden war.

Familiäre und soziale Vorgeschichte

Leroy ist ein siebenjähriger schwarzer Junge, der mittlere von drei Brüdern. Von der Mutter wurden psychotische Symptome berichtet, und im Laufe von Leroys Leben hatte es schon zahlreiche Berichte über vermutete Kindesvernachlässigung gegeben. Er war zuvor schon dreimal zur Pflege untergebracht gewesen und hatte in ungefähr fünf verschiedenen Bundesstaaten der USA gelebt.

Während der ganzen Behandlungsdauer blieben die Angaben über Leroys Mutter bruchstückhaft. Den Berichten zufolge hatte sie die meiste Zeit ihres Lebens in Mississippi verbracht und war eines von sechs Kindern gewesen. Ihre eigene Mutter hatte zahlreiche Beziehungen zu Männern gehabt, und nur zwei ihrer Kinder hatten den gleichen leiblichen Vater. Leroys Mutter war Prostituierte, Köchin und Kellnerin gewesen, war gegenwärtig ohne Arbeit und „lebte auf der Straße". Ihre Vorgeschichte verzeichnete psychische Probleme und Drogenabhängigkeit. Sie war zweimal zur Krankenhausbehandlung eingewiesen worden und war unfähig gewesen, ein Leben ohne Drogen zu führen.

Das Büro der Sozialfürsorge hatte genügend Informationen zusammengetragen, um das Bild einer sehr gestörten und unbeständigen Umgebung für die Kinder zu malen. Ihre Großmutter mütterlicherseits hatte zwar manchmal für die Kinder gesorgt, aber oft hatten die Kinder mit ihrer Mutter auf der Straße gelebt.

Sechs Monate vor der Überweisung zur Therapie war der Polizei ein anonymer Bericht zugegangen, der darauf hinzuweisen schien, daß

Kinder in einem Wohnkomplex unbeaufsichtigt lebten. Als die Polizei das Appartement betrat, fand sie die drei Kinder, Leroy, 7 Jahre, Adam, 5 Jahre und Alysha, 4 Jahre alt, teilweise bekleidet, hungrig, verängstigt in einem extrem schmutzigen und verwahrlosten großen Zimmer vor. Die Kinder hatten keine Betten und es schien, daß sie sich abends zusammen in eine Ecke kauerten, um nachts nicht zu frieren. Das jüngste Kind, Alysha, war noch nicht sauber, und der Gestank von Kot und Urin durchdrang das Appartement. Die Kinder konnten nicht sagen, wann ihre Mutter sie verlassen hatte oder wie lange sie alleine gewesen waren.

Nach einer medizinischen Untersuchung wurde Leroy wegen Unterernährung ins Krankenhaus eingewiesen. Er litt stark unter Austrocknung; es schien, daß Leroy immer dafür gesorgt hatte, daß die jüngeren Kinder zuerst aßen, wenn es für die Kinder etwas zu essen gab. Er erklärte später, daß seine Mutter ihnen meist ungekochte Spaghetti gegeben hatte. Leroy blieb im Krankenhaus, bis sein Gewicht soweit gestiegen war, daß er nicht mehr gefährdet war. Sein jüngerer Bruder wurde in einem Pflegeheim untergebracht und da Alysha im Test als in ihrer geistigen Entwicklung leicht retardiert eingestuft worden war, wurde sie in einem besonderen Pflegeheim untergebracht. Als Leroy aus dem Krankenhaus entlassen wurde, war er wegen seiner Geschwister sehr besorgt (anscheinend hatte vor allem er sich um sie gekümmert), er machte sich auch wegen seiner Mutter Sorgen (es schien, daß er versucht hatte, sich auch um sie zu kümmern), er war depressiv und ängstlich, schloß sich wahllos anderen an und litt unter Alpträumen und anderen Schlafstörungen. Außerdem legte er Lebensmittelvorräte an; er war auf der Krankenhausstation gesehen worden, als er versucht hatte, Essen, das andere Kinder übriggelassen hatten, aufzubewahren.

Problemdarstellung

Die vorrangigste Sorge galt Leroys schwerer Depression. Er starrte von seinem Bett aus oft lange Zeit aus dem Fenster; er wollte nicht mit den anderen Kindern spielen. Es war sehr schwierig, ihn in ein Gespräch zu verwickeln: Er gab einsilbige Antworten. Er suchte zu niemandem Kontakt und griff nie nach etwas. Selbst wenn er offensichtlich unter körperlichen Beschwerden litt, war er nicht in der Lage, um Hilfe zu bitten, sondern wartete, bis die Schwester nach ihm sah. Er wachte häufig erregt aus dem Schlaf aus; anscheinend hatte er lebhafte Träume, von denen er behauptete, sie sofort zu vergessen.

Während der Woche vor seiner Entlassung aus dem Krankenhaus war Leroys depressiver Zustand einer übermäßigen Aufmerksamkeit und Besorgnis gewichen, die sich auf die Ernährung richteten. Er fragte oft, wann es die nächste Mahlzeit geben würde, und er durchstöberte die Station nach Extrabissen; einige der Krankenschwestern begannen Schokoriegel und Obst von zu Hause mitzubringen und versuchten so, seine Angst zu beseitigen. Es war, als hätte sein unvermeidbarer Abschied vom Krankenhaus eine enorme Sorge, was als nächstes geschehen würde, ausgelöst.

Leroy hatte aufgehört, nach seiner Mutter und seinen Geschwistern zu fragen und hatte sich anscheinend damit abgefunden, daß ihre Zukunft ebenso unsicher wie die seine war. Er erkundigte sich noch nicht einmal nach seinem Pflegeheim und schien ruhig auf die nächste aus einer Reihe von Unterbringungen zu warten. Dieses Kind schien sicher zu sein, daß es wenig oder überhaupt keine Kontrolle über sein Leben hatte und schien sich stillschweigend zu fügen.

Anfängliche klinische Eindrücke

Leroy kam während der ersten Woche, die er in einem neuen Pflegeheim war, in die Therapie. Das Büro der Fürsorge stellte eine Fahrerin zur Verfügung, die ihn zur Therapie brachte und wieder abholte. Als er mein Büro zum ersten Mal betrat, hielt Leroy die Fahrerin, die er gerade erst kennengelernt hatte, bei der Hand. Er bewegte sich nur langsam und hatte die Augen niedergeschlagen. Soviel ich wußte, war er noch nie zur Therapie gewesen. Er war sehr klein für sein Alter und schien beim Gehen Schwierigkeiten zu haben.

Außer ‚Hallo' sagte Leroy nicht viel zu mir. Er schien vorsichtig zu sein, ging langsam, sagte wenig, und seine Bewegungen waren unbeholfen und gehemmt. Ich begrüßte ihn im Wartezimmer, zeigte der Fahrerin und Leroy das Spielzimmer und versicherte Leroy, daß die Fahrerin auf ihn warten und sich in der Nähe aufhalten würde. Dies schien für ihn völlig irrelevant zu sein.

Im Spielzimmer schien Leroy nicht an den Spielsachen und mir interessiert zu sein. Er fand einen Softball, den er festhielt und drückte. Ich setzte mich in seine Nähe und erzählte ihm etwas über das Spielzimmer: „Die Kinder kommen hierhin und können sich aussuchen, womit sie spielen wollen. Manchmal spielen wir und manchmal unterhalten wir uns.Ich spreche mit den Kindern über ihre Gedanken und Gefühle." Es war mir nicht klar, ob Leroy verstand, was ich sagte.

Ich fragte ihn, ob es irgend etwas gäbe, was er gerne tun würde. Er sagte mit ernster Miene nein. Ich sagte, daß ich manchmal gerne mit Buntstiften malte und holte sie dann heraus und begann zu malen. Dabei kommentierte ich: „Ich nehme gerne viele Farben" und „Wenn man Rot und Gelb mischt, bekommt man etwas, das wie Orange aussieht." Ich stellte ihm keine Fragen und erwartete keine Antwort, und das schien Leroy die Freiheit zu geben, sich umzusehen. Als ich einmal verstohlen zu ihm hinblickte, musterte er langsam seine Umgebung; er schien alles aufzunehmen und es für die Nachwelt festzuhalten. Es war unmöglich, festzustellen, was er dachte oder fühlte. Ich malte weiter. Langsam stand Leroy auf und ging zum Waschbecken. „Gibt es hier Wasser?" fragte er. „Nun", antwortete ich, „im Moment ist hier im Zimmer kein Wasser; aber ich kann in dem Eimer etwas holen." Leroy sagte: „Ich möchte etwas trinken. Ich bin durstig." Dies war die erste zahlloser Bitten nach Essen oder Getränken. „Oh", sagte ich, „du möchtest Wasser trinken. Wir können etwas in der Küche holen." Wir gingen zusammen zur Küche und Leroy nahm meine Hand; er schien daran gewöhnt zu sein, herumgeführt zu werden. Ich hielt ihn an der Hand und als wir die Küche betraten, bemerkte er den Kühlschrank. „Ist da drin Essen?" fragte er. „Ja, Leroy, einige der Leute, die hier arbeiten, bewahren ihr Mittagessen oder einen Snack im Kühlschrank auf", erklärte ich. „Oh", bemerkte er. Er trank zwei kleine Tassen Wasser, und wir füllten den Eimer, um ihn wieder mit ins Zimmer zu nehmen. Als wir hinausgingen, fragte er: „Hast du da auch Snacks drin?" „Manchmal", antwortete ich.

Als wir wieder im Spielzimmer waren, nahm sich Leroy rasch die Tassen und Untertassen und die Teekanne. Er füllte die Teekanne und goß Tee in die Tassen, leerte und füllte sie immer wieder. Leroy mochte es, wenn er die Hände naß bekam und dann wieder abtrocknete. Ab und zu füllte er die Tasse mit Wasser und „stibitzte ein Getränk". Ich kommentierte sein Tun: „Du füllst die Teekanne, gießt den Tee aus, manchmal trinkst du den Tee, manchmal gießt du ihn aus und fängst wieder von vorne an." Ein ganz kleines Lächeln schien auf seinem Gesicht zu erscheinen, als ich ihm sein Tun beschrieb. Den Rest der Sitzung über sprachen wir sehr wenig.

Als wir das Zimmer zum ersten Mal betreten hatten, hatte ich Leroy gesagt, daß ein kleiner Wecker läuten würde, wenn es für ihn Zeit war zu gehen. Er schien erschrocken, als es klingelte, ließ aber abrupt alles stehen und ging zur Tür. „Leroy", sagte ich zu ihm, „ich habe mich gefreut, daß ich dich heute kennengelernt habe, und wir sehen uns nächste Woche wieder." Er öffnete die Tür, und wir gingen ins

Wartezimmer. Er fragte die Fahrerin, die ihn abholte, ob sie noch einen Snack holen könnten, und sie sagte rasch: „Natürlich, Leroy, ich habe es dir ja versprochen." Er hatte ihr schon das Versprechen abgenommen, sich seiner Sorgen um das Essen anzunehmen, und als sie hinausgingen, fragte sie ihn, ob ihm MacDonald's oder Kentucky Fried Chicken lieber wäre.

Nach seinem ersten Besuch machte ich folgende Notizen:

Dieses Kind scheint wie erwartet Probleme zu haben, angemessene Beziehungen aufzunehmen. Er zeigt große Besorgnis um Nahrungsmittel und Essen. Sein Spiel konzentrierte sich auf Wasser, Trinken, Füllen und Leeren. Er fragte nach dem Kühlschrank unten. Ich möchte vorsichtig vorgehen, um ihm Gelegenheit zu geben, Entscheidungen zu treffen und ihm das Gefühl zu geben, Einfluß zu haben. Ich werde nondirektiv vorgehen, seine Spielthemen dokumentieren und dabei versuchen, eine therapeutische Beziehung aufzubauen. Ich glaube, es wird sehr schwer sein, ein Vertrauensverhältnis zu erreichen. Sein Leben scheint voller Enttäuschungen gewesen zu sein. Notwendigkeit zur Rücksprache mit den Pflegeeltern und zum Gespräch mit der Fahrerin, damit diese ihm kein Essen mehr verspricht.

Behandlungsplanung

Nach Leroys erstem Besuch rief ich das Fürsorgebüro an. Ich wollte einen Behandlungsplan für ihn entwickeln und wollte mehr über seine gegenwärtige Situation und die weiteren Pläne für ihn wissen. Die Sozialarbeiterin teilte mir mit, daß die Mutter nie ausfindig gemacht werden konnte, nachdem die Kinder gefunden und ins Krankenhaus gebracht worden waren. Es wurde vermutet, daß die Mutter wieder als Prostituierte arbeitete und wahrscheinlich wußte, daß die Kinder zur Pflege untergebracht waren. Die Krankenschwester teilte mit, daß eine schwarze Frau angerufen hatte, um nach den Kindern zu fragen, aber aufgelegt hatte, als sie warten mußte. Die Fürsorge hatte Kontakt mit der Großmutter mütterlicherseits aufgenommen, die sich zu diesem Zeitpunkt nicht entschließen konnte, für die Kinder zu sorgen, zumal ohne das Wissen der Mutter. Die Großmutter stellte nüchtern fest, daß ihre Tochter früher oder später auftauchen würde und daß sie hoffe, es würde eher später sein. Sie sagte, das Leben ihrer Tochter sei hoffnungslos und sie sei „zu nichts gut". „Diese Kinder sind ohne sie besser dran", sagte sie und fügte hinzu: „Die Sache ist hoffnungslos." Die Großmutter war kurz angebunden und wenig entgegenkommend;

sie war anscheinend an Nachforschungen über die Kinder gewöhnt, und ihre Frustration war deutlich zu hören.

Da mit Unterstützung aus der Familie zu diesem Zeitpunkt nicht zu rechnen war, wurde für Leroy eine Langzeitunterbringung geplant. Die kleineren Kinder sollten zur Adoption freigegeben werden, da sie jünger waren und als leichter zu adoptieren galten. Wenn die Mutter nach Mississippi zurückkehrte oder hier in der Gegend ausfindig gemacht wurde, sollte der Versuch unternommen werden, mit Unterstützung der Behörden eine erneute Zusammenführung der Mutter mit den Kindern zu erreichen. Angesichts der Vorgeschichte der Mutter erschien dies unwahrscheinlich, auch wenn es Phasen gegeben hatte, in denen sie anscheinend tatsächlich Anstrengungen unternommen hatte, für ihre Kinder zu sorgen. Wenn die Mutter nach einem Jahr noch nicht aufgetaucht war, sollte versucht werden, ihr die elterlichen Rechte für die jüngeren Kinder zu entziehen.

Diese Informationen halfen mir bei der Aufstellung eines Behandlungsplans. Leroy würde Unterstützung brauchen, um sich von seinen Geschwistern, seiner Mutter und seiner Großmutter zu trennen. Einige Kontakte mit seinen Geschwistern würden vielleicht Leroys Besorgnis um ihr Wohlergehen vermindern, aber unter Umständen würde eine dauerhafte Trennung unvermeidlich und weiterer Kontakt nach einer Adoption nicht machbar sein. Es war für mich auch wichtig zu wissen, daß eine Unterbringung bei der Großmutter keine realistische Möglichkeit war. Leroy würde wahrscheinlich schließlich Fragen nach seiner Zukunft stellen – was tatsächlich ein gutes prognostisches Zeichen ist.

Ich war erleichtert, als ich hörte, daß die Sozialarbeiterin Leroy in einem Heim untergebracht hatte, das schon darauf ausgerichtet war, kontinuierliche Pflege zu gewähren und beabsichtigte, mich sobald wie möglich mit Mrs. G., der Pflegemutter in Verbindung zu setzen.

Die Anfangsphase der Behandlung

Im Laufe der nächsten fünf Besuche bildete sich ein festes Ritual. Ich hatte den Eimer voll Wasser und die Tassen und Untertassen immer in Reichweite. Leroy spielte mit dem Wasser, sagte wenig und schien meine verbalen Beobachtungen seines Verhaltens zu genießen. In der fünften Woche fragte er: „Hast du heute Snacks hier?" „Nein", sagte ich, „das habe ich nicht." Er schien enttäuscht zu sein. „Unten ist ein Kühlschrank", stellte er fest.

„Ja, das stimmt, Leroy."

„Ich möchte ihn sehen."

„O.K., wir können nach unten gehen." Wir gingen hinunter und schauten uns den Kühlschrank an; Leroy schien fasziniert zu sein.

„Da ist Mittagessen drin."

„Ja", sagte ich, „da ist wahrscheinlich für ein paar Leute Mittagessen drin."

„Kann ich es sehen?" fragte er mit großen Augen.

„Ja, wir können den Kühlschrank aufmachen", antwortete ich. Seine Augen wurden sogar noch größer, als er für eine schier endlose Zeit vor dem offenen Kühlschrank stand. Ohne hineinzufassen schaute er jedes Regal, jeden Winkel an. „Zu Hause habe ich Äpfel", bemerkte er. „Oh", sagte ich, „du hast auch Äpfel." „Nicht ich", verbesserte er, „Mrs. Glennis." „Oh", wiederholte ich, „Mrs. Glennis, deine Pflegemutter, hat Äpfel." „Ja", erklärte er stolz, „ihr Kühlschrank ist größer und riecht besser." „O.K.", sagte ich, als wir nach oben gingen.

Etwa um diese Zeit lud ich Mrs. Glennis zu einem Gespräch ein. Sie war eine sehr nette schwarze Frau in den Fünfzigern. Sie war seit 18 Jahren als Pflegemutter tätig; sie hatte offensichtlich Erfahrung und machte sich wegen Leroy Sorgen. „Dieser Junge ißt ständig", erklärte sie. „Ganz egal, wieviel man ihm gibt, er will immer noch mehr. Seine Augen sind größer als sein Magen. Der arme Schatz, erst letzte Woche ging ich nachts in sein Zimmer, weil er weinte. Ich nahm ihn lange in den Arm, wiegte ihn und fragte ihn immer wieder, was er hätte. „Schließlich", fuhr sie fort, „sagte er, er hätte an seine Mutter gedacht und was sie zu essen habe. Er erzählte mir, daß seine Mutter manchmal etwas Schlechtes getan hätte und daß böse Männer ihr manchmal wehgetan und sie die Treppe hinuntergestoßen hätten. Das arme Kind", sagte Mrs. Glennis, „Gott allein weiß, was es alles gesehen hat."

Mrs. Glennis war eine ledige Mutter, ihre beiden erwachsenen Kinder lebten bei ihr. Außer Leroy hatte sie zwei andere Pflegekinder, Roshad und Kelya. Sie sagte, sie seien alles liebe Kinder und kämen gut voran. Das einzige Problem, das sie angab, war, daß die Kinder sich mit Leroy streiten würden, wenn er ihnen Geld stehle; sie würden ihn ein „fettes Schwein" nennen und ihn angrunzen. Leroy würde durch ihr Verhalten verletzt erscheinen und in sein Zimmer laufen, um sich zu verstecken.

Mrs. Glennis sagte, daß Leroy große Fortschritte gemacht habe, seitdem er bei ihr wohne. „Er stellt mir jetzt Fragen, und er bleibt draußen und sieht abends mit uns fern. Zuerst" bemerkte sie, „wollte er nur in seinem Zimmer bleiben."

Als ich Mrs. Glennis bat, den üblichen Tagesablauf zu beschreiben, sagte sie, daß es recht ruhig sei, bis die Kinder von der Schule nach

Hause kämen. (Sie gingen alle zusammen zu einer nahegelegenen Schule.) Sie hatte dann gewöhnlich Plätzchen oder Kuchen und etwas Milch für die Kinder bereit. „Ich gebe Leroy meist ein großes, altes Stück Kuchen, weil ich ihn etwas herausfüttern muß.“ Dann würden die Kinder ihre Hausaufgaben machen oder hinausgehen und spielen, während sie das Abendessen warm machen würde. „Ich koche das Essen meist, wenn sie in der Schule sind und habe dann alles für sie fertig, wenn sie nach Hause kommen.“ Nach dem Abendessen, das sie als „ruhig“ beschrieb, würden die Kinder fernsehen oder ein Gesellschaftsspiel spielen und dann würde sie die Kinder fürs Schlafengehen fertig machen. Sie würden baden oder duschen, ihre Kleidung für den nächsten Tag bereitlegen und beten. Sie berichtete, daß Leroy manchmal eine Kleinigkeit, die er sich aufgehoben habe, essen würde, bevor er schlafen ginge.

Mrs. Glennis sagte, sie habe nur wenige disziplinarische Probleme mit den Kindern. „Früher bekam ich immer laute Kinder, aber ich habe Mrs. Cabot jetzt gesagt, daß ich nur mit ruhigen Kindern zurechtkommen kann.“ Sie sagte: „Sie wissen, wenn ich böse bin. Ich muß dann nur zu ihnen hinschauen und sie benehmen sich. Sie möchten nicht, daß ich ihnen böse bin. So ruhig ich sein kann, so laut kann ich auch sein, wenn ich böse bin.“

Als sie gefragt wurde, welche anderen Dinge ihr bei Leroy aufgefallen seien, stellte Mrs. Glennis fest, daß er „manchmal ein bißchen seltsam“ zu sein schien. Als ich sie bat, das zu erläutern, sagte sie: „Na ja, manchmal kann man mit ihm sprechen und es scheint, als ob er durch einen hindurch sieht, als ob man gar nicht da sei. Manchmal“, fuhr sie fort, „wenn er fernsieht, lutscht er einfach nur am Daumen und scheint in einer anderen Welt zu sein. Er weint mehr als die anderen beiden, und wenn sie ihn eine „Heulsuse“ nennen, geht er gewöhnlich auf sein Zimmer und schläft ein. Wenn er wirklich wütend wird, sagt er den anderen, daß sie nicht sein richtiger Bruder und seine richtige Schwester sind und daß er er einen richtigen Bruder und eine richtige Schwester hat, die besser sind als sie. Als die Kinder ihm nicht glaubten, kam er zu mir gerannt und zerrte mich fast hinaus, damit die anderen erfuhren, daß er die Wahrheit sagte.“

Mrs. Glennis erklärte mit einigem Unbehagen auch, daß Leroy „sich selbst da unten oft anfaßt“ und daß es ihm unangenehm sei, wenn irgend jemand seinen Körper sähe. Als ich fragte, was sie in bezug auf sein masturbatorisches Verhalten tue, antwortete sie: „Ich gebe ihm einen Klaps auf die Hände...nicht fest, nur damit er weiß, daß dieses Anfassen etwas ist, das ich nicht sehen will.“ Mrs. Glennis machte den

Vorschlag, daß es gut für Leroy sein könnte, seinen Bruder und seine Schwester wiederzusehen und teilte mir mit, daß sie die Pflegemutter, die die Kinder betreue, kenne. Dieser Gedanke war mir auch schon gekommen.

Ich dankte Mrs. Glennis für die Einblicke, die sie vermittelt hatte. Sie bot Leroy eine geordnete Umgebung, und er reagierte darauf deutlich positiv. Ich sagte ihr, daß sie versuchen könne, anstatt Leroy einen Klaps zu geben, ihm einen Ball oder irgend etwas, das seine Hände beschäftige, zu geben, da Kinder in seinem Alter häufig masturbierten, wenn sie müde oder gelangweilt seien. Sie willigte ein, es zu versuchen. Außerdem sprach ich mit Mrs. Glennis über Leroys Angst in bezug auf Essen. „Ich bin mit Ihnen einer Meinung, daß er bis jetzt ein sehr schweres Leben gehabt hat", begann ich. „Wie Sie wissen, hätte er auf Grund seiner schweren Unterernährung sterben können. Ich glaube, er macht sich jetzt enorme Sorgen, ob er genug zu essen bekommt. Ich habe jetzt die Befürchtung, daß er möglicherweise nicht lernen kann, mit seiner Angst umzugehen, wenn er überfüttert wird." Mrs. Glennis schien etwas gekränkt zu sein, denn sie äußerte, daß sie das Kind nicht überfüttere, sondern nur dafür sorge, daß „er etwas Fleisch auf die Rippen bekommt." Ich sagte ihr, daß es mir ebenso darum ginge, daß Leroy in guter körperlicher Verfassung sei und ermutigte sie, von Zeit zu Zeit, wenn sie daran denke, zu versuchen, entweder auf seine Bitte nach mehr Essen nein zu sagen oder ihm zu sagen, daß er mehr bekommen könnte, wenn er in einer Stunde noch hungrig sei. Sie schien diesem Vorschlag nicht so zugänglich zu sein wie dem in bezug auf das masturbatorische Verhalten.

Ich setzte mich mit Leroys Lehrerin in Verbindung, um etwas über sein Verhalten in der Schule zu erfahren und entdeckte, daß er in der ersten Klasse gute Fortschritte machte. Bei einer anfänglichen Beurteilung war festgestellt worden, daß so gut wie keine Lese-, Rechtschreib- und Mathematikkenntnisse bei ihm vorhanden waren, und es war der Fürsorgestelle nicht gelungen, irgendwelche früheren schulischen Daten zu finden. Die Lehrerin sagte, daß Leroy sich in der Klasse sehr fügsam verhalte. „Manchmal", erklärte sie, „vergißt man, daß er da ist." Sie erwähnte auch seine zwanghafte Beschäftigung mit Essen und hatte bemerkt, daß er in den Pausen in den Abfalleimern stöberte. Sie hatte auch gesehen, wie er Essen in seinem Rucksack versteckte, um es mit nach Hause zu nehmen. Einige Kinder hatten ihn deswegen verspottet und ihn, wie seine Pflegegeschwister, „Vielfraß" und „Schwein" genannt. Was seine schulischen Leistungen anging, holte Leroy gut auf und schien stolz zu sein, wenn er einen Stern oder ein lachendes Gesicht für seine Arbeit bekam. Die Lehrerin sagte, daß sie im Augenblick keine unerwarteten schulischen Schwierigkeiten oder Verhaltensprobleme bei ihm sähe, daß Leroy aber bei sozialen Kontakten etwas am Rand bleibe. „Ich ermunterte ihn, bei einem Mannschaftssport mitzumachen oder an einem Gruppenprojekt teilzunehmen, aber er zieht es vor, für sich zu bleiben.“ Außerdem bemerkte sie nur noch, daß Leroy eine Zuneigung zu einer Hilfslehrerin entwickelt hatte und sich immer darauf freute, sie zu sehen.

Nachdem ich Leroy während zehn weiterer Sitzungen (2 1/2 Monate) beobachtet hatte, sah ich mehrere klare Muster. Leroys Spiel war ritualisiert, und er schien seine eigene Deprivation und Ernährung nachzuleben. Er war davon besessen, von allem genug zu bekommen. Er hatte angefangen, genau auf die Zeitmessung zu achten und sagte häufig: „Du hast 48 Minuten, nicht 50 Minuten eingestellt.“ Bei mehreren Gelegenheiten fragte er mich, ob ich Snacks im Kühlschrank hätte. Entsprechend meinem nondirektiven Ansatz antwortete ich immer: „Du willst gerne wissen, ob ich Essen in dem Kühlschrank habe.“ „Nun, hast du welches?“ fragte er einmal. Ich antwortete: „Nein, heute nicht.“ Der Kühlschrank in meinem Büro war zum Symbol für Essen, zu dem er keinen Zugang hatte, geworden, und Leroy fühlte sich zwar noch nicht sicher genug, um um Essen zu bitten oder sich Essen zu nehmen, aber er machte fast immer Bemerkungen über den Kühlschrank.

Während dieser Zeit gab ich Leroy immer reichlich Gelegenheit, sich seine Aktivitäten auszusuchen. Er wollte nur ein- oder zweimal malen, und er wählte immer dieselbe Seite aus, wobei er bemerkte, daß „kein anderer“ seine Seite anmalte. Er achtete sorgfältig darauf, die Linien nicht zu übermalen. Von Zeit zu Zeit schien Leroy froh zu sein, ins Spielzimmer zu kommen, stürmte sogar hinein. Als ich einmal 5 Minuten zu spät kam, fragte er sofort, ob er noch seine ganze Zeit zur Verfügung haben würde. Ich sagte ihm, daß er die natürlich hätte. Bei dieser Gelegenheit lächelte er, wenn auch nur kurz, das erste Mal richtig.

Behandlungsplan

Mein Behandlungsplan für Leroy wurde im dritten Monat aufgestellt und in meinen Aufzeichnungen folgendermaßen niedergelegt:

1. Individuelle nondirektive Spieltherapie mit Leroy
   a. Dokumentieren von Spielthemen und -mustern; Aufzeichnen der im Spiel benutzten Symbole.

b. Beobachten und zurückhaltend bleiben.
c. Freie Entscheidungen und ein Gefühl der Kontrolle über die Situation ermutigen.
d. Steigerung der Therapiehäufigkeit auf zweimal pro Woche.

2. Interaktionen
   a. Beobachten der Interaktionsebene, die Leroy wählt.
   b. Beobachten der Beziehungen, die er im Spiel zu Spielsachen/Puppen aufnimmt.
   c. Informationen über seine aktuellen Interaktionen mit der Pflegemutter, Pflegegeschwistern, Lehrerin, Hilfslehrerin und Gleichaltrigen erheben.
   d. Bestimmen der Interaktionsebene mit Therapeutin: Anzahl der gestellten Fragen, Anzahl der „Ich-Sätze", Anzahl der spontanen Kommentare.
   e. Leroy unterstützen, wenn er versucht, seine eigenen Bedürfnisse zu befriedigen, d. h. bittet, etwas Bestimmtes tun zu dürfen, auf der ihm zustehenden Zeit besteht, etc.
3. Traumaarbeit
   a. Auf Symbole seines Traumas der Unterernährung und Trennung von der Mutter eingestellt sein; auf posttraumatisches Spiel achten.
   b. Direktiv werden, wenn das Material im Laufe der Zeit nicht vertieft wird.
4. Koordination
   a. In Kontakt mit der Sozialarbeiterin bleiben; Berichte wie erbeten zustellen.
   b. Wenigstens einmal im Monat mit der Pflegemutter zusammentreffen und Fortschritte zu Hause (Überfütterung überprüfen) einschätzen. Qualität der Bindung, ängstliches Verhalten und Alpträume ebenfalls überprüfen.
   c. Um Herstellung eines Kontakts zwischen Leroy und seinen leiblichen Geschwistern bemühen.

Mittlere Behandlungsphase

Die Steigerung der Treffen mit Leroy auf zweimal pro Woche war sehr erfolgreich. Er begann eine angemessene Bindung an mich zu entwickeln und vertiefte seine therapeutische Arbeit enorm. Zwei Monate nach Beginn der zweiwöchentlichen Sitzungen verlagerte sich sein Spiel dramatisch. Er hörte auf, mit den Tassen und Untertassen zu spielen und wandte seine Aufmerksamkeit einer Sammlung von Babyflaschen zu. Ich bin sicher, daß er diese immer schon bemerkt hatte, aber nun begann er plötzlich sie aufzusammeln, mit Wasser zu füllen und zu leeren. Seine Befindlichkeit änderte sich während dieser Sitzungen, die er mit Füllen und Entleeren verbrachte. Er atmete schwer, wurde körperlich ruhig und versicherte sich häufig nervös meiner Reaktion. Eines Tages schien er all seinen Mut zusammenzunehmen, steckte den Sauger der Flasche in den Mund und sah mich an. Ich stellte Blickkontakt mit ihm her, und er schaute nicht weg. „Du trinkst aus der Babyflasche“, sagte ich. Er ging langsam zu einem Stapel Kissen, legte sich darauf und saugte heftig an der Flasche. Als er das ganze Wasser getrunken hatte, fiel ihm die Flasche aus dem Mund. „Mehr“, sagte er ruhig. „Du möchtest mehr aus der Babyflasche trinken“, sagte ich. Ich nahm die Flasche, füllte sie mit Wasser und gab sie ihm zurück. Ich ging zu meinem Sitz neben dem Tablett mit dem Wasser zurück. Leroy lag mit angezogenen Beinen auf der Seite und saugte an dem Schnuller. Er saugte nicht mehr stark, sondern nuckelte ruhig. Das Klingeln der Uhr störte ihn auf, und er schien zornig zu sein, daß er aufstehen mußte. Er warf die Flasche quer durch das Zimmer und ging zur Tür hinaus. „Leroy“, rief ich, „laß mich dir auf Wiedersehen sagen.“ Ich kauerte nieder, damit ich ihm in die Augen sehen konnte und sagte: „Du hattest eine Menge zu trinken aus den Babyflaschen. Als der Wecker klingelte, hast du die Flasche weggeworfen. Du wärest vielleicht gerne noch dageblieben, um noch etwas länger zu trinken. Wenn du das nächste Mal kommst, werden die Flaschen hier sein. Dann sehe ich dich wieder, Leroy.“ Er ging fort; als er die Fahrerin bei der Hand packte, schaute er sich nach mir um und winkte.

Als Leroy das nächste Mal kam, war er scheu; vielleicht war er verlegen, weil er an der Babyflasche gesaugt hatte. Er zeichnete eine Zeitlang, und ich nahm die Gelegenheit wahr, ihn zu bitten, ein Bild von sich selbst zu zeichnen. „Was meinst du?“ fragte er. „Na ja, mal einfach ein Bild von dir“, sagte ich. Abbildung 1 ist Leroys erstes Selbstbildnis. Als ich ihn bat, ein Bild von seiner Familie zu malen, malte er Abbildung 2.

Es ist auffallend, wie groß er auf dem Bild erscheint und wie überwältigt von der unbeständigen und kargen Umgebung. Seine Zeichnung ist typisch für die Zeichnungen viel jüngerer Kinder. Wenn ein Kind in Leroys Alter und mit seinem Hintergrund so zeichnet, ist das Fehlen des Körpers wahrscheinlich symbolisch für sein fehlendes Körperbild. Gründe hierfür sind seine schwere Unterernährung, seine Entwicklungsverzögerung und nun physisches Unbehagen über seine

Abbildung 1

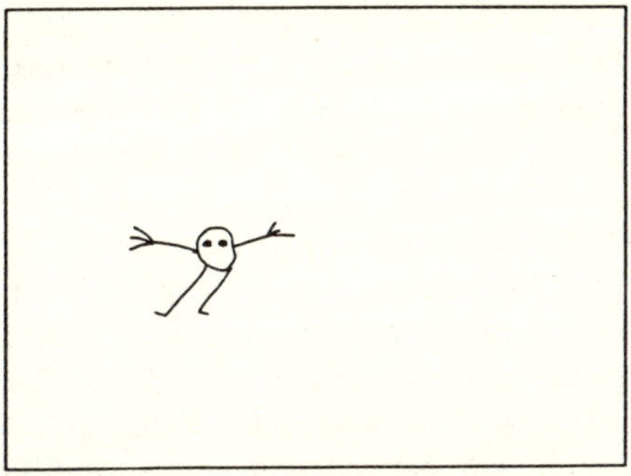

Abbildung 2

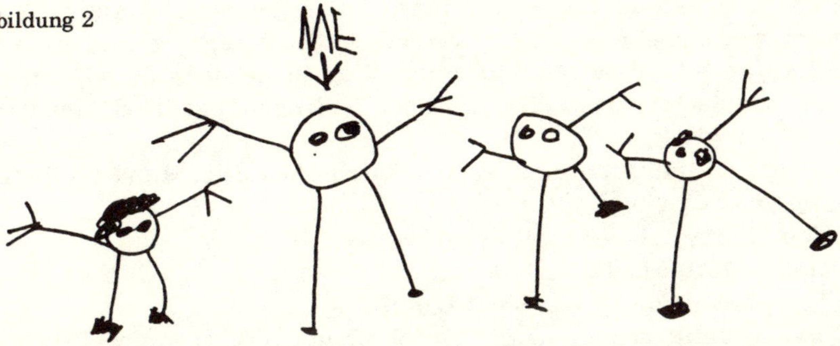

vorhersehbare Gewichtszunahme. Das Bild der Familie spiegelt sein Gefühl der Isolation wider. Kein Familienmitglied hat einen Mund, und die geringe Größe der Mutter deutet darauf hin, daß Leroy sich selbst als verantwortlich für die Familie ansieht.

Während er seine Familie zeichnete, stellte Leroy fest: „Ich habe meine Mutter lieb. Sie ist eine gute Mutter. Sie ist nicht schlecht." Es schien fast so, als wollte er eher sich selbst dieser Tatsache versichern, als sich anderen mitteilen. „Du hast eine gute Mutter und du hast sie lieb", wiederholte ich. Bevor ich noch sagen konnte: „Sie ist nicht schlecht", beteuerte er: „UND SIE IST NICHT SCHLECHT!" Ich stimmte zu; „Das stimmt, Leroy, sie ist keine schlechte Mutter. Du vermißt sie", fügte ich hinzu. Leroy ging zu dem Tablett mit Wasser, um seine Flaschen wieder zu füllen, dann zu den Kissen, um ruhig zu nuckeln. Anders als beim ersten Mal schien er die Zeitbegrenzung nun zu akzeptieren und sich irgendwie besser zu fühlen, als er aufstand, in dem Bewußtsein, daß er seine Versorgung kontrollieren konnte und daß ich seine Flasche füllen und ihm wieder bringen würde.

Nach etwa 10 oder 12 dieser Sitzungen, in denen er sein Bedürfnis nach Fürsorge befriedigte, geschah etwas Bemerkenswertes. Als Leroy ruhig da lag, hörte ich ihn sagen: „Eliana". Ich kam zu ihm, und er bedeutete mir, mich niederzusetzen. Ich tat es, und er kuschelte sich so zusammen, daß sein Kopf in meinem Schoß lag; er lag gemütlich da und trank seine Flasche leer. Als er an diesem Tag ging, winkte er, dann drehte er sich um.

Es folgten weitere anderthalb Monate dieser Sitzungen. Manchmal griff Leroy nach meiner Hand und hielt sie fest. Einmal nahm er meine Hand und legte sie auf seinen Kopf. Instinktiv streichelte ich seinen Kopf, und er schlief ein. Beim Klingeln wachte er auf, er fühlte sich offensichtlich behütet. Wenn er nach diesen Sitzungen ging, sah er weniger ängstlich und etwas glücklicher aus. Mrs. Glennis rief mich an, um mir zu erzählen, daß es zu Hause eine neue Entwicklung gab. „Er scheint nicht mehr so viel essen zu wollen", sagte sie überrascht. „Gestern abend gab er mir sein Stück Kuchen. Ich ging darauf ein und aß es; ich dachte, das wäre nicht der richtige Augenblick, mich um meine Diät zu sorgen."

Ab und zu nahm Leroy jetzt die Flasche aus dem Mund und sagte: „Du bist nicht meine Mutter."

„Nein, Leroy, ich bin nicht deine Mutter."

„Meine Mutter heißt Loretta."

„Ja, Leroy, deine Mutter heißt Loretta."

Danach fuhr er, offensichtlich beruhigt, fort zu nuckeln. Diese Feststellungen schienen ein Zeichen zu sein, daß Leroy in der Realität lebte und Bewältigungsmechanismen entwickelte. Diese reale Welt war eine Welt der Gefühle: Er sehnte sich danach, von seiner Mutter umsorgt zu werden, war aber mit ihren realen Grenzen konfrontiert. Seine Mutter war ein undankbares und unbeständiges Objekt der Zuneigung. Er würde sich also auf andere und schließlich auf sich selbst verlassen müssen, um emotionale Zuwendung zu erhalten. Er hatte einen Weg gefunden, mit seinem Verlangen umzugehen, und er schien sich selbst durch dieses Nachspielen zu heilen.

Ungefähr jede zweite Woche wandte Leroy sich jetzt anderen Tätigkeiten zu. Er malte dann oder baute mit Bauklötzen: Schließlich wagte er es, zum Puppenhaus zu gehen. Zuerst saß er vor dem Puppenhaus und schien hineinzusehen, zu ängstlich, etwas anzufassen. Ich kommentierte sein Verhalten: „Du sitzt ruhig da und schaust ins Haus hinein. Du berührst nichts. Du sitzt draußen, guckst hinein." Ich holte die kleinen Figuren der Puppenfamilie, die in dem Puppenhaus benutzt werden konnten. (Leroy hatte immer einen Bogen um das Regal mit den menschlichen Figuren gemacht. Bis jetzt hatte er immer mit Dingen gespielt: mit Bauklötzen, Buntstiften, auch einigen Lastwagen und kleinen Autos, die er im Kreis herumfuhr.) Er schaute mich überrascht an. Es war das erste Mal, das ich für ihn etwas zum Spielen ausgesucht hatte. „Ist das ihr Haus?“ fragte er. „Es könnte es sein“, antwortete ich. Ich schaute das Haus und er die Puppen an. Er packte die Puppe, die die Mutter darstellte, und stellte sie in die Küche. „Sie kocht“, erklärte er fest. „Die Dame ist in der Küche und kocht.“ Er ging schnell weg und zeichnete während der restlichen Zeit der Sitzung. Er hatte von seiner Pflegemutter einige Lieder gelernt, und es bereitete ihm große Freude, sie zu singen, während er zeichnete. Ich sagte immer zu ihm: „Du singst schöne Lieder, Leroy; du kannst dich an alle Worte und die Melodien, die dazugehören, erinnern.“ Er schien stolz zu sein, und im Verlauf der Wochen wurde seine Stimme kräftiger. Er lächelte breit, wenn er mit seinen Liedern fertig war; ich lächelte zurück. Leroy nahm meine Hand, wenn wir das Spielzimmer verließen. Er war mittlerweile von vielen verschiedenen Personen abgeholt worden, und er faßte sie nicht länger bei der Hand, wenn er ging; er ging nun stolz neben ihnen, anscheinend voller Selbstvertrauen.

Acht Monate der Therapie waren vergangen, und Leroy hatte enorme Fortschritte gemacht. Er hatte ein Halbjahr in derselben Schule abgeschlossen und seine Noten waren besser geworden. (Einmal kam Leroy ins Wartezimmer gelaufen und konnte es kaum abwarten, mich zu sehen. Er war berechtigterweise stolz darauf, ein „Sehr gut“ in Schreiben bekommen zu haben, „Mrs. Esther backt jetzt einen Kuchen für mich alleine,“ kündigte er an.) Ein Problembereich, der an Leroys Unterernährung erinnerte, bestand weiter fort. Mrs. Glennis hatte bestenfalls geringfügige Versuche unternommen, ihn nicht mehr zu überfüttern. Sie erzählte mir häufig, daß sie zu Leroys Bitten um Extraportionen nicht nein sagen konnte, so sehr sie sich auch bemühte. Mrs. Glennis war übergewichtig, und ihre eigenen Kinder waren ebenfalls übergewichtig. Sie schien überzeugt zu sein, daß Kinder sehr rundlich sein sollten; es war schwierig, ihre festverwurzelten Überzeugungen zu bekämpfen. Sie hatte Leroy weiterhin mit Essen belohnt, und Leroy sprach noch immer auf diese Art der Belohnung an.

In der Therapie versuchte ich Leroy zu helfen, mit seiner Sorge, nicht genug zu essen zu bekommen fertigzuwerden, und hier kamen wir etwas voran. Er fragte weiterhin nach dem Kühlschrank, der sich unten befand, und bat häufig darum, sehen zu dürfen, was darin war; bei diesen Gelegenheiten machte er Bemerkungen über das, was er mochte oder nicht mochte. Gewöhnlich endete die Unterhaltung mit seiner Versicherung, daß in Mrs. Glennis' Kühlschrank „größere und bessere“ Sachen wären als in unserem.

Ich hatte einen Spielkühlschrank mit Inhalt für das Spielzimmer gekauft. Leroy hatte diese Dinge sofort bemerkt; er hatte damit gespielt, indem er die nachgebildeten Lebensmittel herausnahm, sie zählte und wieder hineinlegte. Andere Kinder spielten ebenfalls damit, eine Tatsache, die Leroy nie außer acht gelassen hatte. Leroys Spiel schien ein Versuch zu sein, sich zu versichern, daß niemand etwas weggenommen hatte. „Kommen andere Kinder zum Spielen hierher?“ „Du möchtest wissen, ob andere Kinder zum Spielen hierher kommen. Ja, das tun sie, Leroy.“

„Kommst du mit anderen Kindern hierher?“

„Du möchtest wissen, ob ich mit anderen Kindern ins Spielzimmer komme. Ja, Leroy, manchmal komme ich mit anderen Kindern ins Spielzimmer“, antwortete ich. Es folgten zahllose Fragen über die anderen Kinder und ihre Therapie. Die Lebensmittel wurden jede Woche gezählt; am Ende stellte sich heraus, daß einige fehlten. Leroy war überrascht und besorgt. Er suchte überall nach den fehlenden Sachen. Als er sie nicht finden konnte, zog er sich in eine Ecke zurück. „Es ist böse von diesen Kindern, Dinge zu stehlen“, stellte er abschließend fest.

„Du magst es wirklich nicht, wenn du Dinge an ihrem Platz gelassen hast und dann fehlen sie“, sagte ich.

„Wirst du neue kaufen?“

„Ich weiß nicht, Leroy.“

„Das solltest du aber.“

„Du hast es wirklich gerne, wenn Dinge immer da sind. Du magst es nicht, wenn Dinge verschwinden.“ Wir sprachen nun über seine Mutter. „Ich will sowieso nicht damit spielen“ erklärte er. Somit wies er eben das Spielzeug zurück, das Ursache seiner Bestürzung war. Er würde schließlich wieder darauf zurückkommen. „Wenn du Dinge vermißt, fühlst du etwas für sie“, bemerkte ich.

Zwei Wochen nach dieser Sitzung bat Leroy darum, einen Brief an seine Mutter schreiben zu dürfen. „Natürlich, Leroy. Du kannst einen Brief an deine Mutter schreiben“, sagte ich. In seiner besten Handschrift schrieb er: „Ich liebe dich Mama.“ „Schick ihn an meine Mutter“, sagte er, als er wegging. „Du möchtest, daß deine Mutter den Brief bekommt, in dem steht, daß du sie liebhast“, sagte ich. „Wirst du ihn abschicken?“ fragte er. Ich war unschlüssig, antwortete aber: „Wenn du nächstes Mal kommst, werden wir ihn zusammen abschicken.“ Ich brauchte etwas Zeit, um darüber nachzudenken.

In der nächsten Woche erwähnte Leroy den Brief nicht. Als er sagte, er wolle mit dem Buntmalen aufhören, sagte ich: „Letzte Woche wolltest du diesen Brief an deine Mutter schicken. Hier ist ein Umschlag.“ Wir schrieben den Namen seiner Mutter auf den Umschlag. „Ich weiß die Anschrift deiner Mutter nicht, Leroy. Was sollen wir schreiben?“ fragte ich, „Schreib Mississippi“, sagte er. „O.K.“, stimmte ich zu. Wir brachten den Brief zum Briefkasten, und Leroy konnte gerade hoch genug reichen, um den Brief einzuwerfen. „Gott wird ihn zu ihr bringen“, erklärte er. „O.K.“, sagte ich. „Du möchtest wirklich, daß sie weiß, daß du sie liebhast.“ Die Möglichkeit einer Antwort wurde nicht erwähnt. Einige Monate später wollte Leroy einen Brief schreiben, der von seiner Mutter an ihn gerichtet sein sollte. Er schrieb: „Ich liebe dich, Mama.“ Er wollte wieder zum Briefkasten gehen. Dieses Mal war eine Anschrift auf dem Umschlag: Mrs. Glennis' Anschrift. Leroy brachte den Brief glücklich wieder mit. „Er kam heute“, erklärte er. „Ich habe einen Brief von meiner Mutter bekommen.“ Er hob diesen Brief in seinem Zimmer auf.

Beendigung

Eines Tages rief die Sozialarbeiterin an, um anzukündigen, daß Leroy innerhalb der nächsten Wochen nach Mississippi geschickt werden würde. Sie teilte mit, daß Leroys Mutter festgenommen und in die Obhut ihrer Mutter entlassen worden war. Die Großmutter hatte eingewilligt, sie bei sich wohnen zu lassen, solange sie eine Arbeitsstelle hatte. Leroy und sein Bruder sollten nach Mississippi zurückgeschickt werden, wo ein Programm zur Wiederzusammenführung durchgeführt werden sollte. Ich war entsetzt und besorgt über die abrupte Weise, in der die Beendigung der Therapie erfolgen würde. Leroy hatte große Fortschritte gemacht: Er hatte eine Bindung an seine Pflegemutter entwickelt, hatte sich in der Schule und in der Therapie gut gemacht und hatte angefangen, sich in seiner Umgebung sicher zu fühlen. Durch einen einzigen Telephonanruf wurde all dies unterbrochen. Ich traf mich sofort mit Leroy, um ihm mitzuteilen, daß er zu seiner Mutter nach Mississippi zurückgebracht würde. Er sah ruhig zur Seite. „Werden Adam und Alysha auch kommen?“ fragte er. „Ich nehme es an, Leroy, aber wir werden Mrs. Calbot (die Sozialarbeiterin) danach fragen müssen“, antwortete ich. Da seine Mutter innerhalb der Einjahresfrist aufgefunden worden war, war es möglich, daß die Entziehung der elterlichen Rechte aufgeschoben wurde. Leroy fragte, wo er wohnen würde und wann er wegfahren müsse. Ich antwortete: „Ich glaube, du wirst bei deiner Großmutter wohnen, aber wir müssen auch da Mrs.

Calbot fragen; du wirst vermutlich in anderthalb Wochen fahren. Wir werden uns noch dreimal treffen können.“ Leroy erschien niedergedrückt und setzte sich ruhig in eine Ecke, um zu malen. „Ich werde dich vermissen, Leroy“, sagte ich. Er malte weiter. „Es ist schwer, sich von Menschen, die man mag, zu verabschieden“, sagte ich zu ihm. „Ich mag dich“, sagte er spontan. „Ich mag dich auch“, sagte ich.

In der nächsten Sitzung brachte ich ein Sammelalbum und eine Sofortbildkamera mit. Ich sagte Leroy, daß heute ein besonderer Tag sein würde, weil ich einige Photos für ihn machen wollte, die er nach Mississippi mitnehmen konnte. Ich photographierte das Spielzimmer, das Waschbecken, an dem er anfangs gespielt hatte, die Babyflaschen (er wollte, daß ich ihn photographierte, wie er mit der Flasche auf dem Kissen, das er benutzt hatte, lag) und das Gebäude von außen. Er machte ein paar Photos von mir im Spielzimmer, und ein Mitarbeiter machte ein Photo von uns beiden zusammen. Wir fuhren zu seiner Schule und photographierten sein Klassenzimmer und seine Lehrerin. Dann fuhren wir zu dem Haus seiner Pflegemutter und machten Photos von Mrs. Glennis mit Leroy und von Leroy und den anderen Kindern. Auf den meisten Photos hatte er ein bittersüßes Lächeln, und er plazierte sie sorgfältig auf den Seiten. „Ich habe viele Bilder“, sagte er glücklich. „Ja, das hast du“, stimmte ich ihm zu. „Kann ich das mit ins Flugzeug nehmen?“ fragte er. „Ja, Leroy. Du kannst dir das anschauen, wann immer du willst und dich erinnern, wie es war, als du in Kalifornien wohntest“, sagte ihn zu ihm. „Ich mag Kalifornien“, sagte er, „und ich mag Mississippi.“

In unseren letzten zwei Sitzungen sprachen wir über seine bevorstehende Abreise, über das Abschiednehmen, Briefe schreiben und die Menschen und Dinge in Kalifornien, die er vermissen würde. Er brachte das Sammelalbum zu jeder Sitzung mit und malte einige Bilder hinein. Er zeigte mir auch andere Andenken, die er eingeklebt hatte. Da waren Kinoeintrittskarten, Schulzeugnisse, einige Hausaufgaben, für die er von der Lehrerin Sterne oder lachende Gesichter bekommen hatte und Einwickelpapier von Schokoriegeln. In jeder Sitzung half ich ihm, sich von dem Spielzimmer und den Sachen, mit denen er gespielt hatte, zu verabschieden – aber Leroy berührte nie die Flaschen. Es schien, als sei er nicht in der Lage, sich von ihnen zu verabschieden.

In der letzten Sitzung gab ich Leroy ein Abschiedsgeschenk; er öffnete es gespannt. Es war eine nagelneue Babyflasche, klein genug, um nicht aufzufallen. Auf die Karte dazu hatte ich geschrieben:

„Lieber Leroy:

Ich werde an Dich denken, wenn Du in Mississippi bei Deiner

Mutter, Großmutter, Deinem Bruder und Deiner Schwester bist. Ich weiß, daß Leute dort Deiner Mutter helfen zu lernen, auf Dich aufzupassen und Dir Essen zu geben. Ich hoffe, Du wirst Dich daran erinnern, wie Du lerntest, Dich selbst zu versorgen und Dich besser zu fühlen, wenn Du diese kleine Flasche anschaust. Wenn Du irgendwann einmal Hunger nach Essen hast, sprich unbedingt mit Deiner Großmutter oder einem Lehrer darüber. Wenn Du Dich einmal nach Liebe sehnst, dann bitte einen Erwachsenen, dem Du vertraust, Dich zu umarmen oder Dir einen Kuß zu geben oder schließe die Augen und denke daran, wie du lerntest, Dir selbst zu helfen. Ich werde an Dich denken und Dich nie vergessen. Eliana"

„Das ist für mich?" fragte er ungläubig. „Nur für dich", sagte ich. Er umklammerte seine kleine Flasche und umarmte mich spontan.

Besprechung

Leroy war ein Kind, das auf Grund schwerer elterlicher Vernachlässigung ein Trauma erlitten hatte. Er hatte ein chronisches Gefühl der Hilflosigkeit erlebt und auf unbeständige Pflege, Trennungen, Umzüge und Gefahr mit einem Gefühl der Resignation reagiert. Seine Mutter war seit Jahren drogenabhängig gewesen und ihr Lebensstil war chaotisch. Wie viele Opfer von Unterernährung hatte Leroy eine große Besorgnis entwickelt, ob er genug zu essen bekommen würde, was sich in seinen Versuchen, Essen aufzuspüren und zu horten, zeigte. Er war teilnahmslos, schlief sehr viel und schien interpersonellen Kontakt zu vermeiden. Es schien, daß es in erster Linie Leroy gewesen war, der die Verantwortung für seine beiden jüngeren Geschwister – und wahrscheinlich auch für seine Mutter – übernommen hatte. Das Problem, mit dem Leroy zur Therapie kam, war Depression. Dahinter verbargen sich Probleme wie gelernte Hilflosigkeit, wahlloses Eingehen von Bindungen, Angst in bezug auf seine Nahrungsbedürfnisse, Alpträume und interpersonelle Probleme.

In der Therapie entschloß ich mich, nondirektiv vorzugehen, um Leroy ein Gefühl der Selbstkontrolle zu geben. Ich wollte, daß er Entscheidungen traf, um Dinge bat, versuchte seine eigenen Bedürfnisse zu befriedigen. Ich wollte, daß er die Angst vor der Herstellung einer Beziehung zu mir erlebte und damit fertig wurde. Im Laufe der Zeit würde er sich seiner Angst vor Abhängigkeit und Beständigkeit und seinem Wunsch danach stellen.

Ich stellte Leroy Spielmaterial zur Verfügung, das ihm helfen würde, seine verborgenen primären Probleme der Sorge, Entbehrung und Sehnsucht nachzuvollziehen. Spielmaterialien wie Tassen und Untertassen, Wasser, Babyflaschen, ein Einkaufswagen, ein Kühlschrank und nachgebildete Lebensmittel wurden für Leroy sehr bedeutsam. Außerdem gelang es ihm schließlich, sein Unbehagen gegenüber dem Puppenhaus und der Puppenfamilie zu überwinden und sie zu benutzen, um einige seiner Phantasien über das Leben in der Familie auszuleben. Leroys Vorstellung von Häusern und Heimen war durch seine Erfahrungen etwas gestört: er war ständig umgezogen und hatte oft zusammengekauert auf dem Bürgersteig geschlafen.

Leroys Spielthemen spiegelten beständig seine verständliche Beschäftigung mit Ernährung und Versorgung wider: Er war immer damit beschäftigt, Dinge zu entleeren und zu füllen. Er stellte sein Bedürfnis nach körperlicher Versorgung durch sein Trinken aus den Babyflaschen während der Sitzungen und sein Bedürfnis nach emotionaler Versorgung durch das Nuckeln an der Flasche, wenn er sich auf den Kissen zusammenkuschelte, dar.

Leroys Interaktionen verbesserten sich während der Behandlung sehr stark. Er konnte jetzt Fragen stellen, meine Teilnahme an seinem Spiel lenken und versuchen, seine Bedürfnisse befriedigt zu bekommen. Es war offensichtlich, daß die Therapie für ihn wichtig wurde und daß er sich darauf freute, in die Therapie zu kommen. Er achtete immer darauf, den Wecker selbst richtig einzustellen, und er respektierte die auferlegten Grenzen. Er lernte, das Unbehagen zu ertragen, während der Sitzungen nichts zu essen, im Bewußtsein, das es im Gebäude Essen gab. Es gelang ihm auch, die Tatsache zu tolerieren, daß andere Kinder mit „seinem“ (Spiel-) Essen spielten.

Leroy lernte während der Behandlung, sich selbst zu versorgen. Er befriedigte primitive Bedürfnisse zu saugen, bekam mehr zu trinken, wenn er wollte und veranlaßte mich einige Male zu körperlichem Kontakt mit ihm, während er seine Bedürfnisse auslebte, wobei er aber immer zutreffend zwischen Realität und Phantasie, seiner Mutter und mir unterschied. Seine Phantasie ermöglichte ihm eine Kompensation seiner frühen Deprivationserfahrungen. Er hörte auf, wahllos Bindungen einzugehen und verhielt sich neuen Fahrerinnen gegenüber höflich aber distanziert. Er stellte eine wichtige Bindung an seine Pflegemutter her, fühlte sich in der Umgebung des Pflegeheims sicher und geliebt; zur gleichen Zeit schien er sich eine innere Begrenzung aufzuerlegen und sich vollkommen darüber im klaren zu sein, daß eine Pflegeunterbringung eine vorübergehende Maßnahme ist und abrupte Veränderungen möglich sind.

Ich machte bei Leroy minimalen Gebrauch von direktivem Vorgehen; ich lenkte sein Eingehen auf das Spiel mit dem Puppenhaus, als ich seine Ambivalenz wahrnahm. Wenn er vermieden hätte, damit zu spielen, als ich die Puppen holte, hätte ich diese Reaktion bemerkt und ihm die Möglichkeit gegeben, zu entscheiden, was er als nächstes tun wollte.

Leider wurde die Therapie abrupt und vorzeitig beendet. Unter diesen Umständen hielt ich es für das beste, Leroy in einer strukturierten Weise auf den Abschied vorzubereiten. Er hatte enorme Fortschritte gemacht und hatte einige Fähigkeiten erworben, die er in der Zukunft nutzen konnte, die für ihn sicherlich im besten Falle unsicher war. Es war schwierig, ihm beruhigende Auskunft über seine unmittelbare Zukunft zu geben. Die Sozialarbeiterin versicherte uns beiden, daß sie das gesamte Material, einschließlich meiner abschließenden Zusammenfassung, übermitteln würde. Sie war auch entschlossen, dafür zu sorgen, daß seine Therapie in Mississippi fortgesetzt würde. Leroy ging zu seiner Mutter stärker und mit etwas mehr Selbstvertrauen und einem gefestigteren Selbstbild zurück.

Johnny: Ein Kind, dessen Trauma durch sexuellen Mißbrauch verursacht wurde

Informationen zur Überweisung

Johnny wurde von der Organisation Child Protective Services (CPS) auf Grund von Hinweisen auf sexuellen Mißbrauch überwiesen. Täter sollte ein nicht mit dem Jungen verwandter Mann sein, der bei der Großmutter des Jungen väterlicherseits zur gleichen Zeit als Pensionsgast wohnte, als Johnny und seine Mutter dort lebten.

Soziale/familiäre Vorgeschichte

Zur Zeit der Überweisung war Johnny fast 5 Jahre alt. Er war das einzige Kind von David und Maggie, die kurz nach seiner Geburt geschieden worden waren. David war sowohl gegenüber der Mutter als auch dem Kind gewalttätig geworden, und mit dem Zeitpunkt der Scheidung waren alle Verbindungen zwischen dem Jungen und seinem Vater abgebrochen worden. Maggie war mit Johnny zu ihrer Schwiegermutter geflohen, die ihnen Unterkunft angeboten hatte. Maggies eigene Eltern waren bei einem Autounfall ums Leben gekommen, als sie 11 Jahre alt war; sie hatte dann in einer Reihe von Pflegeheimen und vor der Erreichung der Volljährigkeit zwei Jahre in einem Gruppenheim gelebt. Während ihres Aufenthalts dort hatte Maggie David kennengelernt und war schwanger geworden. Ihr erstes Kind kam tot zur Welt. Zwei Jahre danach wurde Maggie erneut schwanger, und Johnny wurde geboren.

David war der älteste von fünf Brüdern. Er hatte unter Amtsvormundschaft gestanden, seitdem er im Alter von 14 Jahren ein Auto gestohlen hatte und damit in einen anderen Bundesstaat gefahren war, um es zu verkaufen. David hatte seine Jugendzeit zumeist in Jugendhaftanstalten und Gruppenheimen verbracht; er war seit langem drogenabhängig.

Maggie wandte sich an CPS, als Johnny ihr erzählte, daß Larry, der Pensionsgast, ihm weh täte. Johnny erzählte den Mitarbeitern von CPS, daß Larry ihm „am Po weh getan" hätte. Bei einer medizinischen Untersuchung wurden eindeutige Anzeichen einer durch sexuellen Kontakt übertragenen Krankheit festgestellt. Larry war geflohen, nachdem er erfahren hatte, daß Johnny von einem Arzt untersucht worden war; die Polizei fand ihn, nahm ihn fest und hielt ihn bis zu einer gerichtlichen Untersuchung in Haft. Johnnys Großmutter glaubte nicht, daß Larry das Kind belästigt hatte. Sie kannte Larrys Eltern und weigerte sich, Johnny zu glauben, da sie ihn für verwirrt hielt. Sie befragte ihn unerbittlich und ermunterte ihn, zu sagen, daß es „jemand anders" gewesen sei, der ihm weh getan hatte und daß er nie mit Larry alleine gewesen sei. Trotz der ungläubigen Haltung der Großmutter erhob der Bezirksstaatsanwalt Anklage gegen Larry wegen Unzucht mit einem Minderjährigen unter 14 Jahren und es fand eine Voruntersuchung statt. Der Staatsanwalt hatte Johnny auf die Vernehmung vorbereitet, und es schien, daß der Junge in der Lage sein würde, in ausreichender klarer Weise über den Mißbrauch auszusagen.

Bei der Voruntersuchung konnte sich Johnny gut genug ausdrücken, um zu erklären, daß Larry „mir am Po weh getan hat". Beim Kreuzverhör wurde er gefragt: „Was hast du getan, als Larry dir weh tat?"; Johnny antwortete: „Ich stach in Larrys Augen, brach seine Knie und stieß ihn einen Berg hinunter." Die Klage wurde abgewiesen, weil Johnny nicht als glaubhafter Zeuge angesehen wurde, obwohl es medizinische Befunde gab, die eindeutige Beweise für sexuellen Mißbrauch waren. Es gab kaum Zweifel, daß das Kind in irgendeiner Weise sexuell mißbraucht worden war, aber es war schwierig festzustellen, was geschehen war und wer der Täter war.

Johnny hatte eine ganze Reihe von Verhaltensproblemen. Er hatte Alpträume und klammerte sich an seine Mutter. Er hatte plötzlich Angst vor Geräuschen, unbekannten Menschen und vor dem Alleinsein. Seine Mutter und Betreuer machten sich Sorgen wegen seiner exzessiven Masturbation, seiner Aggression und seiner ständigen Beschäftigung mit dem Teufel. Mutter und Großmutter waren beide verblüfft über dieses letztere Phänomen; sie verneinten, Johnny jemals irgend etwas über den Teufel erzählt zu haben.

Weil Johnnys Großmutter sich geweigert hatte, seinen Behauptungen über Larry Glauben zu schenken, war Maggie ausgezogen und lebte in einer nahegelegenen Gemeinde. Nach diesem Umzug wurden sie und Johnny mir zur Behandlung überwiesen.

Klinische Eindrücke

Johnny war ein sehr hübscher, aber schwieriger Fünfjähriger. Er war aufgeweckt und konnte sich gut ausdrücken, reagierte aber nicht, wenn man ihm Grenzen setzte und konnte seine Neugier schlecht beherrschen. Als er ins Büro kam, erregte seine Ruhelosigkeit allgemeine Aufmerksamkeit. Er öffnete die Türen zu den Büros anderer Therapeuten, trank viele Becher Wasser, zerknüllte die Becher und warf sie überall hin, kletterte auf die Stühle, stellte die Musik lauter, versuchte, einen Fisch aus dem Aquarium im Wartezimmer zu holen und erzeugte ein allgemeines Chaos.

Johnnys Mutter war hilflos und unbeständig. Sein Verhalten schien ihr sehr peinlich zu sein, und sie verhielt sich abwechselnd einschüchternd, hilflos und besorgt. Sie versicherte, daß Johnnys „schreckliches Benehmen" neu sei und erst aufgetreten war, nachdem er von Larry belästigt worden war. Sie bemerkte, daß Larry vorher ruhig und gehorsam gewesen sei. Die Mutter war sehr daran interessiert, daß ihrem Sohn geholfen wurde und daß sie selbst auch Orientierung und Unterstützung erhielt.

Bei den ersten Sitzungen betrat und verließ Johnny das Spielzimmer alle paar Minuten. Er konnte anscheinend nicht ertragen, mit mir alleine zu sein. Wenn er zum Wartezimmer ging, um sich zu vergewissern, daß seine Mutter da war, tat er gewöhnlich etwas, das ihre Besorgnis erregte, wie klettern und hinfallen, den Heißwasserhahn anstellen oder einige Broschüren im Wartezimmer zerreißen.

Ich begann schnell Grenzen zu setzen.

„Johnny, sieh mal. Das ist ein Wecker. Wir haben 50 Minuten Zeit, und wenn der Wecker klingelt, ist es Zeit zugehen", sagte ich ihm.

„Laß mich das sehen", sagte er, schnappte sich die Uhr und stellte sie neu ein. Als er sich die Uhr das dritte Mal schnappte, stellte ich sie so hoch, daß er sie nicht erreichen konnte und sagte zu ihm: „Hier bleibt der Wecker während unserer Sitzungen."

Er wurde wütend auf mich und lief zu seiner Mutter. Ich ging ihm nach, streckte ihm meine Hand hin und sagte: „Komm und sieh dir die Sachen an, die ich in meinem Spielzimmer habe." Er war nicht bereit, mir die Hand zu geben, aber er folgte mir, als ich mich umdrehte und zum Spielzimmer ging.

Während der ersten beiden Treffen konnte ich ihn nicht unter Kontrolle halten. Er nahm jedes Spielzeug aus dem Regal, ohne es anzuschauen. Er warf die Spielsachen herunter, wobei er sie im ganzen Zimmer verstreute. Schließlich sagte ich: „Johnny, die Spielsachen haben alle einen Platz auf den Regalen. Laß sie uns zurücklegen." Er sagte entschlossen: „Nein", und rannte aus dem Zimmer.

Mir kam der Gedanke, daß es Johnny vielleicht lieber wäre, wenn die Tür offen bliebe. Irgendwann gegen Ende der zweiten Sitzung sagte ich: „Laß uns die Tür ein bißchen offen lassen; dann kannst du nach draußen sehen und du weißt, daß du gehen kannst, wenn du das wirklich möchtest." Er reagierte sehr gut auf die Maßnahme, die Tür einen Spalt offen zu lassen, und setzte sich hin, um etwas zu malen. Als ich ihn fragte, was er malte, schrie er laut: „Es ist Larry, du Dummkopf." „Was tut er?" fragte ich. Johnny verließ das Zimmer. Bei der dritten Sitzung blieb er mit wenigen Unterbrechungen im Spielzimmer. Ab und zu nahm er etwas nach draußen zu seiner Mutter oder bat darum, zum Badezimmer gehen zu können.

Johnny hatte eine kurze Aufmerksamkeitsspanne. Er wechselte etwa alle 6 Minuten von einem Spielzeug oder einer Art des Spiels zu etwas anderem. „Tu das zurück, du Dummkopf", sagte er dann und gab mir das Spielzeug, das er nicht mehr länger wollte. Ich stellte die Spielsachen zurück und stellte fest, daß er angefangen hatte, eine Struktur für sein Spiel zu schaffen, wobei er einen Anfang, eine Mitte und ein Ende gestaltete.

Ich traf mich jede Woche mit Johnnys Mutter. Sie beschrieb Johnnys zwanghafte Äußerungen über Larry und den Teufel. Sie erklärte, daß sich dieses Verhalten in der Nacht verschlimmerte; Johnny hatte Angst, schlafen zu gehen, und Konflikte konzentrierten sich jetzt auf die Schlafenszeit. Johnny wollte, daß das Licht anblieb und kam fünf- bis zehnmal die Nacht in ihr Schlafzimmer.

Etwa in der dritten Sitzung fragte ich Johnny nach seinen Träumen: „Was passiert, wenn du nachts schlafen gegangen bist?" Er schaute mich mit großen Augen an und sagte ruhig: „Der Teufel kommt, um mich zu umarmen."

„Wie sieht der Teufel aus?"

„Er ist rot mit Hörnern."

„Weißt du, Johnny, ich habe eine kleine Puppe, die sieht aus wie der Teufel."

„Nein, hast du nicht", widersprach er.

„Möchtest du ihn sehen?"

„Nein." Er schien Angst zu haben.

„Gut, Johnny. Hier ist ein Blatt Papier. Mal mir ein Bild vom Teufel, der nachts kommt."

Johnny nahm das Papier und malte ein Bild mit leuchtenden roten und schwarzen Farben (Abbildung 1).

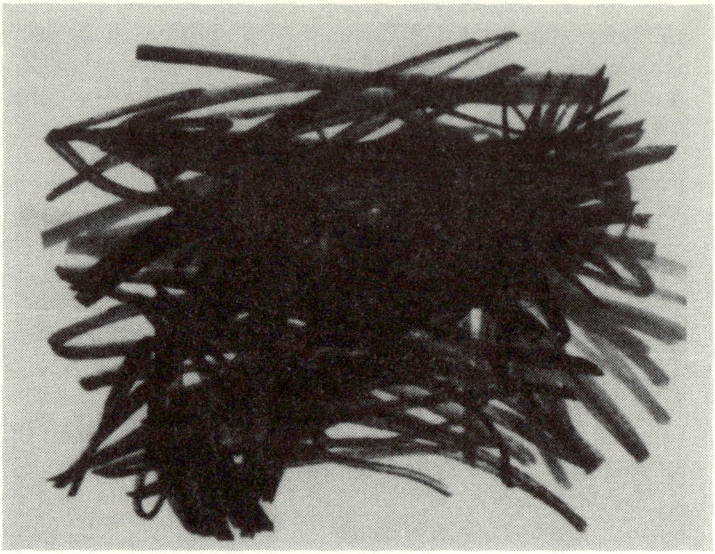

Abbildung 1

Er war sehr entschlossen, als er die Farben für sein Teufelsbild auswählte und schloß die Augen, offenbar in tiefe Konzentration versunken. Als das Bild fertig war, lief er hinaus, um es seiner Mutter zu zeigen. „Mami, Mami, das ist der Teufel, der nachts kommt. Eliana hat auch einen Teufel." Ich erklärte der Mutter und Johnny, daß ich eine kleine Figur des Teufels im Spielzimmer hätte; ich sagte, daß Johnny und ich über seine unheimlichen Träume gesprochen hätten. Johnny sagte spontan: „Der Teufel hat Macht. Er wird dich auch töten." Ich kniete mich hin, so daß ich ihm in die Augen sehen konnte, sah ihn an und sagte: „Johnny, ich weiß, jemand hat dir eine Menge über den Teufel erzählt und wie unheimlich er sein kann. Ich möchte, daß du weißt, daß Gott uns vor dem Teufel beschützt, und Gott wird jetzt gut auf dich und deine Mutti aufpassen. „Nein, wird er nicht", sagte er. „Gott mag keine bösen Kinder." Ich entschloß mich, bestimmt vorzugehen und erklärte fest: „Gott liebt böse ebenso wie gute Kinder. Gott versteht, daß der Teufel Kindern Angst macht und den Kindern einredet, daß sie böse sind. Du und ich werden mehr darüber sprechen und Gott bitten, uns zu helfen, den Teufel zu bekämpfen, O.K.?" Johnny packte die Hand seiner Mutter und sagte: „Laß uns gehen, Mami."

Als er das nächste Mal kam, betonte Johnny wieder: „Gott liebt keine bösen Kinder."

„Was tust du, das böse ist?"

„Nichts“, antwortete Johnny, „aber ich tue Larry etwas Böses.“

„Was für böse Dinge tust du denn?“

„Ich kann es dir nicht sagen.“

„Was passiert denn, wenn du es erzählst?“

„Larry wird uns töten.“

„Wen wird Larry töten?“

„Mich und meine Mutti.“

„Hat Larry dir das gesagt?“ fragte ich. Er nickte. „Weißt du was, Johnny?“

„Mmh?“

„Larry ist nicht mehr da. Er wird dir oder deiner Mutter nicht weh tun. Er wohnt jetzt irgendwo weit weg, und er weiß nicht, wo du lebst.“

„Doch.“

„Das glaube ich nicht“, sagte ich ruhig.

„Deine Mutter hat niemandem gesagt, wo du wohnst. Du kannst also sehr, sehr sicher sein.“

„Larry kann uns finden“, sagte Johnny traurig.

„Du hat wirklich Angst vor Larry.“

„Er tut mir weh.“

„Wie macht er das?“

„Er steckt einen Stock in meinen Po.“

„Es ist nicht richtig von ihm, das zu tun. Erwachsene sollten Kindern nicht so weh tun.“

„Kinder sind dumm“, erwiderte Johnny.

„Warum, Johnny, warum sind Kinder dumm?“

„Weil sie nichts gegen die bösen Dinge tun können.“

„Kinder sind nicht dumm, Johnny. Sie sind einfach klein, und sie können nicht gegen große, gemeine Leute kämpfen.“ Johnny sah niedergeschlagen aus. „Sieh mal, Johnny“, sagte ich, als ich nach einer großen und einer kleinen Stoffpuppe griff. „Das bist du und das ist Larry. Was ist der Unterschied?“

Johnny fing an, die große „Larry“-Puppe mit seiner Faust zu schlagen. Dabei sagte er: „Er ist groß und schwer. Er hat einen Bart.“

„Das stimmt. Der erwachsene Mann ist groß und schwer. Das Kind ist klein.“

„Er ist böse“, fügte Johnny hinzu.

„Ja, Johnny, wenn er einen Stock in deinen Po steckt und dir weh tut, tut er böse Dinge.“

„Ja“, wiederholte er und drehte die männliche Puppe jetzt um und schlug mit seiner Faust auf den Hintern der Puppe.

„Ist das Kind böse?“ fragte ich.

„Ja, es ist auch böse."

„Wieso? Was macht es böse?"

„Ich weiß nicht"; sagte Johnny, als er beide Puppen wegstieß. „Wieviel Zeit haben wir noch?"

„Oh, etwa 25 Minuten."

„Ich möchte ein paar Kuchen aus Ton machen."

„Gute Idee", sagte ich. „Wir haben jetzt ziemlich lange über Larry, den Teufel und unheimliche Dinge gesprochen. Wir können jetzt Kuchen machen."

Johnny kam mit einer dringenden Frage zur nächsten Sitzung. „Wo ist Gott?" fragte er. „Die Menschen sagen, Gott ist überall und wacht über uns", erklärte ich. Ich nahm mir vor, seine Mutter nach ihren religiösen Überzeugungen zu fragen und ob und wie sie Johnny den Gottesbegriff erklärt hatte. Er fragte sofort, wie Gott aussähe. Ich sagte ihm, daß jeder eine andere Vorstellung von Gott hätte und daß er vielleicht ein Bild malen könnte von Gott, so wie er ihn sich vorstellte. Johnny dachte lange nach, bevor er den gelben Stift wählte und eine große, gelbe Kugel malte, die die ganze Seite ausfüllte. Dann zeichnete er ein Lächeln ein. Es fiel auf, daß die Augen fehlten (Abbildung 2).

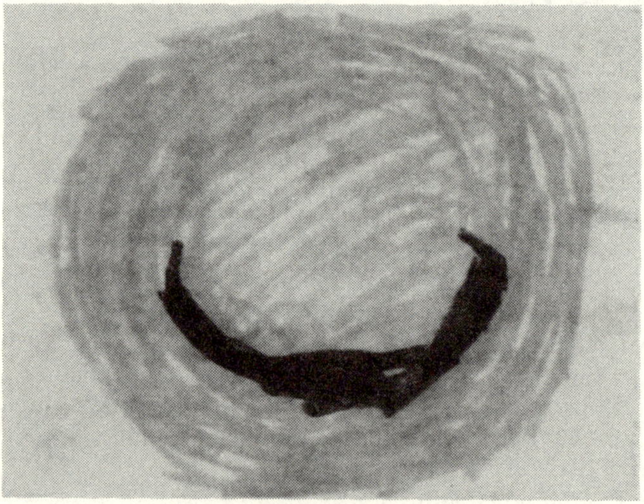

Abbildung 2

„Gott ist stark und groß", sagte er mit fester Stimme. „Ja, Johnny, das ist richtig", stimmte ich ihm zu. „Er kann den Teufel nicht besiegen", sagte Johnny und fügte mit leiser Stimme hinzu: „manchmal vielleicht."

Ich sprach noch einmal über nächtliche Träume. „Du hast mir ja erzählt, daß der Teufel zu dir kommt, wenn du schlafen gegangen bist.“ „Ja“, antwortete Johnny. „Vielleicht kannst du dein Bild von Gott unter deinem Kissen aufheben und dann kommt der Teufel vielleicht nicht mehr so gerne“, schlug ich vor. Johnny schien von dieser Idee fasziniert zu sein, aber gleichzeitig wirkte er besorgt. „Woran denkst du?“ fragte ich. „Ich möchte eine Kopie auf der Maschine machen“ antwortete er. Johnny hatte sich sehr für das Kopiergerät interessiert, und ich hatte ihm gezeigt, wie es funktioniert. Wenn er ein Bild malte, ließ er manchmal das Original in meinem Büro und nahm eine Kopie mit nach Hause. Es war klar, daß er eine Kopie seines Bildes von Gott im Spielzimmer lassen wollte. Er machte auch eine zweite Kopie für die Sekretärin und erklärte ihr: „Gott ist überall. So sieht Gott aus.“ Sie hatte sich bei ihm bedankt und das Bild aufgehängt.

Seine Mutter berichtete, daß Johnnys Alpträume seltener geworden waren und daß er seine Erzählungen über den Teufel jetzt gewöhnlich mit Überlegungen über Gott und Gottes Macht beschloß. Sie sagte, daß Johnny festgestellt hatte, daß er nicht wirklich böse sei, daß der Teufel ihn vielleicht hereingelegt hatte. „Gott weiß, daß ich in Wirklichkeit gut bin“, hatte er seiner Mutter gesagt; sie hatte ihm zugestimmt.

Die Beschäftigung mit den Themen Gut und Schlecht, Teufel und Gott und Gott als Beobachter und Beschützer setzte sich weiter fort. Johnny hatte Phasen größerer oder geringerer Besorgnis, und ich bat seine Mutter, darauf zu achten, welche Filme er sähe. Unheimliche Filme im Fernsehen führten gewöhnlich zu Rückschritten: Seine Schlaflosigkeit und nächtlichen Ängste traten wieder auf. Ich bat seine Mutter, auch darauf zu achten, daß Johnny nicht zuhörte, wenn sie mit anderen über Larry sprach (sie wurde manchmal sehr aufgeregt, wenn sie mit Freunden darüber sprach, was ihrem Sohn widerfahren war und wie ihre Schwiegermutter ihm nicht geglaubt hatte und wie die Gerichte bei der Strafverfolgung Larrys versagt hatten.)

Ich wandte meine Aufmerksamkeit Johnnys fortbestehendem aggressivem Verhalten zu. Er hatte sich weiterhin gegenüber Kindern, die er kannte, aggressiv gezeigt und wurde, nachdem er mehrmals zeitweilig ausgeschlossen worden war, von seiner Vorschule verwiesen. Seine Mutter hatte Johnny nacheinander zu vier Vorschulerzieherinnen gebracht, die sich alle weigerten, Johnny in ihrer Gruppe zu behalten, und auf sein unaufhörliches, grausames Verhalten anderen Kindern gegenüber verwiesen. Es wurde berichtet, daß Johnny andere Kinder schlug, biß, trat, schubste und anschrie; verschiedene Versuche, ihn zu zügeln, waren fehlgeschlagen.

Ich sprach diese Frage mit Johnny direkt an. „Ich habe gehört, daß du nicht mehr zu Mrs. Jenkins' Schule zurückgehen kannst. Weshalb?" Johnny erklärte, daß seine Lehrerin gemein sei, die Kinder dumm und daß es ihm da sowieso nicht gefiele. Ich fragte wieder, was geschehen war, daß Mrs. Jenkins ihn nicht mehr aufnehmen wolle.

Schließlich sagte er: „Ich bin böse zu anderen Kindern."

„Was tust du oder sagst du, das böse ist?" fragte ich nach. Und er stellte ehrlich fest, daß er Kinder schlage und ihnen weh tue. „Was glaubst du, warum du das tust?"

„Ich weiß nicht. Ich möchte es einfach."

„Was denkst du danach darüber?"

„Nichts. Nur...na ja, ich bin böse."

„Du weißt, Johnny, daß ich dir helfen möchte, anderen Kindern nicht mehr weh zu tun. Meinst du, daß wir zusammen daran arbeiten können?"

„Ich weiß nicht", antwortete er mir wieder ehrlich.

Meine Hypothese war, daß Johnnys Aggression folgendes widerspiegelte: Er zeigte damit seine Angst, verletzt zu werden und hilflos zu sein; er fühlte sich in der Vorschulumgebung potentiell bedroht; und er kämpfte immer noch mit seiner Verwirrung über die Begriffe Gut und Böse: Böse Menschen waren mächtig, gute Menschen waren schwach und wehrlos. Er griff gewöhnlich nur größere Jungen an. Wenn er auf diese Weise negativ auffiel und für seine Schlechtigkeit bestraft wurde, war das vielleicht auch ein Versuch, zu erreichen, daß seinem schlechten Verhalten Grenzen gesetzt wurden.

Meine erste Intervention bestand darin, mit Johnny über gute und schlechte Macht zu sprechen. Ich erklärte, daß es in Ordnung ist, mächtig und stark zu sein und sich so zu fühlen. Ich erklärte weiter, daß manche Menschen Macht in einer guten Weise nutzen und manche in einer schlechten Weise. Ich bat ihn, mir zu helfen, Beispiele für gute und schlechte Arten der Machtausnutzung zu finden. Was schlecht ist, war ihm klar. Er zählte folgende Beispiele auf: „Leute zwingen, zu tun, was man will; Leute schlagen; Leute herumschubsen; Leute beißen; einen Hund treten; Millionen Dollar haben, denn dann tun die Leute, was du willst." Er konnte sich keine Möglichkeit denken, Macht auf gute Weise zu nutzen. Als ich ihn bat, nachzudenken, wie Stärke hilfreich sein könnte, kam er auf die Antwort „um schwere Dinge zu tragen". Ich stimmte zu. Er stand dann auf und versuchte, eine schwere Kiste hochzuheben. „Ich bin wirklich stark", sagte er. „Das sehe ich", bemerkte ich, als er die Kiste aus dem Zimmer trug, um sie seiner Mutter zu zeigen. Ich sagte zu ihr: „Dies ist eine Möglichkeit für

Johnny, seine Stärke auf gute Weise zu nutzen". Sie verstand, was ich sagen wollte und lächelte.

In den nächsten Sitzungen erinnerte ich Johnny immer wieder an gute Nutzungsmöglichkeiten von Macht. In einer Sitzung sprachen wir darüber, welche Macht Kinder haben.

„Sie können Leute zusammenschlagen", sagte Johnny.

„Ja", bemerkte ich, „aber kleinere Kinder können größere Kinder nicht zusammenschlagen."

„Manchmal können sie es."

„Ja, manchmal, aber beim Schlagen gewinnt man manchmal, manchmal verliert man auch. Denk darüber nach, welche Fähigkeit dir keiner wegnehmen kann."

Johnny malte, spielte mit Rennautos und kurz bevor er ging, sagte er: „Ich weiß...ich weiß...wenn ich dir etwas nicht sagen möchte, kannst du mich nicht dazu zwingen."

„Das stimmt, das ist eine Fähigkeit, die du hast. Du hast die Fähigkeit, deine Gedanken für dich zu behalten."

Als wir das einmal festgestellt hatten, fielen Johnny noch viele andere Fähigkeiten ein, die Kinder haben, einschließlich der Fähigkeiten, ihre eigenen Gedanken und Gefühle zu haben, ihre eigenen Worte zu benutzen, Entscheidungen zu treffen, einzuschlafen oder wachzubleiben. Es war interessant, festzustellen, daß Johnny, wenn wir über Entscheidungen sprachen, sagte: „Ich kann jemanden schlagen oder treten." Ich fügte hinzu: „Ja, und du kannst jemanden schlagen oder du kannst jemanden *nicht* schlagen."

Johnnys Mutter sagte mir, daß die Vorschulerzieherin angerufen hatte, um ihr einige Auseinandersetzungen mit Johnny zu beschreiben und berichtet hatte, daß er sich im ganzen gesehen besser verhielte und sich anzustrengen scheine, das zu tun, was ihm gesagt werde und Kämpfe zu vermeiden.

Ich brachte BOBO, einen Clown in Form eines Sandsacks, mit ins Spielzimmer. Es war nicht nötig, Johnny seinen Gebrauch zu erklären. Er fing sofort an, begeistert auf ihn einzuschlagen und ihn für einen weiteren Schlag zurückschwingen zu lassen. Er war unermüdlich; als er den Sandsack das erste Mal sah, verbrachte er seine ganzen 50 Minuten damit, auf ihn einzuschlagen. Das Schlagen verfolgte keinen bestimmten Zweck. Zwei Wochen später ergab sich eine Gelegenheit, diese Art der zufälligen Energieentladung zu ändern. Johnny kam herein, nachdem er bei der Vorschulerziehung eine Auseinandersetzung mit einem Jungen gehabt hatte. „Er macht mich wütend", sagte er, als er ins Spielzimmer stürmte, „ich hasse ihn."

„Was sagt oder tut er, das dich so wütend macht?"
„Er schubst mich herum... er denkt, er ist so stark."
„Was hast du dann mit diesen Gefühlen gemacht?"
„Ich habe ihn fest geschlagen."

Ich holte den Sandsack hervor und bat ihn, sich vorzustellen, das sei der kleine Junge und ihm zu zeigen, wie er sich fühlte. Er schlug ihn gewaltig. Dann unterbrach ich ihn und bat ihn: „Drücke deine Schläge jetzt mit Worten aus. Wenn du Worte anstatt Schläge benutztest, was würdest du zu ihm sagen?" Er ballte instinktiv die Fäuste und teilte einige Schläge aus. „Benutze nicht deine Hände", wies ich ihn an, „nimm deine Hände zusammen und *stell dir vor,* daß du Stevie schlägst. Was würdest du mit deinen Schlägen zu ihm *sagen?"*

Johnny schrie: „Ich hasse dich", „Du machst mich krank" und „Du bist ein großer Trottel", als ich ihn anwies, darüber zu sprechen, wie er sich fühlte. Er schaute den Sandsack an und sagte mit gemäßigter Stimme: „Du machst mich wütend; du verletzt meine Gefühle; du machst mir Angst." Als er die letzte Feststellung traf, fragte ich ihn etwas eingehender nach seinen Angstgefühlen. „Was macht dir bei Stevie Angst?" Als Johnny nicht antworten konnte, sagte ich, es sei schon gut, er könne ja noch etwas darüber nachdenken. Abschließend sagte ich: „So wie es nicht in Ordnung ist, wenn du Steve schlägst, ist es auch nicht in Ordnung, wenn er dich schlägt. Wenn er dich schlägt, tut er etwas Böses." „Er ist böse", betonte Johnny. „Wenn er dich *schlägt*, tut er etwas Böses", verbesserte ich ihn. Ich wollte den Unterschied zwischen von Natur aus böse sein und Böses tun klarstellen. Johnny hatte einen Kampf mit Selbstvorwürfen wegen seines eigenen gewalttätigen Verhaltens ausgefochten. Dann verbesserte Johnny mich: „Larry war böse *und* er hat böse Dinge getan." Ich antwortete nicht. Ich bat Johnny, noch etwas darüber nachzudenken, was so angsteinflössend an Stevie war. Ich vermutete, daß er am meisten Angst vor der Drohung, überwältigt zu werden, hatte. Seine Strategie bestand darin, sich kampfeslustig zu zeigen, um die Bedrohung abzuwehren.

Ich hatte etwa 12 Sitzungen mit Johnny gehabt. Der erste Teil der Behandlung war rein reaktiv gewesen; wir hatten uns mit den Verhaltensweisen befaßt, die den Personen, die ihn betreuten, die größten Schwierigkeiten bereiteten. Johnnys interne Kontrollmechanismen waren nicht gut genug entwickelt, um mit der Angst, der Furcht und dem Gefühl der Hilflosigkeit, die seinem Trauma entsprangen und nun durch normale Interaktionen mit Gleichaltrigen, Betreuern und seiner Mutter ausgelöst wurden, fertigzuwerden. Ich entwickelte den folgenden Therapieplan:

1. Spieltherapie mit Johnny
   a. Seinem aggressiven Verhalten innerhalb und außerhalb der Therapie Grenzen setzen.
   b. Gespräche über gute und schlechte Verhaltensweisen fortsetzen.
   c. Über Gott und den Teufel sprechen, falls notwendig.
   d. Angemessene und gewaltlose Wege, Ärger auszudrücken, lehren.
   e. Johnny beibringen, seine Wutgefühle zu verbalisieren.
   f. Fähigkeiten und Stärken von Kindern erörtern und erläutern, besonders in Hinblick auf freie Entscheidung.
   g. Über Angst und Furcht und Wege zu ihrer Bewältigung sprechen.
   h. Über Sexualität sprechen.
2. Mutter-Kind-Interaktionen
   a. Der Mutter helfen, Grenzen mit klaren und vernünftigen Konsequenzen zu setzen.
   b. Unterstützung anbieten und die Mutter zur Nutzung von Hilfsorganisationen für Eltern mißbrauchter Kinder anleiten.
   c. Mit der Mutter über Schuldgefühle wegen ihres Versagens, Johnny vor Mißbrauch zu schützen und ihren späteren Ärger über Johnnys Großmutter sprechen.
   d. Die Mutter von ihren erregten und unbedachten Erzählungen über den Mißbrauch abbringen.
   e. Die Mutter anregen, dem Kind konkrete Beruhigungen hinsichtlich seiner körperlichen Sicherheit zu bieten (z.B. neue Schlösser).
3. Koordination
   a. Kontakt mit der Organisation, die ihn überwiesen hatte, aufnehmen, besonders um zu überlegen, welche Informationen nötig sein konnten, um diesen Fall erneut strafrechtlich zu verfolgen.

Mittlere Behandlungsphase

Als sein aggressives Verhalten sich auf das normale Niveau eines fünfeinhalbjährigen Jungen zu reduzieren schien, sprach Johnny mehr über Sexualität. Er hatte sich gelegentlich meine „anatomisch korrekten Puppen" angesehen und dabei die Körper der männlichen Puppen untersucht. (An den weiblichen Puppen schien er nicht interessiert zu sein.) Er hatte sie meist nur ein paar Sekunden lang untersucht, bevor er sie wieder wegstieß.

An diesem Punkt der Therapie wandte Johnny seine Aufmerksamkeit den Puppen zu, wählte die kleine männliche Puppe aus und zog sie ganz aus. Er nahm dann gewöhnlich seinen Finger, steckte ihn in den After der Puppe und stieß ihn hinein. Er sagte nichts dabei und vermied den Blickkontakt mit mir. Dann zog er der Puppe, die einen erwachsenen Mann darstellte, die Hose herunter, wobei er darauf achtete, daß die Hose der Puppe um die Knöchel hing. Er legte die kleine Puppe auf den Bauch und legte die große Puppe auf die kleine Puppe. Es dauerte Wochen, ehe er den Penis der Erwachsenenpuppe nahm und ihn in den After der kleinen Puppe steckte. Zu dieser Zeit berichteten seine Mutter und die Erzieherin von einer sprunghaften Zunahme seines masturbatorischen Verhaltens und „schmutziger Reden". Ich bemerkte, daß Johnny während dieses Sexualspiels sehr starr wurde: Er hielt den Atem an und wirkte dissoziativ. Sein Spiel war in dem Moment starr geworden, als er den Penis in den After der kleinen Puppe steckte.

Nachdem ich diese Verhaltenssequenz etwa zehnmal beobachtet hatte, beschloß ich, zu intervenieren. Als er das nächste Mal in dieser Weise spielte, kommentierte ich: „Es war schlecht von Larry, seinen Penis in deinen Po zu stecken." Johnny schaute mich äußerst überrascht an. „Ich möchte Larry sagen, was ich denke", fuhr ich fort. „Bist du damit einverstanden?" Er willigte ein. „Larry, es war sehr schlecht von dir, deinen Penis in Johnnys Po zu stecken. Es ist eine böse Sache, wenn ein Erwachsener so etwas mit einem Kind macht. Du bist schuld, daß Johnny viele Dinge gefühlt hat. Du hast ihn fühlen lassen, daß er..." Ich zögerte und lehnte mich zu Johnny hinüber und flüsterte: „Wie hast du dich da gefühlt?" „Wütend", murmelte Johnny. „Johnny war wütend auf dich, Larry, weil du ihm weh getan hast und etwas Schlechtes mit ihm gemacht hast. Du hast ihn noch mehr fühlen lassen, er war ..." Ich wandte mich wieder an Johnny und er murmelte: „Ängstlich." Ich sprach eine ganze Weile in dieser Weise mit Larry, und Johnny offenbarte Gefühle wie sich verletzt, verwirrt, schlecht fühlen, weiter nannte er weinen, lügen, rennen, sich verstellen und „ich hatte das Gefühl, ich konnte mich nicht bewegen."

In der folgenden Sitzung zog Johnny der Erwachsenenpuppe die Hose herunter und zog an dem Penis und versuchte so, ihn lang genug zu machen, daß er ihn zwischen den Beinen hindurch in den After der Erwachsenenpuppe stecken konnte. Diese Versuche waren nicht erfolgreich, und schließlich drehte Johnny die Puppe um und steckte ein kleines Messer, das zu einem der Spielzeugkrieger gehörte, in den After der großen Puppe. „Sag das einmal mit Worten", riet ich ihm. Johnny sagte: „Ich hasse dich. Ich möchte dir weh tun. Es geht dir schlecht." Ich bestätigte das Gefühl, nicht aber das Verhalten: „Du bist wütend und möchtest, daß er denselben Schmerz fühlt, den du gefühlt hast. Sag ihm, wie du dich fühlst. Es macht dich stark, wenn du es ihm sagst." Er schrie eine Zeitlang Beschimpfungen, und es schien ihn zu befriedigen. Er warf die Larry-Puppe gegen die Wand und stellte, ohne dazu angeregt worden zu sein, fest: „Es war böse von dir, daß du mir weh getan hast."

Das Büro des Child Protective Services rief mich an, weil einer von Johnnys Freunden seiner Mutter erzählt hatte, daß Johnny ihm seine Hose im Waschraum heruntergezogen hatte. Offensichtlich hatte Johnny die Geschlechtsteile seines Freundes sehen wollen, und als der Junge sich geweigert hatte, hatte Johnny gewaltsam seine Hose heruntergezogen. „Johnny", fragte ich ruhig, „hast du Max die Hose heruntergezogen?"

„Nein", erklärte er wütend. „Wer hat dir das gesagt?"

„Nun, die Mutter von Max hat es herausbekommen, und sie hat Mrs. Peters angerufen, weil sie nicht möchte, daß irgend jemand Max weh tut."

„Ich habe ihm nicht weh getan", sagte Johnny. „Ich hätte es tun können, aber ich habe es nicht getan. Ich wollte nur sehen."

„Was wolltest du sehen?"

„Ich wollte seine Geschlechtsteile sehen."

„Warum?" forschte ich nach.

„Weil..."

„Ja?"

„Weil ich es wollte."

„Johnny, ich möchte ein Abkommen mit dir treffen. Wenn du Geschlechtsteile sehen oder berühren oder über sie sprechen möchtest, möchte ich, daß du zu mir kommst und mit mir darüber sprichst. Es ist nicht richtig, Kindern die Hose herunterzuziehen, ihre Geschlechtsteile anzusehen oder anzufassen, aber wir können zusammen darüber sprechen."

„O.k.", sagte er gedrückt. Nachdem sich seine Mutter schriftlich damit einverstanden erklärt hatte, rief ich seine Schule an und erklärte der Lehrerin, daß ich sie bitten wollte, Johnnys Spiel zu beobachten und ihm nicht zu erlauben, alleine mit anderen Kindern in den Waschraum zu gehen. Sie informierte mich, daß es sich bei dem Vorfall mit Max im Waschraum, der zu dem Bericht von CPS an mich geführt hatte, um ein einzelnes Ereignis gehandelt hatte. Johnny vergaß mein Angebot, über Genitalien oder Sexualität zu sprechen, nicht. Als er das erste Mal bat, Geschlechtsteile „sehen" zu dürfen, holte ich eine Reihe anatomischer Zeichnungen (Groth, 1984) hervor und zeigte ihm das Bild eines nackten Jungen. Ich machte Fotokopien von dem Bild. Johnny fragte jede Woche nach einer neuen Kopie. Wenn er die Zeichnungen ansah, lachte er, berührte die Genitalien auf der Zeichnung und nahm Buntstifte, um den nackten Körper zu bedecken; danach knüllte er die Zeichnungen immer zusammen und warf sie in den Abfalleimer. Schließlich fragte Johnny, ob ich eine Zeichnung eines erwachsenen Mannes hätte. Ich holte einige Fotokopien einer anatomischen Zeichnung, und er bemerkte, daß erwachsene Männer Schamhaare haben. Er nahm einen schwarzen Stift, um den mittleren Teil der erwachsenen männlichen Figur zu verdecken und verteilte dann einige rote Flecken um die Zeichnung. Als ich ihn bat, mir etwas über das Bild zu erzählen, antwortete er: „Larry hat sich beim Rasieren geschnitten." Er lächelte und sagte, er sei froh, daß Larry sich weh getan hatte; er stach dann ein Loch in die Zeichnung. Johnny schien seiner Wut über sich selbst, weil er den Mißbrauch nicht verhindern konnte, und über Larry, weil er ihm das angetan hatte, Luft zu machen. Ich beendete die Sitzung gewöhnlich mit der Erklärung, daß Larry unrecht getan hatte, ihm weh zu tun und daß es nicht in Ordnung sei, die Geschlechtsteile anderer zu berühren oder zu verletzen.

Johnny verhielt sich in seiner Kindergartengruppe und bei der nachmittäglichen Betreuung weniger aggressiv. Er war jedoch kein einfaches Kind; sein Verhalten war auf Opposition eingestellt. Seine Lehrer drückten es so aus: „Wenn man sagt, es ist warm, sagt er, es friert." Diese Neigung war auch in den Therapiesitzungen offensichtlich. Es war wichtig für Johnny,immer recht zu haben und immer seinen Willen durchzusetzen. Er behauptete, alles getan zu haben, von Fallschirmspringen bis zu Hockeyspielen mit Prinz Charles. Seine Mutter fand das besonders ärgerlich und beschuldigte ihn häufig, ein Lügner zu sein.

Dieses Bedürfnis, unbedingt alles unter Kontrolle zu haben, schien Johnnys Art zu sein, mit Gefühlen der Angst oder Hilflosigkeit umzugehen. Er schlug zwar Kinder nicht mehr und überwältigte sie nicht mehr körperlich, aber er suchte häufig verbale Auseinandersetzungen; die Folge war, daß die Kinder ihm aus dem Wege gingen, und er fühlte sich häufig isoliert und zurückgewiesen. Diese Gefühle brachten ihn dazu, eine Reihe von Verteidigungsmaßnahmen zu entwickeln, wozu gehörte, daß er eine unnachgiebige Haltung einnahm und erklärte, daß er sowieso keinen leiden konnte und es ihm egal sei, ob ihn irgend jemand mochte oder nicht. Da seine sozialen Interaktionen zu einer Belastung geworden waren und bei anderen eine durchgängig negative Reaktion hervorriefen, beschloß ich, Johnny in einer Therapiegruppe für kleine Jungen mit ausagierendem Verhalten unterzubringen. Er setzte einer Teilnahme anfangs großen Widerstand entgegen; bis zur dritten Sitzung hatte er jedoch eine Kameradschaft mit den anderen fünf Jungen der Gruppe entwickelt und schien sich auf weitere Sitzungen zu freuen.

Die Gruppe bot Johnny eine Gelegenheit zum Kontakt mit anderen Jungen seines Alters, die mißbraucht worden waren. Als Johnny zur ersten Einzelsitzung nach dem Treffen der Gruppe kam, verkündete er: „Diesen Kindern sind auch schlimme Dinge passiert.“ Die Kinder wurden ermutigt, über den Mißbrauch, den sie erfahren hatten, zu sprechen, Fragen zu stellen und sich mit den besonderen Problemen, für Jungen, die mißbraucht wurden, wie Hilflosigkeit und Homophobie, zu befassen. Den Kindern gemeinsam waren generalisierte Ängste und Sorgen sowie weitverbreitete Probleme, wie das Bemühen, stark und mächtig zu sein. Außerdem profitierten alle Kinder von der Exploration ihres Selbstbildes, Selbstwertgefühls, ihrer Aggression und Sexualität. Sie hatten verfrüht gelernt, was in bezug auf sexuelle Berührungen *nicht* richtig war, nun boten ihnen die Gruppenleiter Informationen über richtige, angemessene Berührungen.

Wenn in der Gruppe Konflikte auftauchten, wurden sie rasch angesprochen. Die Jungen fanden bald zusammen, und die Ergebnisse wurden in der Individualtherapie sofort sichtbar. Johnny fragte zum Beispiel einfach: „Wie wird man schwul?“ Offensichtlich gab es selbst in seinem Alter einige Besorgnis, daß der Mißbrauch ein Anzeichen für Homosexualität sein könnte. Ich verwies die Frage zurück an die Gruppe und beriet zusammen mit Johnnys Mutter und den Gruppentherapeuten, auf welche Antwort wir uns verständigen könnten. Wir entschieden, Johnny zu sagen, daß niemand schwul „wird“, weil er als Kind mißbraucht wurde und daß Kinder nicht aus irgendeinem bestimmten Grund für solchen Mißbrauch ausgewählt werden.

Im ersten Therapiejahr wurden folgende Themen angesprochen: Aggression, Sexualität, soziale Interaktionen, Interaktionen mit Gleichaltrigen, die Opfer-Täter-Dyade, Hilflosigkeit und Machtmittel. Johnny hatte eine Anzahl von Abwehrmechanismen entwickelt, um mit der Zurückweisung durch Gleichaltrige fertig zu werden, die sein Gefühl der Stigmatisierung verstärkte.

Ein unerwartetes Ereignis änderte den Behandlungsverlauf. Die Mutter hatte beschlossen, Johnny während der Ferien zu einer Freundin zu schicken. (Diese Freundin der Mutter hatte ein Kind in Johnnys Alter, und die beiden Kinder hatten während des Schuljahrs eine starke Beziehung zueinander entwickelt, die durch den Umzug der Freundin in eine nahegelegene Stadt unterbrochen wurde.) Während Johnnys Aufenthalt dort vergewaltigte ein nicht verwandter Mann, der ebenfalls seinen Urlaub bei der Familie verbrachte, Johnny mitten in der Nacht. Die Mutter rief mich verzweifelt an, bevor sie Johnny vom Flugplatz abholte. Johnny hatte sie am Morgen nach dem Mißbrauch angerufen und ihr erzählt, was passiert war. Der Familie war der Grund für Johnnys plötzliche Entscheidung, früher nach Hause zurückzukehren, unbekannt, und seine Mutter wollte Johnny erst sehen, bevor sie ihnen mehr mitteilte. Der Vergewaltiger hatte das Haus früh am Morgen verlassen.

Johnny wurde direkt ins Krankenhaus gebracht, wo die medizinische Untersuchung eindeutige Beweise für Analverkehr erbrachte; zahlreiche innere und äußere Verletzungen bestätigten, daß Johnny von dem Vergewaltiger geschlagen worden war. Johnny kam unmittelbar nach der medizinischen Untersuchung in mein Büro. Er ging ins Spielzimmer, nahm sich ein großes Stoffkaninchen und legte sich, was für ihn uncharakteristisch war, auf die Kissen. Er war körperlich und seelisch erschöpft. „Es tut mir leid, daß du verletzt wurdest", sagte ich. „Ich sehe, du möchtest dich ausruhen...Ich werde mich hier neben dich setzen...Wenn du sprechen möchtest, werde ich zuhören." Er schloß die Augen und schien fast zu schlafen, und ich saß ruhig neben ihm und fühlte seinen Schmerz und seine Erschöpfung mit.

Die nächsten vier Monate der Therapie waren anders als alle anderen Sitzungen mit Johnny. Er war still, körperlich ruhig und gleichgültig. Er hielt die Augen gesenkt, und er legte sich immer hin, wenn er den Raum betreten hatte. Er war völlig verschlossen. Die blauen Flecken auf seinem Arm verschwanden allmählich, aber seine inneren Wunden waren offensichtlich. Alles, was in der Vergangenheit gewonnen worden war, war verloren. Es war eine Zeit der Verzweiflung. Jegliche Versuche zur Interaktion mit Johnny waren vergeblich. Er war nicht an Kontakt mit mir, seiner Mutter oder seiner Umgebung interessiert. Er brauchte Hilfe, um aufzustehen, die Tür zu öffnen und seine Mutter zu finden. Er war stark depressiv und schlief sehr viel. Er verlor 10 Pfund, was zu seinem zerbrechlichem Erscheinungsbild beitrug.

Ich beschloß, mit Johnny nach draußen zu gehen. Wir gingen in den Park, und er wollte zwar nicht rutschen oder schaukeln, aber wir gingen Hand in Hand im Park spazieren. Ich blieb stehen, um etwas Popcorn für die Enten zu kaufen und bemerkte, daß Johnny ohne Aufforderung etwas davon aß. Es schien ihm im Park zu gefallen, und ich bat seine Mutter, zu versuchen, etwas im Freien mit ihm zu unternehmen, auch wenn er behauptete, lieber drinnen bleiben zu wollen. Die Mutter konnte Johnny aber nicht dazu bewegen, in den

Park zu gehen; seit der Vergewaltigung hatte sich Johnny seiner Mutter gegenüber distanziert und feindselig verhalten. Ich interpretierte sein Verhalten so, daß Johnny seiner Mutter böse war, weil es ihr nicht gelungen war, ihn vor der Vergewaltigung zu schützen. Die Therapiestunden, die wir zweimal wöchentlich draußen verbrachten, waren sehr erfolgreich. Johnnys körperliche Verkrampfung wurde geringer, schließlich lief und hüpfte er herum. Er lief vor mir her, jedesmal etwas mehr; schließlich spielte er Verstecken und schien dabei keine Angst zu empfinden. Er kletterte auf Bäume und genoß seine aufblühenden körperlichen Fähigkeiten.

Etwa 4 Monate nach der Vergewaltigung nahm Johnnys Mutter an einer Gerichtsverhandlung teil, und der Vergewaltiger wurde für schuldig befunden und zu einer Gefängnisstrafe verurteilt. Johnny erklärte stolz, daß „der Mann ins Gefängnis muß. Ich hoffe, sie töten ihn im Gefängnis."

„Du bist froh, daß der Richter ihn ins Gefängnis schickte", sagte ich.

„Ja, und ich hoffe, jetzt werden sie ihn töten."

„Du möchtest, daß man ihm weh tut, so wie er dir weh getan hat."

„Ja, ich möchte, daß ihm jemand weh tut."

„Es war schlecht von ihm, dir weh zu tun, Johnny."

Johnny schien im Spielzimmer bleiben zu wollen, und die Larry-Puppe wurde jetzt abwechselnd mit der Puppe des „Mannes" benutzt. Johnny holte die Puppe immer vom Regal herunter, wobei er auf den Sandkasten kletterte, um sie selbst zu holen. Er legte die Puppe hinter einen Stuhl oder versteckte sie unter Kissen. „Er ist im Gefängnis", erklärte er dann und warf Gorillas, Soldaten, Dinosaurier und Ninja Turtles darauf, um dem „Mann" wehzutun. „Wir können ihn noch nicht herauslassen", flüsterte er dann. Manchmal ließ er die Puppe von einer Woche zur nächsten begraben; dann wiederum legte er die Puppe auf das Regal zurück, bevor er ging. Oft fragte er: „Ist Larry auch im Gefängnis?" Ich wußte es wirklich nicht. Manchmal wiederholte er: „Larry war schlecht" und sagte, daß er ihm weh getan hatte, als er „wirklich klein" war. Als ich fragte, ob er sich daran erinnern könne, wie Larry ihm weh getan habe, sagte er, er könne sich nicht mehr erinnern. Er sagte oft, Larry wäre ein „Sohn Satans" und hätte „wirkliche Macht, die nicht einmal Gott besiegen kann". Wenn Johnny in der Nacht Angst bekam, drückte er meist eine besondere Furcht aus, daß Larry kommen könnte und „(ihn) kidnappen und zu einem sehr dunklen Ort bringen, wo (ihn) nie jemand wiederfinden würde."

Erörterung

Johnny war das Opfer eines wiederholten Traumas und litt unter Symptomen posttraumatischen Stresses, unter anderem Emotionalität, Alpträume, körperliche Empfindungen, Angst und Befürchtungen und sich aufdrängende Erinnerungen. Diese Symptome zeigten sich in einer Fülle von Verhaltensweisen: Aggression und sexualisiertes Verhalten, Anhänglichkeit und Regression, ein offen ausgedrückter Konflikt zwischen Gut und Böse (Luzifer und Gott) und ein beeinträchtigtes Selbstbild, einschließlich eines Gefühls, von Natur aus schlecht zu sein. Die erste Vergewaltigung hatte schweren Schaden angerichtet, der durch eine Wiederholung desselben Traumas nur 12 Monate später verschärft wurde. Johnnys gesteigertes Wohlbefinden und Selbstvertrauen wurden durch seine Unfähigkeit, sich selbst vor der zweiten Vergewaltigung zu schützen, stark vermindert. Seine Hypervigilanz stieg und ging mit einem tiefen Gefühl der Depression und Hoffnungslosigkeit einher.

Glücklicherweise war die therapeutische Beziehung zur Zeit der zweiten Vergewaltigung genug gefestigt. Johnny war in der Lage, zu den Therapiesitzungen zu kommen und zu regredieren, ohne sich um meine Reaktionen zu sorgen. Diese Phase der Behandlung diente der Erholung und konzentrierte sich auf Johnnys körperliche und seelische Heilung. Die erste Vergewaltigung hatte ihn erschüttert und geängstigt; die zweite schmetterte ihn nieder und erzeugte ein Gefühl der Sinnlosigkeit.

Johnny hatte Perioden, in denen er sich hilflos fühlte und sich entsprechend verhielt. Um dem entgegenzuwirken ermutigte ich ihn zur Selbständigkeit, stellte ihm Aufgaben, die leicht bewältigt werden konnten und ging mit ihm ins Freie, damit er durch Spazierengehen, Laufen und Klettern körperliche Stärke und Geschicklichkeit entwickelte.

In anderen Behandlungsphasen zeigte Johnny sexualisiertes und aggressives Verhalten gegenüber anderen Kindern. Ich veranlaßte seine Mutter, ihn zur Gruppentherapie zu bringen, damit er aus diesen ungünstigen Interaktionen, die bei anderen zu negativen Reaktionen und Ablehnung führten, herausfand. In dieser übersichtlichen, kontrollierten Umgebung wurden seine Interaktionen sorgfältig beobachtet, und die Interventionen des Therapeuten waren konsequent und angemessen, Das Gruppenerleben konzentrierte sich auf das Erlernen und die Belohnung positiver Verhaltensweisen und die Förderung der Identität und des Selbstwertgefühls bei Johnny. Die Gruppenmitglieder lernten innerhalb der Gruppensituation durch die Therapeuten auch etwas über Sexualität und Arten angemessener Berührung zwischen Kindern.

Die Beziehung zwischen Johnny und seiner Mutter blieb letztendlich belastet und wurde zusätzlich erschwert durch die Entdeckung der Mutter, daß sie selbst sexuell mißbraucht worden war, durch ihre ambivalente Haltung gegenüber ihrem Sohn und ihre Schuldgefühle auf Grund ihres Versagens, ihren Sohn zu schützen.

Im Verlauf der Behandlung wurden Individual-, Gruppen- und Familientherapie eingesetzt. Es gab zwei „Pausen“ von der Therapie. Die erste Unterbrechung fand während der Sommermonate statt; die zweite stand in Beziehung zu den bedeutenden Fortschritten in Johnnys sozialem Verhalten und der Festigung seines Selbstgefühls. Zeitweise kam es zu Regressionen. Johnny hatte Blinddarmentzündung und das Gefühl der Hilflosigkeit, das er während der Rekonvaleszenz nach der Operation empfand, weckte Erinnerungen an die Vergewaltigung und seine anschließenden Gefühle körperlicher und seelischer Zerbrechlichkeit. Er erholte sich nur langsam, wozu das besorgte Verhalten seiner Mutter beitrug. Außerdem riefen die Jahrestage der Vergewaltigungen, die manchmal bewußt in Erinnerung gerufen wurden, Niedergeschlagenheit und/oder Ausagieren hervor.

Antony: Ein Kind mit multiplen Traumen

Informationen zur Überweisung

Antony wurde von der für ihn zuständigen Sozialarbeiterin zur Behandlung überwiesen. Antony war körperlich mißhandelt, sexuell mißbraucht und vernachlässigt worden; er war öffentlicher Vormundschaft unterstellt und lebte in einem spezialisierten Pflegeheim.

Soziale/familiäre Vorgeschichte

Antony war hispanischer Herkunft und zur Zeit der Überweisung 9 Jahre alt. Er war eines von fünf Kindern, die alle verschiedene Väter hatten. Die drei jüngeren Geschwister waren zur Adoption freigegeben worden; Antony und seine 15 Jahre alte Schwester Sarah waren in verschiedenen Langzeitpflegeheimen untergebracht.

Antonys Eltern, José und Lupe, hatten eine flüchtige Beziehung, die abrupt beendet wurde, als José beim Drogenhandel erschossen wurde. Lupe hatte zahlreiche kurze Bekanntschaften; ihre Kinder hatten nie Kontakt mit ihren jeweiligen Vätern.

Lupe war seit dem Teenageralter drogenabhängig gewesen. Sie war von ihrem Vater sexuell mißbraucht und von ihrer Familie verstoßen worden, als sie diese Tatsache enthüllte; ihre Mutter und ihre älteren Schwestern hatten sie eine Schlampe genannt und ihr gesagt, sie brauche nie wieder nach Hause zu kommen. Sie erzählte der Sozialarbeiterin, daß sie dann ab und zu bei einigen Freundinnen gewohnt hatte und schließlich einen Mann getroffen hatte, der sie aufnahm, ihr zu Essen gab und Kleidung kaufte und kaum eine Gegenleistung zu verlangen schien.

Leider stellte sich heraus, daß der Mann ein Zuhälter war, und so wurde Lupe in ihr „Arbeitsleben“ auf den Straßen von Los Angeles eingeführt. Lupe behauptet, daß sie ihre erste Bekanntschaft mit Marihuana durch einen „Kunden“ machte, der ihr anbot, sie rasch high zu machen. Sie stellte fest, daß sie sich unter dem Einfluß von Drogen wie betäubt fühlte, ein Gefühl, das sie sehr genoß. Seit dieser Zeit hatte sie täglich Marihuana geraucht und hatte in den letzten zwei Jahren eine Vielzahl von Drogen genommen, wobei sie Sex gegen Drogen tauschte.

Trotz Drogenabhängigkeit und Prostitution war Lupe in der Lage, für ihre beiden ältesten Kinder gelegentlich für das Notwendigste zu sorgen. Sie hatte gelegentlich Miete zahlen und mit ihren Kindern zusammenwohnen können, und einige ihrer Freunde hatten sie zeitweise aufgenommen. Sie hatte sich immer Kinder gewünscht und blieb fest bei ihrer Behauptung, daß sie sie alle sehr liebte; daß sie ihre kleinen Kinder zur Adoption freigab, wurde von Lupe als ihr großmütigstes Geschenk an sie angesehen. Nach der Geburt ihres letzten Kindes, das auf Grund von Lupes Drogenabhängigkeit mit einer schweren Gehirnschädigung geboren wurde, unterzog sie sich einer Sterilisation.

Lupe hat immer wieder an Drogentherapieprogrammen teilgenommen. Gegenwärtig nimmt sie an einem staatlich finanzierten, stationären Rehabilitationsprogramm für Drogenabhängige teil, und ihre Erfolgsaussichten werden zurückhaltend beurteilt. Sie hat jedes ihrer älteren Kinder in den letzten 2 Jahren seltener als dreimal gesehen. Sarah ist während der letzten 4 Jahre in demselben Pflegeheim geblieben. Sie hat eine gute Bindung an ihre Pflegeeltern entwickelt, die ihr Interesse an einer Adoption zum Ausdruck gebracht haben. Lupe hat bis jetzt gezögert, dieses Kind, ihr Erstgeborenes, zur Adoption freizugeben.

Antonys Erfahrungen mit Pflegeheimen waren unstetig: Er ist bis jetzt in etwa acht verschiedenen Pflegeheimen gewesen. Einmal wurde auch für ihn eine Adoption in Betracht gezogen, aber auch in seinem Fall widerstrebte es Lupe, ihn zur Adoption freizugeben; folglich wurden keine Schritte zur Aufhebung der elterlichen Rechte unternommen. Antony hat in der Pflegeunterbringung eine Reihe von Verhaltensauffälligkeiten gezeigt; einige Verlegungen in ein anderes Heim wurden durch entsprechende Ersuche der Pflegeeltern herbeigeführt.

Als die Behandlung begann, war Antony in ein „spezialisiertes" Pflegeheim überwiesen worden, nachdem er in seinem früheren Heim Geld gestohlen hatte. Die Sozialbehörde sah das Stehlen des Kindes als „fehlgeschlagene Unterbringung des Kindes" an und bat um Therapie für Antonys „ausagierendes Verhalten."

Klinische Eindrücke

Antony war ein kleiner, schüchterner Junge mit eingeengten Bewegungen und geringem Ausdruck. Er sagte wenig, bewegte sich langsam und schien nur ungern in mein Büro zu kommen; die Pflegemutter erklärte, daß er sich in sein Zimmer eingeschlossen und sich geweigert hatte, zu der Sitzung mitzukommen. Antony hatte schließlich eingewilligt, aus seinem Zimmer und zur Therapie zu kommen, weil sie ihm Münzen im Wert von einem Dollar für einen nahegelegenen Videoautomaten versprach.

Ich hatte die Pflegemutter, Mrs. R., vor dem Termin mit Antony getroffen. Sie beschrieb Antony als ein ruhiges, schüchternes Kind, das „völlig verschlossen" zu sein schien. Zu der Zeit unseres Treffens gab es ihrem Bericht nach keine Probleme, sie fügte aber hinzu, daß die Sozialarbeiterin sie gewarnt hatte, daß Antony sich bei der Ankunft in einem neuen Pflegeheim immer von seiner besten Seite zeige.

Mrs. R. teilte mit, daß Antony bei den Mahlzeiten nichts äße, stattdessen aber ständig den Kühlschrank plündere. Seine Schlafgewohnheiten schienen unregelmäßig zu sein; oft würde sie nachts aufwachen und feststellen, daß er Radio hörte oder in einigen Comic-Büchern, die er mitgebracht hatte, las. Er schien eine besondere Vorliebe für Supermänner und Helden zu haben, was bei Kindern dieses Alters nicht ungewöhnlich ist.

Das größte Problem, das Mrs. R. feststellte, hatte mit Antonys Hygiene zu tun: Er spielte intensiv, schwitzte stark und weigerte sich zu duschen. In den zwei Wochen, die er bis jetzt bei ihr war, hatte er nur einmal geduscht und dann auch nur, als ihm eine Belohnung versprochen wurde. Er nahm seine schmutzige Kleidung aus dem Wäschekorb und wollte die gleichen Kleidungsstücke 3 oder 4 Tage hintereinander tragen. Mrs. R. hatte ihn nicht zum Wechseln gezwungen und mich um Vorschläge in bezug auf dieses Verhalten gebeten. Ich sagte ihr, daß sie es richtig mache, wenn sie nicht darauf bestehe, daß Antony bade oder sich umziehe und daß ich ihr weitere Ratschläge geben könne, sobald ich ihn getroffen und etwas besser kennengelernt habe.

Mrs. R. führte ihr spezialisiertes Pflegeheim, das für vier Kinder, die besondere Aufmerksamkeit erforderten, zugelassen war, seit vier Jahren. Als Antony zu ihr kam, befanden sich zwei kleinere Mädchen dort. Antony hatte den Berichten zufolge in anderen Heimen Jungen gegenüber einige aggressive Verhaltensweisen gezeigt, schien Mädchen gegenüber aber eine Beschützerrolle zu übernehmen.

Die Anfangsphase der Behandlung

Antony zeigte anfangs kein ausagierendes Verhalten. Die Sozialarbeiterin hatte mir gegenüber ihre Beobachtung wiederholt, daß Antony zuerst immer einen sehr guten Eindruck mache und später schwierige Verhaltensweisen entwickle.

Antony war zuerst ruhig und teilnahmslos; als er das Spielzimmer betrat, zeigte er wenig Interesse oder Begeisterung. Er fragte nichts und suchte sich ein Buch aus, um zu lesen; den größten Teil der Sitzung über las er ohne Unterbrechung und interagierte kaum mit mir. Er sprach nur wenige Worte, blickte mir nicht in die Augen und bat nicht darum, mit irgendwelchen Spielsachen in seiner Reichweite oder auf den oberen Regalen spielen zu dürfen. Mein einziger Kommentar ihm gegenüber war: „Ich bin jemand, mit dem Kinder reden und ihre Gedanken und Gefühle teilen können." Ich fügte hinzu: „Viele Kinder kommen zuerst nicht gerne hierher," Ich hatte erklärt, daß der Wecker klingeln würde, wenn es für ihn Zeit war zu gehen. Als es klingelte, schien er sich dessen nicht bewußt zu sein; offensichtlich war es ihm gleichgültig, ob er ging oder blieb.

Ich entschloß mich zu einem nondirektiven Vorgehen bei Antony. Er hatte die Unterbringung in zahlreichen Heimen erlebt und eine ganze Auswahl neuer Umgebungen und Betreuer kennengelernt. Nach Auskunft der Sozialarbeiterin war er unzählige Male von der Polizei und Mitarbeitern von Child Protective Services interviewt worden. Einige seiner Pflegeeltern hatten mit Verachtung bemerkt, daß Antony „nie etwas zurückgab außer Schwierigkeiten." Er war als „unkooperativ, unberechenbar und selbstsüchtig" bezeichnet worden. Offensichtlich hatten seine Betreuer eine wechselseitige Beziehung erwartet, und Antony war nicht zu geselligem Verhalten motiviert.

Mein nondirektiver Ansatz respektierte Antonys Problem, mit anderen Beziehungen aufzunehmen. Ich erwartete von ihm nicht, daß er mir vertraute oder an einer weiteren kurzfristigen Beziehung interessiert war. Meine Aufgabe war es vertrauenswürdig und ein beständiger Faktor in seinem Leben zu werden.

Während der ersten drei Monate geschah nichts Bemerkenswertes bei den wöchentlichen Treffen. Antony brachte Bücher mit, die er las, spielte ruhig mit kleinen Autos, die er zusammenstoßen ließ, hörte mit einem Walkman Musik und ignorierte mich im großen und ganzen. Ich saß in seiner Nähe auf dem Fußboden und beschäftigte mich mit ähnlichen Dingen. Manchmal las ich oder malte oder nahm kleine Autos vom Regal, um sie zu betrachten. Ich stellte fest, daß er während aller Sitzungen eine Position der Überlegenheit beibehielt. Ich konnte verstehen, daß Betreuer mit seinem teilnahmslosen, aber dennoch provokativen Verhalten Schwierigkeiten hatten.

Während des vierten Behandlungsmonats mußte Mrs. R. für eine dringende Operation ins Krankenhaus gehen, und ihre Schwester übernahm zeitweilig ihre Aufgaben. Dieses Ereignis brachte die erste Veränderung in der Therapie hervor. Als Antony ins Spielzimmer kam, mußte er unbedingt etwas loswerden; er setzte sich auf die großen Kissen und kreuzte die Arme vor dem Körper. „Ich hasse sie", verkündete er. „Wen haßt du?" fragte ich. „Rosa – sie denkt, sie hat die Verantwortung für mich, aber das stimmt nicht. Niemand ist für mich verantwortlich. Die alte Ziege kann mich doch am Arsch lecken." Ich hatte Antony noch nie soviel sprechen hören, noch dazu mit einem so starken Gefühlsausdruck. Ich war sehr froh darüber.

„Du magst es nicht, wenn Rosa dir sagt, was du tun sollst."

„Verdammt, nein. Und wenn sie sich nicht beruhigt, werde ich ihr's schon zeigen."

„Wie fühlst du dich im Augenblick, Antony?"

„Ich bin sauer."

„Worüber bist du sauer?"

„Rosa. Sie glaubt, sie kann mich rumkommandieren."

„Was hat sie gesagt oder getan, daß du so sauer auf sie bist?"

„Sie sagt, ich muß für die Schule ein sauberes Hemd anziehen. Ich mag das nicht. Ich fühle mich wie ein Schwächling, wenn ich ganz sauber bin."

„Wie machst du es denn gewöhnlich, wenn Mrs. R. zu Hause ist?"

„Sie läßt mich entscheiden."

„Vielleicht weiß Rosa das nicht."

„Sie will mir nicht zuhören. Sie glaubt, sie ist so schlau."

Ich ging ein großes Risiko ein. „Antony, laß mich Rosa nur ein paar Minuten hereinholen und laß uns sehen, ob wir das Problem lösen können."

„Verdammt, nein. Wenn sie kommt, bin ich sofort weg."

„Antony, du mußt nichts tun oder sagen. Laß mich nur sehen ob ich ihr helfen kann, die Sache zu verstehen."

„Das wird sie nicht."

„O.K. Laß mich es versuchen."

Ich ging aus dem Spielezimmer und sprach mit Rosa. Ich sagte ihr, daß ich verstand, wie schwierig es für sie sein mußte, in Sorge um ihre Schwester zu sein und sich um diese Kinder zu kümmern, die Mrs. R. vermißten. Ihr kamen die Tränen und sie sagte, sie habe das Gefühl, daß ihr die Sache über den Kopf wachse. Ich bot ihr an, mich am nächsten Tag mit ihr zu treffen, wenn sie eine Betreuung für die jüngeren Kinder organisieren könne. Ich fragte, ob es ihr bewußt sei, daß Antony verärgert sei; sie wußte es nicht. Er sei zwar sehr mürrisch gewesen, aber sie wußte nicht genau warum. Als ich ihr die Sache mit dem Hemd erklärte, erinnerte sie sich an den Vorfall am Morgen; die Bedeutung, die dieser Vorfall für ihn hatte, war ihr aber nicht bewußt. Ich legte großen Wert darauf, ein positives Gespräch zwischen Rosa und Antony zu fördern.

Wir setzten uns alle hin, und ich sagte: „Antony ist ärgerlich, weil er entscheiden möchte, was er in der Schule trägt." Rosa sagte spontan: „Antony, es tut mir leid, ich wußte nicht, daß du das entscheiden konntest...das Hemd schien mir etwas schmutzig zu sein. Ich wollte nicht, daß du dich in der Schule schämst." Antony saß mit gekreuzten Armen schweigend da. „Antony kann wirklich gut zuhören und aufpassen. Er gebraucht nicht immer Worte, um sich auszudrücken", sagte ich zu ihr.

„Ich weiß, wie das sein kann", fügte Rosa hinzu. „Ich bin auch schüchtern, wenn ich Leute nicht kenne."

Ich nahm die Gelegenheit wahr, um zu Rosa zu sagen: „Es muß für Sie alle sehr hart sein, daß Mrs. R. im Krankenhaus ist. Sie müssen besorgt sein." „Sie wird wieder gesund werden", antwortete Rosa, „Es war nur so plötzlich." „Ich mag auch keine Überraschungen", sagte ich, „und für die Kinder muß es doppelt so hart sein, weil sie in ihrem Leben schon so viele Überraschungen erlebt haben."

Rosa ging wieder, und Antony platzte heraus: „Sie war nett, weil Sie hier waren."

„Na ja, jedenfalls bin ich froh, daß du dich nicht mehr über deine Schulkleidung ärgern mußt."

„Ich hätte sie sowieso nicht angezogen."

„Gibt es noch irgend etwas, über das du dich ärgern könntest, Antony?"

„Nein."

Er holte sich die Autos und knallte sie gegen die Wände. Als es Zeit war zu gehen, war sein Körper weniger angespannt. Überraschenderweise sagte er: „Bis nächste Woche."

Ab dieser Sitzung fand – nichtsdestotrotz – ein verbaler Dialog statt. Mrs. R. war drei Wochen abwesend, und als sie wiederkam, wurde sie von einer Hilfe unterstützt. Als Mrs. R. nach Hause kam, brachte sie den Kindern kleine Geschenke mit. Antony brachte sein Geschenk mit ins Spielzimmer: ein chinesisches Damespiel. Es war ganz neu und offensichtlich das erste nagelneue Spielzeug, das er jemals gehabt hatte: es bereitete ihm große Freude, mir zu erzählen, daß es in Plastik eingepackt war und daß er es selbst ausgepackt hatte. Er spielte intensiv damit und konzentrierte sich auf jeden Zug. Er war stolz, wenn er gewann und wollte unbedingt wieder spielen, wenn er verlor. Er verlor selten.

Es hatte sich zwar eine Veränderung in der Therapie ergeben, als Antony mit mir über seinen Ärger sprechen konnte, aber er drosselte dennoch weiterhin seinen Ausdruck von Gefühlen. Ich benutzte einen Satz Karten mit Illustrationen von Gesichtern, die eine große Bandbreite von Gefühlen zeigten. Ich dachte, daß Antony vielleicht die Karten auswählen konnte, die Gefühle darstellten, die seinen eigenen über Menschen oder Situationen entsprachen, und ich war von seiner Fähigkeit, die Karten in vielfältiger Weise zu nutzen, beeindruckt. Ich brachte die Karten in ihrer Verpackung und sagte Antony, daß ich gerade etwas Neues mit der Post bekommen hätte. Das machte ihn neugierig und er öffnete den Karton. Zunächst spielten wir damit, indem wir eine Karte auswählten und uns gegenseitig von einer Zeit erzählten, zu der wir das auf der Karte dargestellte Gefühl gehabt hatten. Später bat ich Antony, mit Hilfe der Karten zu kommunizieren. Ich fragte ihn zum Beispiel: „Wie hast du dich gefühlt, als Mrs. R. ins Krankenhaus kam?“ Er wählte drei Karten aus: „Wütend“ „Traurig“ und „Enttäuscht“.

„Ich kann mich erinnern, wie wütend du warst, als du mich in der Woche, in der Mrs. R. ins Krankenhaus kam, besuchtest. Kannst du dich erinnern?“

„Ja.“

„Du warst sauer, weil Rosa dich an diesem Tag zwang, ein sauberes Hemd zu tragen.“

„Das stimmt.“

„Worüber hast du dich wohl noch geärgert?“

„Daß meine Pflegemutti ins Krankenhaus ging.“ Es war das erste Mal, daß er sie Mutti nannte. Er hatte eine Zuneigung zu Mrs. R. entwickelt, vielleicht als Reaktion auf ihre freundliche, unaufdringliche Art.

„Ich verstehe, daß du deswegen wütend warst, Antony.“ Er hatte die Grenze dessen, was er ertragen konnte, erreicht und holte das Damespiel hervor.

Behandlungsplan

1. Beständig sein; vertrauenswürdig werden. Aufhebungen oder Verschiebungen von Terminen vermeiden.
2. Nondirektiv sein: Antony ein Gefühl der Freiheit geben; nichts aufdrängen.

3. Möglichkeit einer verborgenen Depression prüfen.
4. Themen und Abläufe seines Spiels dokumentieren.
5. Unaufdringliche Interaktionen einführen, vergleichbares Spiel wählen.
6. Beim Ausdruck von Gefühlen helfen.
7. Langfristige Ziele: seine Gefühle in bezug auf seine eigene Familie, die Erschießung seines Vaters, die Adoption der Geschwister erörtern.
8. Treffen mit Mrs. R. entweder monatlich oder nach Bedarf vereinbaren.
9. In Verbindung mit der Sozialarbeiterin bleiben, um die Pflegeunterbringung, die Behandlungsfortschritte der Mutter und eventuelle Wiederzusammenführungspläne zu besprechen.

Die mittlere Behandlungsphase

Die „feeling cards" blieben weiterhin ein wirksames Mittel der Kommunikation zwischen Antony und mir, und andere Techniken wurden ebenfalls hilfreich. Antony entdeckte die Handpuppen und das Geschichtenerzählen: Er versteckte sich hinter etwas, hielt seine Puppen hoch über den Kopf und erzählte Geschichten, die reich an Symbolen waren. Eine seiner Lieblingsgeschichten lautete:

Kaninchen: Willkommen in meinem Land der Überraschungen. Viele Dinge passieren in dieser Welt. Aber ich kann nicht mehr sagen. Da kommt jemand. Ich muß gehen.

Spinne: Nun, ich habe einige Überraschungen auf Lager. Ich bin eine Tarantel, und ich habe ein starkes Gift, und ich schleiche mich von hinten an und greife schnell an. Der Tod kommt schnell. Niemand weiß, was den Tod verursacht. Ich überrasche sie alle mit dem Tod. Ich habe große tödliche Macht. Ich laufe schnell und niemand kann mich fangen. Seht nur zu.

Teddybär: Ho, hmm, was für ein schöner Tag. Die Sonne scheint, der Himmel ist blau. Es gibt Honig im Baum. Jam, jam. AUTSCH! WAS WAR DAS??? DAS TUT WEH, (Er fällt tot um.)

Eichhörnchen: Ho, hmm, was für ein schöner Tag. Die Sonne scheint, der Himmel ist blau. Es gibt Nüsse im Baum. Jam, jam. AUTSCH! WAS WAR DAS??? DAS TUT WEH. (Es fällt tot um.)

Kaninchen: In dieser Gegend muß man wirklich sehr gut aufpassen. Überall lauern Gefahren, auch wenn du sie nicht sehen kannst. Ich mußte sehr große Vorsichtsmaßnahmen treffen. Seht meine Muskeln.

Ich mußte mich stark machen. Ich bleibe nicht hier, weil ich immer weiß, wann es Zeit ist abzuhauen. Und jetzt ist es Zeit.

In dieser Geschichte gibt es mehrere relevante Themen. Es gibt eine Gefahr, die zwar wahrgenommen wird, sich aber tarnt. Die Gefahr, die durch die Spinne symbolisiert wird, ist tödlich und greift schnell an. Die Spinne genießt ihre Macht zu töten und scheint verwundbare Ziele (symbolisiert durch ein Eichhörnchen und einen Teddybär) auszuwählen.

Antonys Geschichten spiegelten zwar immer eine gefährliche Umgebung und die Möglichkeit des Todes wider, aber in der mittleren Therapiephase entwickelte er die Figur des Kaninchens, das immer die Geschichte erzählte und dem es immer gelang zu entkommen. Das Kaninchen war immer überaus wachsam, immer einfallsreich und darauf bedacht, körperliche Stärke zu entwickeln. Dies war ein prognostisch gutes Zeichen und kennzeichnete Antonys Wechsel von gelernter Hilflosigkeit zu einem gesteigerten Machtgefühl. Außerdem spiegelten die Geschichten nicht Vergeblichkeit, sondern Optimismus wider.

Während der ganzen mittleren Behandlungsphase trat das Kaninchen immer wieder in verschiedenen Geschichten auf und es erlebte Erdbeben, Überschwemmungen und andere Katastrophen. Es entkam immer, manchmal gerade noch um Haaresbreite. Seine körperliche Kraft ermöglichte ihm, große Strecken zu überspringen, zahlreiche Widersacher zu bekämpfen und steile Berge zu erklettern. Antony war gleichzeitig Mitglied einer siegreichen Fußballmannschaft und seine unbestreitbaren Fähigkeiten im Laufen, Schießen und im Umgang mit dem Ball versetzten ihn in Hochstimmung. Seine Selbstachtung und sein Selbstvertrauen wurden stark dadurch gesteigert, daß seine Mannschaftskameraden ihn wegen seiner Torjägerqualitäten feierten, und Antony genoß es sehr zu gewinnen. Überdies sah sich Mrs. R. jedes Spiel an, eine Tatsache, die Antony durchaus registrierte.

Antony vermied es weiterhin, seine Gefühle zu verbalisieren. Gleichzeitig war er aber für andere Kommunikationsmittel äußerst empfänglich. Ich malte oft einen Mann und eine Frau, die beide eine Sprechblase über ihrem Kopf hatten, so wie Comiczeichner den Dialog ihrer Figuren wiedergeben. „Wer ist das?“ fragte ich Antony, und er schlug dann Namen vor, zum Beispiel die seiner Pflegemutter, seiner Lehrerin oder den Namen eines Mädchens, das er mochte. Manchmal wies er mich an, eine neue Figur zu zeichnen, die eines „Kids im Karateanzug“, und er sprach dann durch diese Gestalt. Eines Tages malte ich eine Frau mit einer kleineren Figur an ihrer Seite. „Das bist du, und das ist deine Mutter“, sagte ich. Ich setzte mich zurück und kommentierte: „Ich frage mich, was du zu deiner Mutter sagen würdest und sie zu dir.“ Er schrieb in die Sprechblase über der Mutter: „Du bist wirklich stark.“ Er ließ seine Sprechblase frei. Das Thema seiner Mutter war für Antony extrem belastend.

Während einer denkwürdigen Sitzung erzählte ich die Geschichte einer Eichhörnchenmutter und ihres Eichhörnchenbabys. In der Geschichte ging es um eine Eichhörnchenmutter die ihr Baby sehr liebte, und es trotzdem immer alleine ließ, weil sie angeblich arbeiten und wichtige Verabredungen einhalten mußte. Das kleine Eichhörnchen war sehr verwirrt. Wie konnte eine Mutter, die ihr Baby liebte, es alleine lassen? „Ausgeschlossen“, sagte Antony, „sie hat lauter Ausreden.“ Antony hatte gleichzeitig Angst davor, über seine Mutter zu sprechen und den Wunsch, es zu tun. Die Symbolik ermöglichte ihm die Distanz, die er sich wünschte und brauchte. „Ich möchte nicht mehr über diese Geschichte sprechen“, sagte er. Er begann abrupt gegen den Sandsack zu treten. Ein Anfang war gemacht.

In der nächsten Sitzung hatte ich das Eichhörnchenbaby unter ein Kissen gelegt. „Sieh mal“, sagte ich zu Antony, „dem Baby geht es heute wirklich schlecht. Es vermißt seine Mutter so sehr“ „Ich weiß“, sagte er, „lassen wir sie zurückkommen.“ „O.K.“, stimmte ich zu. (Ich folgte bei dieser Geschichte immer seinen Instruktionen, ganz gleich, wofür er sich entschied.) Er nahm sich die Eichhörnchenmutter und ließ sie zu dem Baby kommen. „O.K., O.K., stell dich nicht so an“, sagte Antony mit hoher, verstellter Stimme, als er die Mutter zum Kissen brachte. „Du mußt selbst auf dich aufpassen; ich werde nicht immer da sein.“ Ich hakte ein und fragte Antony, was das Baby sagen solle. Er flüsterte, was ich in der Rolle des Babys sagen sollte, und ich gab seine Worte weiter: „Mami, ich bin zu klein, um alleine zu bleiben.“ Die Mutter war barsch, als sie sagte: „Nein, das bist du nicht. Du bist ein Junge. Du mußt stark sein. Wenn du nicht stark bist, werden andere Kerle dir weh tun und Hackfleisch aus dir machen.“ Ich fragte ihn, wie das Baby reagieren würde, und er wußte es nicht. Ich wimmerte und ließ das Eichhörnchenbaby sagen: „Mammi, bitte laß mich nicht allein. Ich möchte, daß du bei mir bleibst.“ Antony warf die Eichhörnchenmutter an die Wand, und das Rollenspiel endete abrupt. Ich wartete. Antony ging in die Ecke, setzte sich hin und verbarg sein Gesicht in den Händen. Er schien zu weinen, und ich wollte nichts tun oder sagen, das ihn davon abhielt, seine angemessene Traurigkeit über den Verlust seiner Mutter das erste Mal zu zeigen. Schließlich sagte er: „Warum kann meine Mutter sich nicht um mich kümmern?“

„Was meinst du, warum?“ fragte ich vorsichtig.

„Sie kann nicht aufhören, Drogen zu nehmen.“

„Das ist richtig“, sagte ich, „und weil sie drogensüchtig ist, kann sie sich kaum um sich selbst kümmern, umso weniger um dich.“

„Scheiße...warum ist sie so dumm?“

„Es ist O.K., wenn du wütend auf sie bist, Antony. Du möchtest, daß sie eine richtige Mutter für dich ist.“

„Sie ist so dumm,“ fuhr er fort. „Sie trifft sich mit diesen Blödmännern und bringt sie mit nach Hause. Sie bezahlen sie, um mit ihr zu schlafen. Es ist scheußlich.“ Ich hatte immer vermutet, daß Antony die Prostitution seiner Mutter miterlebt hatte; er war gehört worden, wie er gegenüber anderen Kindern eindeutig sexuelle Bemerkungen gemacht hatte. „Du machst dir Sorgen, sie könnte verletzt werden, nicht wahr?“

„Einmal“, fuhr Antony schnell fort, „hat ein Kerl sie geschlagen, und ich habe eine Flasche genommen und über seinem Kopf kaputtgeschlagen. Dann sind meine Mutter und ich weggelaufen.“

„Du hast manchmal auf sie aufgepaßt, Antony.“

„Können wir rausgehen?“ fragte er.

„Natürlich“, antwortete ich. „Ich weiß, es ist schwer für dich, über deine Mutter zu reden...du hast so viele verschiedene Gefühle für sie.“

Nach dieser Sitzung fiel es Antony leichter, über seine Mutter zu sprechen. Wenn er etwas sagen oder fragen wollte oder nach ihr fragen wollte, nahm er sich immer das kleine Eichhörnchen. „Glaubst du, sie denkt an mich?“ fragte er ernsthaft.

„Ich bin sicher, daß sie das tut.“

„Werde ich jemals wieder mit ihr zusammenleben?“ fragte er ein anderes Mal.

„Das weiß ich wirklich nicht“, sagte ich ihm. „Das kommt darauf an, ob sie von den Drogen loskommen und lernen kann, auf sich selbst aufzupassen..“

Und wieder ein anderes Mal fragte er: „Was glaubst du, wie alt ich sein werde, wenn ich wieder mit ihr zusammen wohne?“ Es tat mir leid, daß ich ihm wieder einmal die Antwort „Ich weiß es nicht“ geben mußte.

Da Antony nun einen Anfang gemacht hatte, schlug ich ihm am Anfang einer unserer Sitzungen vor: „Was hältst du davon, wenn wir deiner Mutter einen Brief schreiben?“ Er schien auf der Hut zu sein, als er fragte, was ich meinte. Ich erklärte, daß wir zusammen an einem Brief arbeiten könnten und daß er dann entscheiden könnte, ob er den Brief seiner Mutter schicken wollte. Ich hatte mich kurz zuvor mit der Sozialarbeiterin in Verbindung gesetzt, und ich wußte, daß Antonys

Mutter den Berichten zufolge innerhalb des Rehabilitationsprogramms, mit dem sie nach der Drogenentwöhnung begonnen hatte, Fortschritte machte. Die Sozialarbeiterin hatte sofort gewarnt, daß seine Mutter am Anfang der Behandlung gewöhnlich Fortschritte machte. Wir hatten darüber gesprochen, daß wir einen Telephonkontakt oder ein Treffen zwischen Antony und seiner Mutter unter meiner Aufsicht arrangieren könnten, wenn die Fortschritte anhielten.

Die Möglichkeit, daß Antony Kontakt mit seiner Mutter aufnehmen konnte, schien einigermaßen realistisch. Antony hatte selbst große Fortschritte gemacht. Er war mitteilsamer, drückte einige seiner Gefühle aus. Er hatte eine gute Bindung an seine Pflegemutter entwickelt, und er war Mitglied einer Fußballmannschaft seiner Schule geworden. Seine aggressiven Verhaltensweisen traten seltener auf, und seine Körperpflege war besser geworden. Am wichtigsten war, daß er Vertrauen in die Therapie setzte und sie für sich zu nutzen wußte, indem er oft mit seinen Fragen und Sorgen kam. Er erzählte mir immer von Auseinandersetzungen mit Freunden und/oder Lehrern an der Schule; ebenso brachte er mir Schularbeiten und Zeugnisse mit und zeigte mir stolz, wo er sich verbessert hatte. Antony sprach gut an auf die Kontinuität, die ihm sein Pflegeheim, die Therapie, seine Karatestunden und andere Aktivitäten, wie die Sonntagsschule, die seine Pflegemutter förderte, gaben. Er hatte einen Freund gewonnen, 8 Pfund abgenommen, und er badete jeden zweiten Tag. Außerdem hatte Mrs. R.s Hund Junge bekommen, und Antony hatte eines als Belohnung für seine Bereitschaft zur Mitarbeit und seine hilfsbereite Einstellung im Haus geschenkt bekommen. Es war klar, daß sich zwischen Mrs. R. und Antony eine besondere Beziehung entwickelt hatte, die vielleicht durch ihren gemeinsam kulturellen Hintergrund inspiriert wurde.

Ich fragte mich, ob Antonys Fortschritte durch einen Kontakt zwischen ihm und seiner Mutter behindert werden würden; sein verbessertes Selbstgefühl war noch neu und zerbrechlich. Es hatte zwar positive Veränderungen gegeben, aber es war noch unsicher, ob sie über einen längeren Zeitraum bewahrt werden könnten. Wenn Antony seine neuen Fähigkeiten nutzen und sein neues Selbstvertrauen auf Herausforderungen, Enttäuschungen und Schwierigkeiten in der Zukunft anwenden konnte, dann würde er eher durch seine Stärken bestätigt, als durch die Schwierigkeiten des Lebens niedergeschmettert werden.

Antony dachte lange intensiv nach, bevor er beschloß, einen Brief an seine Mutter zu schreiben, und er näherte sich dem Blatt Papier mit sichtbarer Beklommenheit. Mehrere Male stellte er einfach fest: „Ich habe nichts zu sagen." Ich ermutigte ihn, indem ich sagte: „Ich bin sicher, es wird dir etwas einfallen.“ Sein erster Brief war sehr kurz, und doch schien er bestrebt, es noch einmal zu versuchen. Der erste Brief lautete folgendermaßen:

„Liebe Mami. Wie geht es Dir? Es ist schon lange her. Vielleicht kannst Du mir schreiben. Antony.“

Der zweite Brief:

„Liebe Mami. Wie geht es Dir? Ich denke an Dich. Ich hoffe Du bekommst etwas Gutes zu essen.“

Und der dritte:

„Liebe Mami. Ich denke manchmal an Dich. Wie geht es Dir jetzt?“

Antony bestand nicht länger darauf. Er war nicht an Kontakt mit seiner Mutter interessiert. Seine Mutter beschloß jedoch, ermutigt von ihrem Therapeuten, Antony einen Brief zu schreiben. Er brachte mir den Brief drei Wochen, nachdem er ihn erhalten hatte. „Meine Mami hat mir diesen Brief geschickt.“

„Oh“, sagte ich. „Was schreibt sie?“

„Ich habe ihn noch nicht gelesen.“

„Ich verstehe“, antwortete ich. Ich ging wieder äußerst vorsichtig vor. „Glaubst du, du möchtest ihn irgendwann lesen?“

Antony antwortete ohne zu zögern: „Ich möchte, daß du ihn liest.“

Ich bemerkte: „Du möchtest, daß ich ihn dir vorlese.“ Er wandte sich ab und murmelte eine bejahende Antwort. Ich öffnete den Brief und las laut:

„Lieber Tony: Es kommt mir so seltsam vor, Dir zu schreiben. Ich schließe meine Augen und denke an Dich, wie Du warst, als ich Dich das letzte Mal sah. Ich bin froh, zu hören, daß Du in Deinem Pflegeheim gute Fortschritte machst. Ich habe die Sozialarbeiterin angerufen und mit ihr gesprochen, und sie sagt, daß Ihr beide, Du und Sarita, gute Fortschritte macht. Das ist es, was ich mir für Euch wünsche. Ich lerne gerade mehr über mich und wie ich aufhören kann, die Fehler zu machen, die ich in der Vergangenheit gemacht habe. Ich möchte, daß Du weißt, daß ich nie aufhöre, Dich zu lieben und zu hoffen, daß Dein Leben besser sein kann. Ich möchte wirklich clean und nüchtern bleiben. Ich hoffe, daß wir später vielleicht miteinander reden oder uns treffen können. Ich weiß, daß ich noch einen langen Weg vor mir habe, und ich hoffe, Du kannst mir in Deinem Herzen verzeihen, wenn Du an mich denkst. Ich finde, daß es mir hilft zu verzeihen, wenn ich zu Gott bete. Ich hoffe, Du wirst Dich auch an Gott wenden. Schicke mir ein Bild von Dir, wenn Du kannst. Ich möchte sehen, wie groß Du jetzt bist. Deine Mutter“

Ich faltete den Brief zusammen und hielt ihn in der Hand, während ich wartete, ob Antony etwas sagen oder sich umdrehen würde. Ich hörte ein Schniefen, und er faßte sich ans Gesicht. Er hielt einige kleine Autos in der Hand und gab mir eins, wobei er mich bat, mit ihm Autorennen zu spielen. Wir spielten eine Zeitlang mit den Autos, und ich wartete darauf, daß er etwas sagen würde. Er tat es nicht.

Die Sitzung verging langsam. Antony war offensichtlich berührt von den Worten, die er gehört hatte, aber er wollte nichts dazu sagen. Als der Wecker klingelte, gab ich ihm den Brief mit den Worten zurück: „Danke, daß du den Brief mitgebracht und mich ihn hast vorlesen lassen, Antony. Vielleicht kannst du mir nächste Woche sagen, was du gefühlt hast, als du von deiner Mutter gehört hast."

Zur nächsten Sitzung brachte er einen Brief mit, den er an seine Mutter geschrieben hatte und ein Schulphoto, das er mitschicken wollte. Sein Brief war kurz und bewegend:

„Liebe Mami: Danke, daß Du mir geschrieben hast. Ich denke auch manchmal an Dich, und ich bin froh, daß Du jetzt keine Drogen nimmst. Wenn Du lernst, wie man ohne Drogen auskommt – an der Schule bringen sie uns bei, Sag Einfach Nein – dann können wir uns vielleicht irgendwann treffen. Ich spiele jetzt sehr gut Fußball, und auf dem Photo habe ich meine Spielkleidung an. Ich bete schon manchmal am Abend. Tony"

Er wollte, daß ich seine Rechtschreibung verbesserte; er hatte nur einige geringfügige Fehler gemacht. Er schrieb den Brief auf ein neues Blatt Papier ab, und wir riefen die Sozialarbeiterin an, um die Anschrift seiner Mutter zu erfahren. Wir gingen zur Straßenecke, und als Antony den Brief in den Briefkasten warf, sah er glücklich aus.

In der nächsten Woche begrüßte Antony mich und stellte fest: „Sie hat mir nicht wieder geschrieben."

Ich sagte: „Wie wirst du dich fühlen, wenn sie es tut?"

Antony antwortete: „Es wird mir gefallen, nehme ich an."

„Und wie wirst du dich fühlen, wenn sie es nicht tut?"

Antony zuckte mit den Schultern. „Sie wird's wahrscheinlich nicht tun."

„Und wenn sie es nicht tut, wie wirst du dich fühlen?"

„Es ist mir egal", sagte er schnell.

Ich nahm seine Hand, um seine Aufmerksamkeit zu erwecken und erklärte: „Antony, es ist in Ordnung, wenn man sich wünscht, daß etwas geschieht. Wenn es nicht geschieht, bist du vielleicht enttäuscht, wütend oder traurig. Das wäre normal. Du bist von deiner Mutter schon oft enttäuscht worden."

Er entzog sich mir nicht und sagte: „Ja."

Dann fragte er: „Glaubst du, sie kommt weg von den Drogen?"

Ich antwortete ehrlich: „Das ist sehr schwer, und deine Mutter ist sehr lange von Drogen abhängig gewesen. Wir können nur das Beste hoffen und für sie beten, aber ich weiß nicht, ob die Behandlung erfolgreich sein wird oder nicht."

„Ich weiß. Sie hat vorher schon viele Therapien mitgemacht."

Nach den eben beschriebenen Sitzungen war Antony noch weitere 8 Monate in Behandlung. Er wollte nun allmählich nach der Schule andere Dinge tun und fragte mich, ob er zum Fußball- oder Footballtraining gehen könnte, anstatt zu mir zu kommen. Ich sagte ihm, daß ich einverstanden sei, weil sich für ihn so viele Dinge verändert hätten und er nicht mehr dieselben Probleme wie früher hätte.

Ich fragte ihn, ob er glaube, daß irgend etwas passieren könnte, daß ihn so wütend oder traurig oder betroffen machen könnte, daß er mich gerne wiedersehen wollte. Er sagte: „Wenn ich bei irgend jemand anderem wohnen müßte" und fügte hinzu: „Wenn ich wieder bei meiner Mutter wohnen müßte." Seine Mutter hatte sich nicht wieder gemeldet, und Antony schien sich damit abzufinden, nichts von ihr erwarten zu können, um die Enttäuschung, die die Folge sein konnte, zu vermeiden. Sobald er mir dies gesagt hatte, schaute er auf und fragte: „Ich kann doch zurückkommen, wenn ich es brauche?" Es war, als wollte er sich versichern, daß ich nicht irgendwo anders hinginge. „Natürlich", antwortete ich. „Du hast meine Telephonnummer und kannst mich jederzeit anrufen."

Wir hatten vier Sitzungen zur Beendigung der Therapie, in denen wir Antonys Zeichnungen noch einmal ansahen und über die verschiedenen Dinge, die wir erörtert hatten, und die verschiedenen Möglichkeiten zur Mitteilung von Gefühlen sprachen. Wir sprachen auch über die Möglichkeiten, die er in der Zukunft haben würde und über die Menschen, an die er sich wenden konnte, wenn er irgendeine Hilfe brauchte. Er nannte Mrs. R., seinen Fußballtrainer und seinen Mannschaftskameraden Pablo. Es war eindeutig, daß Antony einige positive Bindungen entwickelt hatte. Es war geplant, daß Antony auf Dauer bei Mrs. R. bleiben sollte, und es bestand die Aussicht, daß er bis zur Volljährigkeit bei ihr bleiben konnte, wenn nichts Unvorhergesehenes dazwischen kam.

Erörterung

Antony hatte körperliche Mißhandlung, sexuellen Mißbrauch und Vernachlässigung erlebt, deren Einzelheiten aber in der Therapie nie ans Tageslicht kamen. Er wurde wegen seiner abwechselnd depressiven und aggressiven Verhaltensweisen überwiesen. Dieser Junge hatte während der ihn prägenden Jahre unter großer Instabilität gelitten und wenige positive Bindungen oder Beständigkeit erlebt. Er schien nicht an Beziehungen zu anderen interessiert und seine mangelnde Körperpflege war vielleicht eine Möglichkeit für ihn gewesen, sich von anderen zu isolieren.

Im Laufe der Behandlung traten zahlreiche, bedeutsame Ereignisse ein. Antony entwickelte eine starke Zuneigung zu seiner Pflegemutter, Mrs. R., und sie war liebevoll und zärtlich zu ihm. Sie meldete Antony bei der Fußballmannschaft seiner Schule an und brachte ihn zur Sonntagsschule ihrer Kirche. Das Fußballspiel förderte Antonys körperliche Entwicklung, und er hatte Freude daran, Mitglied einer Mannschaft zu sein. Er zeigte auch ein gewisses Interesse am Katholizismus.

In der Therapie lernte Antony, seine Gefühle zu erkennen und auszudrücken. Wenn er sie zuerst auch nicht verbal ausdrücken konnte, lernte er schließlich doch, sich auf eine direktere Weise mitzuteilen. Antonys Beziehung zu seiner Mutter blieb konfliktreich. Er hatte ihr gegenüber äußerst ambivalente Gefühle; er sehnte sich nach ihr und zugleich hatte er auch den Wunsch, sie zurückzuweisen. Seine beste Abwehrmaßnahme war, in bezug auf sie gleichgültig zu erscheinen, um so Verletzungen zu vermeiden. Er reagierte zwar auf ihren Annäherungsversuch, blieb aber weiterhin unsicher, was Kontakte zu ihr anging. Antony sprach gut auf angemessene und positive Interaktionen mit anderen an, was typisch für vernachlässigte Kinder ist.

Gabby: Ein Kind, dessen Trauma durch einen einzelnen Vorfall sexuellen Mißbrauchs verursacht wurde

Informationen zur Überweisung

Gabby, ein dreieinhalbjähriges Mädchen, wurde von ihrer Mutter zur Behandlung gebracht, nachdem zwei Jugendliche, die gelegentlich als Babysitter bei dem Kind waren, mit ihr Oralverkehr gehabt hatten und mit den Fingern in die Vagina eingedrungen waren. Ihre Mutter war von dem Kinderarzt, der das Kind wegen seiner genitalen Verletzungen behandelte, überwiesen worden.

Soziale/familiäre Vorgeschichte

Gabby war das zweite Kind geschiedener Eltern, Denise und Gustavo. Sie hatte einen älteren Bruder, Matthew, 12 Jahre alt. Denise und Gustavo waren kurz nach Gabbys Geburt geschieden worden, nach Jahren einer „schwierigen und angespannten" Beziehung. Es war zu einer Auseinandersetzung über das Sorgerecht gekommen, und es war ein gemeinsames Sorgerecht vereinbart worden. Gustavo hatte Denise beschuldigt, sich ihm und den Kindern gegenüber „kalt und distanziert" zu verhalten und mehr Zeit und Energie auf ihre Karriere als auf die Hausarbeit zu verwenden. Denise hatte Gustavo beschuldigt, seinen Kindern praktisch ein „Fremder" zu sein. Sie behauptete, der einzige Grund, warum er ihr das alleinige Sorgerecht für die Kinder streitig machte, war, daß er glaubte, in diesem Fall mehr für den Unterhalt der Kinder bezahlen zu müssen. Zwischen den Eltern gab es noch ungelöste Konflikte, die sich in ihren knappen und angespannten Kommunikationen widerspiegelten. Ich bat Denise, Gustavo über ihre Absicht, Gabby zu mir in die Therapie zu bringen und meinen Wunsch, einzeln mit beiden Elternteilen zusammenzutreffen, um ihre wichtigen Beobachtungen über Gabby zu erfahren, in Kenntnis zu setzen. Gustavo war nicht überzeugt gewesen, daß eine Therapie notwendig war, hatte sich aber dem Rat des Kinderarztes, dessen Meinung er schätzte, gebeugt.

Gustavo war das älteste Kind seiner Familie und hatte drei jüngere Schwestern. Er beschrieb seine Kindheit als glücklich und sprach mit großer Verehrung von seiner Mutter, wobei er ihre aufopfernde Hingabe an die Familie erwähnte. Sein Vater wurde beschrieben als ein strenger Erzieher und Gelehrter. Seine Mutter unterhielt eine enge Beziehung zu Gustavo, und er berichtete, sie würde alles darum geben, Gabby „richtig" zu erziehen.

Denise war das einzige Kind ihrer Eltern gewesen. Ihre Mutter war in ihrer Familie die erste gewesen, die einen Collegeabschluß gemacht hatte und sich scheiden ließ. Denise fügte schnell hinzu, daß ihre Mutter ihre häuslichen und beruflichen Pflichten äußerst gut vereinbart habe und daß sie finde, daß die Scheidung wenig Auswirkung auf sie gehabt habe. Sie erklärte, daß sie eine positive Beziehung zu ihrem Vater gehabt habe und immer auf ihn habe zählen können, obgleich er an der Ostküste gelebt habe und sie und ihre Mutter nach der Scheidung an die Westküste gezogen seien. Denise fügte hinzu, daß ihre Mutter eine wundervolle Großmutter gewesen sei. Sie sei immer für sie da gewesen und sei in der Lage gewesen, ihre Meinung für sich zu behalten und Denise die erzieherischen Entscheidungen in bezug auf Gabby treffen zu lassen.

Denise und Gustavo hatten sich auf dem College kennengelernt und waren vor ihrer Liebesbeziehung gute Freunde gewesen. Denise sagte von ihrer Ehe, daß sie auf Grund der Einmischung ihrer Schwiegermutter „nie eine Chance gehabt" habe. Sie erklärte, daß Gustavo sie immer mit seiner Mutter verglichen und daß sie nie seinen Erwartungen von einer guten Ehefrau entsprochen habe.

Gustavo behauptete, daß er bereit gewesen sei, an der Ehe zu arbeiten, aber gefunden habe, daß Denises feministische Ideen ihr nicht gestatten würden, gleichzeitig eine „anständige" Mutter und eine Wissenschaftlerin zu sein.

Denise war Mitarbeiterin an einem Krebsforschungsprogramm der Universität, und Gustavo arbeitete als Architekt bei der City Planning Commission.

Beide Eltern äußerten sich positiv über beide Kinder. Sie waren begeistert von den schulischen Leistungen ihres Sohnes und seinen zahlreichen Auszeichnungen im Turnen. Sie waren übereinstimmend der Meinung, daß die Kinder eine warme und entspannte Beziehung zueinander hatten, wobei es gelegentlich zu „normalen" Bekundungen der Geschwisterrivalität kam. Besonders wenn Gustavo Matthew auf Wander- oder Angelausflüge mitnahm, schmollte Gabby stundenlang, weil ihr Papi sie nicht mitgenommen hatte.

Beide Eltern gestanden auch die Trauer und die Ängste, die beide Kinder zum Ausdruck gebracht hatten, als sie von der Scheidung erfuhren, ein. Gustavo bemerkte, daß die Kinder bei ihm darüber geklagt hätten, daß sie ihn vermißten und wünschten, daß er bald nach Hause käme.

Der sexuelle Mißbrauch von Gabby fand statt, als der übliche Babysitter, ein dreizehnjähriges Mädchen aus der Nachbarschaft, ihren Freund und seine zwei Freunde in Gabbys Haus eingeladen hatte. Während die Kinder schliefen und die Babysitterin und ihr Freund im Wohnzimmer schmusten, fanden die beiden anderen Jungen Gabbys Schlafzimmer und betraten es und streichelten sie offensichtlich, während sie schlief. Dann eskalierte die sexuelle Belästigung; einer der Jungen vollzog oralen Verkehr, während der andere masturbierte und seine Finger in die Scheide des kleinen Mädchens einführte. Einige Blutergüsse um Gabbys Mund deuteten darauf hin, daß einer der Jungen ihr während des Mißbrauchs den Mund zugehalten hatte. Die Jungen erzählten der Polizei später, daß sie dem kleinen Mädchen Angst eingejagt und ihr gesagt hätten, sie würden sie töten, wenn sie irgend jemand erzählte, was sie mit ihr gemacht hätten.

Als Denise von einer späten Besprechung nach Hause kam, bezahlte sie die Babysitterin und ging schlafen. Als Gabby am nächsten Morgen in ihr Schlafzimmer kam, wußte sie sofort, daß etwas nicht in Ordnung war. Das Kind hatte Blut an den Beinen und schwarze und blaue Flecken um den Mund. Die Mutter brachte das Kind sofort zu einem Kinderarzt, der Child Protective Services einen Bericht erstattete. Die Mutter nannte der Polizei den Namen der Babysitterin, und bei einem Treffen mit ihr wurde die Anwesenheit der beiden Jungen im Haus aufgedeckt. Die Jungen kamen vor ein Jugendgericht, erhielten Bewährung und wurden zu einer Therapie überwiesen.

Während meiner Informationsgespräche mit Denise und Gustavo stimmten beide darin überein, daß Gabby ängstlich und furchtsam sei, nachts schlecht schlafen könne und oft mit Alpträumen aufwache. Sie wollte bei ihrer Mutter schlafen, und Denise hatte zugestimmt, damit sie sich sicher genug fühlte, um nachts durchzuschlafen. Gabby war vor ihrem Vater und ihrem Bruder zurückgescheut, und körperlicher Kontakt mit ihnen widerstrebte ihr anscheinend. (Sie schlief dennoch nachts im Hause ihres Vaters, aber gewöhnlich unruhig.) Ihre Eltern berichteten auch, daß Gabby teilnahmslos war und regredierende Verhaltensweisen, wie Daumenlutschen und Babysprache, zeigte. Außerdem war sie nicht länger fähig oder bereit, die Toilette alleine zu benutzen und bestand darauf, daß ihre Mutter und/oder ihre Betreuerin mit ihr zur Toilette gingen und ihr Windeln anzogen. Beide Eltern drückten ihre Besorgnis über Matthew aus, der Schuldgefühle hatte, weil er nicht aufgewacht war, als seine Schwester in Schwierigkeiten war und der wütend auf die Jungen, die sie verletzt hatten, war. Ich überwies ihn zur Diagnose und Kurztherapie an einen Kollegen.

Klinische Eindrücke

Mein erstes Treffen mit Gabby war kurz. Sie wollte sich nicht von ihrer Mutter trennen, vergrub ihr Gesicht im Schoß ihrer Mutter und war nicht bereit, mit mir zu sprechen oder einen Blick ins Spielzimmer zu werfen. Ich versicherte Denise, daß das zu erwarten war und sagte ihr, daß ich gerne wollte, daß sie das Kind ohne mich mit ins Spielzimmer nahm und ihm alles zeigte. Denise erzählte mir, daß Gabby sich mit mäßiger Aufmerksamkeit umgesehen habe, aber nicht bereit gewesen sei, irgend etwas anzufassen und den Raum schon bald wieder verlassen wollte.

Bei dem zweiten Treffen vermied Gabby weiterhin den Blickkontakt mit mir. Einige andere Kinder in ihrem Alter, die mit Bausteinen spielten, waren im Wartezimmer, und Gabby schien ein wenig interessiert zu sein. Ich saß mit ihr im Wartezimmer und ermunterte ihr Interesse und ihre Beteiligung am Spiel der anderen. Schließlich näherte Gabby sich ihnen und stand in ihrer Nähe, lief aber zu ihrer Mutter zurück, als die Kinder sie begrüßten.

Ich lud Denise und Gabby in das Spielzimmer ein, und Gabby schien sich umzusehen, als ich ihr von den verschiedenen Dingen in diesem Raum erzählte. Ich stellte mich ihr in der üblichen Weise vor, d. h. als jemand, die mit Kindern über ihre Gedanken und Gefühle spricht. Ich erklärte ihr, daß sie sich die Spielsachen, mit denen sie spielen wollte, aussuchen konnte und wozu der Wecker da war. Ich sprach mit ihrer Mutter, damit sich Gabby sicherer fühlte, und erzählte dabei, daß manche Kinder gerne die Malbücher ausmalen, andere gerne mit den Tassen und Untertassen spielen und so weiter.

Gabby schaute hoch, als ich ihr erzählte, daß alle Kinder, die zu mir kamen, von jemand verletzt worden waren. „Manche Kinder haben an ihrem Körper Verletzungen; manche haben verletzte Gefühle.“ Sie lächelte tatsächlich ein bißchen, als ich erwähnte, daß die Kinder nie über ihre Verletzungen sprechen müssen, daß sie manchmal einfach spielen. Gabby lutschte am Daumen, als ich zusammen mit ihrer Mutter ein Buch anmalte, während wir uns über Gabbys frühkindliche

Entwicklung unterhielten. Gabby hörte ruhig zu, als ihre Mutter beschrieb, wie sie als Baby war und was sie gerne getan hatte. Denise erwähnte den Strand und das Schwimmen als eine von Gabbys Vorlieben. Sie hatten vor kurzem Ferien auf Hawaii gemacht, und es hatte Gabby großen Spaß gemacht, mit einer Tauchermaske ins Wasser zu schauen und die Fische zu beobachten. Ich erzählte Gabby, daß ich auch auf Hawaii gewesen war und daß ich den Strand und die Fische und die Hula-Tänzer auch mochte. (Sie lächelte wieder.)

In der dritten Sitzung holte ich den Sandbaukasten heraus, und Gabby vertiefte sich so in das Spiel mit dem Sand, daß ich ihr sagte, ihre Mutter würde heute außerhalb des Spielzimmers auf sie warten, ich würde einen Stuhl für sie genau vor die Tür stellen und die Tür offenlassen. Einmal schaute Gabby auf und schien in Panik zu geraten, als sie nach ihrer Mutter fragte. „Sie ist direkt vor der Tür. Schau nach", sagte ich; Gabby lief hinaus, um sich zu vergewissern, daß ihre Mutter da war. Sie kehrte dann von selbst zurück und fuhr fort, mit dem Sand zu spielen.

In den ersten Sitzungen füllte Gabby die Tassen und leerte sie, machte den Sand naß und baute kleine Hügel, in die sie dann Löcher bohrte. Sie liebte es, den Sand zu glätten und ihn wieder aufzuhäufen. Sie war auf die Regale mit kleinen Figuren, die neben dem Sandbaukasten standen, aufmerksam geworden. Sie hatte einige Figuren in die Hand genommen, sie aber rasch wieder auf ihren Platz zurückgestellt.

Bei der fünften Sitzung stand der Stuhl ihrer Mutter immer noch in der Nähe der Tür, aber die Tür blieb geschlossen. Gabby trennte sich ruhig von ihr. Sie war anscheinend nicht länger beunruhigt über die Trennung und zuversichtlicher, daß ihre Mutter bis zum Ende der Sitzung auf sie warten würde. Schließlich brachte ich den Stuhl in das Wartezimmer zurück; nachdem sie sich einmal vergewissert hatte, daß ihre Mutter noch da war, verlangte Gabby nie wieder nach der Anwesenheit ihrer Mutter in oder nahe dem Spielzimmer.

Behandlungsplanung

Ich entwickelte den folgenden Behandlungsplan:

1. Individuelle Spieltherapie
   a. das Kind spielen lassen, nondirektiv und unaufdringlich verhalten.
   b. Spielthemen dokumentieren und Symbolik interpretieren.
   c. Posttraumatisches Spiel erleichtern.
   d. Mitteilung von Träumen erleichtern.

2. Eltern-Kind-Sitzungen
   a. Mit Eltern zusammentreffen und Gabbys Verhalten und Reaktionsmöglichkeiten erörtern.
   b. Von überängstlichen Reaktionen abraten.
   c. Über Schlafstörungen und angemessene Reaktionen sprechen.
3. Geschwister
   a. Mit beiden Geschwistern zusammen sprechen; Matt könnte vielleicht seiner Schwester seine Gefühle mitteilen wollen, falls angebracht.
   b. Wiederaufnahme körperlichen Kontakts durch entsprechende Spiele fördern.
4. Familie
   a. Sitzung mit der ganzen Familie, um symbolisch darzustellen, daß der Mißbrauch der Vergangenheit angehört und darüber sprechen, wie Gabby in der Zukunft sicher sein kann.

Anfangsphase der Behandlung

Gabby hatte ein entsetzliches, traumatisches Erlebnis gehabt; der Schrecken wurde noch dadurch vergrößert, daß dieses Ereignis in der Sicherheit ihres Zuhause stattgefunden hatte. Wenn das Trauma außerhalb des Heimes erlebt wird, sucht das Kind und erhält hoffentlich auch die Beruhigung durch seine unmittelbare Umgebung; wenn das Trauma in der unmittelbaren Umgebung stattfindet, fällt es schwerer, diese Beruhigung zu erlangen.

Weil Gabby noch sehr jung war, nahm ich an, daß der sexuelle Mißbrauch nicht unbedingt als ein sexuelles Ereignis wahrgenommen worden war, sondern eher als ein Akt der Gewalt und körperlichen Verletzung. Sie war wahrscheinlich auch völlig verängstigt gewesen, weil ihr Mund und Nase zugehalten wurden und hatte vielleicht sogar das Bewußtsein verloren (wie die Jungen, die sie mißbrauchten, „annahmen").

Das Kind war auf eine frühere Entwicklungsstufe regrediert: Sie war anhänglich, wollte Windeln tragen und benutzte einzelne Worte, um zu signalisieren, was sie wollte anstatt der ganzen Sätze, die sie vor dem Trauma benutzt hatte. Sie zeigte Symptome posttraumatischen Stresses, unter anderem nächtliche Ängste, sich aufdrängende Erinnerungen, Emotionalität, dissoziative Episoden und ein Gefühl der Betäubung. Gabby zeigte auch besondere Ängste gegenüber Männern und Jungen, sowohl innerhalb als auch außerhalb der Familie. Mutter und Vater hatten beide festgestellt, daß es Gabby nicht ertragen konnte, mit Männern zu sprechen oder in ihrer Nähe zu sein. (Denise sagte, Gabby würde Männer nicht ansehen und anfangen zu weinen; Gustavo erklärte, daß sie darauf bestehen würde, ihre Umgebung sofort zu verlassen. wenn ein Mann erscheine.)

Meine unmittelbaren Ziele waren, eine sichere Umgebung zu schaffen und Gabby die Verarbeitung des traumatischen Ereignisses zu erleichtern. Ich beschränkte verbale Kommunikation auf ein Minimum und ermöglichte dem Kind, seine bevorzugten Spielmaterialien auszusuchen. Ich hatte sie behutsam in das Spielzimmer eingeführt, ihrer Mutter gestattet, sie zu beruhigen und zu trösten, wenn es nötig war. Allmählich begann Gabby es zu ertragen, wenn sie alleine mit mir im Spielzimmer war. Ich sagte ihr, sie könne soviel oder sowenig sagen, wie sie wolle, sich aussuchen, womit sie spielen wolle, das Zimmer betreten oder verlassen, wie sie wolle und bis zum Weckerklingeln bleiben. Sie durfte nachsehen, ob ihre Mutter noch außerhalb des Spielzimmers auf sie wartete und machte während der ersten Monate der Therapie ab und zu davon Gebrauch.

Obwohl Gabby zunächst anmalte, die Tassen und Untertassen im Sand benutzte und einigen Puppen sogar das Haar kämmte, konzentrierte sich ihre Aufmerksamkeit schließlich auf den Sandbaukasten, als sie ihren schweren Weg des Heilungsprozesses ging. Der Sandkasten wurde zuerst immer glattgestrichen. Dann begann Gabby kleine Figuren für den Sandkasten in einem zielgerichteten, langsamen Prozeß auszusuchen, wobei sie die Figuren sorgfältig auf einer Plattform, die sich unter dem Sandkasten hervorziehen ließ, abstellte. Mit größter Sorgfalt tauchte sie jede kleine Figur in eine Tasse mit Wasser, um die Sandkörner, die während des Spiels daran haftengeblieben waren, zu entfernen. Sie ordnete die Figuren immer, stellte die Dinosaurier, Löwen und Tiger, Spinnen und Käfer, Soldaten mit Schwertern und Gewehren in einer Reihe auf. Dann suchte sie grüne, gelbe und weiße Zäune aus. Die grünen Zäune waren am höchsten; die weißen und gelben dienten zur Verstärkung und wurden vor die grünen gestellt. Die letzte Linie, die gesammelt wurde, waren die Bäume, und Gabby suchte große und kleine Bäume aus und stellte sie vor den Zaun.

Während der ersten 3 Monate der Therapie lief Gabbys Spiel jede Woche in der gleichen Weise ab. Immer glättete sie den Sand, säuberte und trocknete die Figuren, stellte sie in Reihen auf und begann den Sandkasten mit ihnen zu füllen. Zuerst legte sie eine kleine Figur, Garfield, die Katze, in die linke Ecke des Kastens. Sie bedeckte sie zur Hälfte mit Sand und fuhr dann fort, indem sie den höchsten Zaun etwa

7 Zentimeter von der Garfield-Figur entfernt aufstellte. Danach verstärkte sie den Zaun und stellte dann die Bäume vor die Zäune. Vom entferntesten Ende des Kastens aus fing sie dann an, die übrigen drei Viertel des Kastens mit (bedrohlichen) Figuren zu füllen, unter anderem Dinosaurier, Spinnen und Käfer, Löwen und Tiger und Soldaten, wobei die letzteren dem Zaun am nächsten standen (s. Abbildung 1). Gabby bemerkte spontan: „Sie klettern auf Bäume und springen über die Zäune." Die Bedeutung war klar: Die Grenzlinien waren durchlässig, und der Angriff war unvermeidlich. Das einzelne Objekt in der Ecke konnte sich nicht verstecken, und niemand war da, der ihm zur Hilfe kommen konnte.

Am Anfang war der Sandkastenaufbau starr, nicht dynamisch; die Figuren bewegten sich nicht. Gabby schien eine innere Uhr zu besitzen, so daß sie den Sandkasten immer gerade dann fertig bestückt hatte, wenn es Zeit für sie war zu gehen. Gabby wurde völlig durch das Spiel gefangengenommen und schien meine Gegenwart oder Geräusche von draußen nicht wahrzunehmen. Sie wurde sichtlich ängstlich, während sie alle bedrohlichen Objekte in den Sandkasten stellte. Sie konnte es nicht ertragen, sie zu lange zu betrachten und murmelte manchmal: „Oh, oh", als ob etwas Schlimmes passiere.

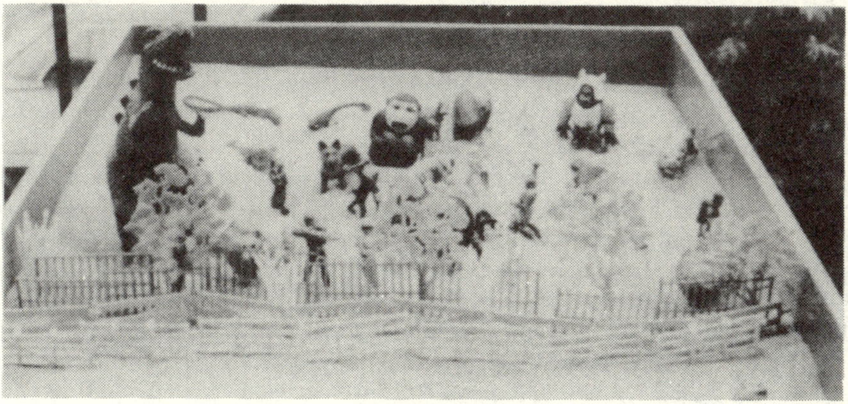

Abbildung 1

Mittlere Behandlungsphase

Es trat eine ungeheuer subtile Veränderung in Gabbys Sandspielszenario ein. Der Zaun wich von der Garfield-Figur zurück, die Fläche mit den bedrohlichen Objekten schrumpfte zusammen, und es drangen nicht mehr so viele bedrohliche Objekte ein.

Am Ende des vierten Monats war der Kasten zur Hälfte mit Soldaten und einigen zufällig ausgewählten Tieren gefüllt; Garfield war nun in Gesellschaft einer Giraffe, die die Zäune überragte und eines Bären, der selbstsicher und unbesorgt trotz der Gefahr wirkte. Als sie während dieser Behandlungsphase an dem Sandkasten arbeitete, wandte Gabby ihre Aufmerksamkeit manchmal einem anderen Spielzeug zu, bevor es klingelte; sie ließ sich selbst etwas Zeit, um eine Art Neuorientierung an ihrer Umwelt zu vollziehen. Und sie winkte dem Sandkasten und mir immer auf Wiedersehen, wenn sie ging.

Zuhause hatte sich Gabbys Verhalten ungeheuer verbessert. Sie schlief nachts öfter durch und hatte nur noch gelegentlich Alpträume. Sie hatte positiv auf den Versuch reagiert, sie zusammen mit ihrem Bruder und auf demselben Stück Papier mit Fingerfarben malen zu lassen. Dies gab den Geschwistern eine Gelegenheit zu nicht bedrohlichem körperlichem Kontakt, während sie gleichzeitig ein gemeinsames positives Erlebnis hatten. Sie beteiligten sich auch gemeinsam daran, Teig für eine Pizza zu kneten, wobei sie lachten und Spaß machten, während sie gleichzeitig engen Kontakt miteinander hatten. Gustavo hatte sogar auch einmal an dem Malen mit Fingerfarben teilgenommen, und obgleich es Gabby gefallen hatte, hatte sie sich gewundert, warum ihr Papa sich so albern verhielt.

Denise berichtete, daß Gabbys Weinanfälle seltener geworden waren, ebenso wie die Perioden, in denen sie „ins Leere zu starren" schien. Gustavo erkannte, daß eine Besserung eingetreten war und meinte, es sei an der Zeit, die Behandlung zu beenden. Ich traf mich mit beiden Elternteilen und bat sie, Gabby trotz des offensichtlichen Fortschritts, den sie gemacht hatte, noch etwas länger in Behandlung zu lassen.

In den letzten zwei Monaten der Therapie war das Sandkastenszenario des Kindes völlig ins Gegenteil verkehrt (s. Abbildung 2). Drei Viertel des Kastens wurden nun von Garfield, der Giraffe und dem Bären besetzt. Das letzte Viertel des Kastens enthielt vier bis sechs Soldaten und Tiger, die von Garfield durch einen einzigen Zaun, ohne Bäume, die das Klettern erleichtern würden, getrennt waren. „Weißt du", bemerkte ich, als ich den Sandkasten betrachtete, „ich glaube, Garfield ist jetzt viel sicherer." „Ja", antwortete Gabby, „die Giraffe und der Bär bleiben bei ihr und passen auf sie auf." Es war nicht nötig, mehr zu sagen. Die Heilung hatte sich bei dem Sandspiel vollzogen. Weitere Interpretationen waren überflüssig.

In drei Sitzungen arbeiteten wir an der Beendigung der Therapie, zweimal mit Gabby alleine und einmal zusammen mit Vater, Mutter und Bruder. Während ihrer letzten zwei Sitzungen holte Gabby alle ihre Figuren heraus und „badete" sie. Dann kehrte sie zu ihrem früheren Spiel mit den Tassen zurück, füllte sie mit Sand und goß sie aus. Als ich ihr mitteilte, daß sie nur noch zweimal kommen würde, sagte sie nicht viel. Ich fragte mich, was sie ihrer Mutter über die Beendigung sagen würde, und als ich nachfragte, sagte Denise, daß Gabby am Abend dieses letzten Treffens vor dem Schlafengehen gesagt habe: „Ich kann Eliana besuchen, wenn ich will." Denise hatte das bestätigt, und Gabby hatte gesagt: „Vielleicht ein anderes Mal, wenn mir mein Kopf weh tut."

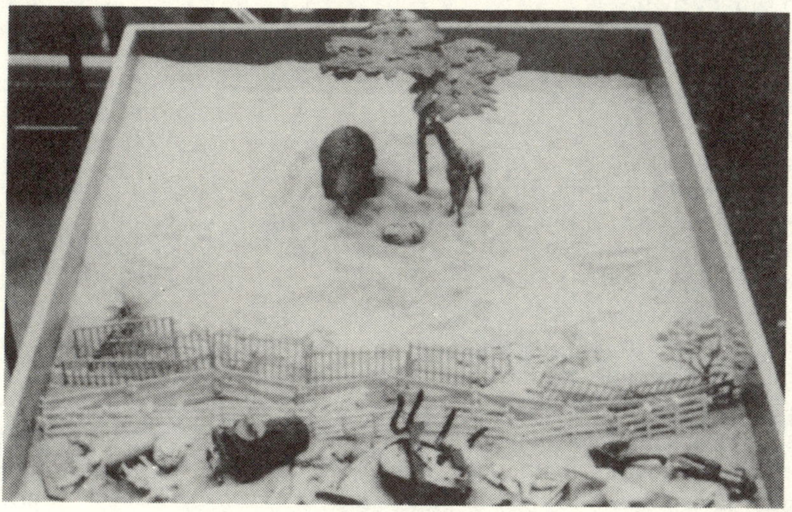

Abbildung 2

In der letzten Sitzung sprach ich mit Gabby darüber, wie sie das erste Mal gekommen war und erinnerte sie daran, wie sie langsam mit ihrer Mutter hereingekommen war und zuerst nur mit wenigen Dingen im Spielzimmer gespielt hatte. Ich erinnerte sie auch daran, daß sie zuerst ihre Mutter im Zimmer dabei haben wollte, daß ihre Mutter dann direkt vor der Tür wartete und schließlich mit den anderen Müttern zusammen wartete. Ich sagte Gabby auch, daß sie zu mir gekommen war, weil ich jemand bin, der mit Kindern, denen man weh getan hat, spricht.

„Man hat mir einmal weh getan“, sagte sie. „Diese Jungen haben etwas Böses gemacht.“

„Ja, das haben sie, Gabby, und es tut mir leid, daß sie dir weh getan haben.“

„Sie haben den Hintern verhauen bekommen, und ihre Muttis waren wütend auf sie und haben sie bestraft.“

„Ja, Gabby, ich wette, so war es.“

„Aber manche Jungen sind nett. Matt ist nett.“

„Das stimmt, Gabby, viele Jungen sind nett.“

Gabby spielte mit den Wurfpfeilen und bemerkte: „Meine Mutti wußte nicht, daß die bösen Jungen in unser Haus kamen.“

„Nein, Gabby. Und dein Babysitter wußte nicht, daß diese Jungen dir weh tun würden.“

„Sie haben mir Angst gemacht“, sagte sie, als sie den Daumen in den Mund steckte.

„Das war sehr unheimlich, Gabby.“

„Sie haben mir immer nachts Angst gemacht.“

„Ich erinnere mich, daß du unheimliche Träume hattest.“

Gabby saß ruhig da, und ich fragte sie, ob sie ein Bild von diesem unheimlichem Gefühl malen konnte. Sie nahm sich die Buntstifte und malte ein Bild voll schwarzem Gekritzel. Dann bat ich sie, ein fröhliches Bild zu malen, und sie malte eine Sonne und einen Regenbogen. Als sie ging, machte ich von jedem Bild eine Kopie. Gabby nahm das fröhliche Bild mit nach Hause, wollte das unheimliche aber nicht mitnehmen und sagte mir, ich solle es aufheben. Gabby lief zum Spielzimmer zurück, um mir zu sagen: „Mein Bruder wird sie in den Arsch treten, wenn sie wieder versuchen, mir weh zu tun.“ Ich nahm an, daß sie ihren Bruder das sagen gehört hatte und faßte daran anschließend zusammen: „Deine Mama, dein Papa und dein Bruder – alle, die dich liebhaben – werden gut auf dich aufpassen.“ „Ich weiß“, sagte sie. „Es geht mir jetzt wieder besser.“

Das war das ausführlichste Gespräch, das wir je hatten, und unser letztes Treffen mit der ganzen Familie verlief sehr gut. Ich sagte laut: „Als Sie Gabby zu mir brachten, hatten ihr diese Jungen nachts weh getan. Sie hatte große Angst, und Sie waren alle sehr besorgt um sie und böse auf die Jungen, und es tat Ihnen leid, daß Sie nicht da waren, um auf sie aufzupassen.“ Denise und Gustavo fügten instinktiv hinzu, daß sie wünschten, sie hätten gewußt, was passierte; sie wären hereingekommen und hätten sie beschützt. Matt fügte hinzu, er würde jeden in den Arsch treten, der noch mal versuchen würde, ihr weh zu tun. Gabby kicherte, als Gustavo Matt bat, nicht solche Ausdrücke zu benutzen.

Ich erklärte, daß Gabby sich jetzt besser und sicherer zu fühlen scheine und daß es nichtsdestoweniger wichtig sei, daß sie wisse, sie könne jederzeit mit ihren Eltern über den sexuellen Mißbrauch sprechen, wenn sie in der Zukunft daran denken müsse. Die Eltern schalteten sich wieder ein, ohne daß ich sie auffordern mußte, und versicherten Gabby, daß sie immer mit ihnen darüber sprechen konnte, wie die Jungen ihr weh getan hatten und nach allem fragen konnte.

Schließlich fragte ich Gabby, ob sie und ich allen ihr Bild von dem Schrecklichen, das passiert war, zeigen konnten. Sie schnappte es mir aus der Hand und war offensichtlich über diesen Vorschlag erfreut. Sie zeigte es ihrer Mutter, ihrem Vater und Matthew. Ich holte ein großes Stück Papier und bat alle, zusammen ein Bild von der schlimmen Sache, die Gabby passiert war, zu malen. Sie folgten Gabbys Beispiel und benutzten eher Farben, weniger Symbole. Dann bat ich sie, ein schönes Erlebnis zu malen, das sie alle zusammen gehabt hatten, und sie einigten sich auf ihren Urlaub auf Hawaii. (Niemand raubte Gabby ihre Illusion und sagte ihr, daß ihr Vater bei diesem Urlaub nicht dabei gewesen war, obwohl die vier kurz nach Gabbys Geburt zusammen auf Hawaii gewesen waren.)

Die Familie brauchte etwa 5 Minuten, um das erste Bild zu malen und verbrachte die restliche Zeit damit, zusammen an dem Familienbild von Hawaii zu arbeiten und einige tropische Fische zu zeichnen, die Gabby anmalte.

Bevor ich die Sitzung beendete, bat ich die Familie, ihre Zeichnung des Schlimmen, das Gabby passiert war, zu zerknüllen und in einen Mülleimer, den ich in die Mitte des Raumes gestellt hatte, zu werfen. Sie reichten das Bild herum, jeder zerknüllte es etwas mehr; dann nahm Matthew das Bild und warf es in Nachahmung eines Basketballspielers schwungvoll in den Mülleimer. Gabby fragte dann, wo ihr unheimliches Bild sei, knüllte es selbst zusammen und machte ihren Bruder nach, als sie es in den Eimer warf.

Ich sagte der Familie, daß ich mich freute, sie kennengelernt und ihnen etwas geholfen zu haben. Ich sagte Gabby, daß sie immer zu mir zurückkommen könnte, wenn sie das wollte. Sie ist nie gekommen, aber sie hat mir zwei Jahre hintereinander eine Karte zum Valentinstag geschickt.

Erörterung

Das junge Alter des Kindes, seine spezifische Symptomatologie und das Interesse an der Sandspieltherapie sprachen für eine nondirektive, unaufdringliche Spieltherapie.

Sandspieltherapie besitzt eine selbstheilende Qualität, und in diesem Fall konnte ein wunderbarer Prozeß beobachtet werden. Das Kind verarbeitete sein Trauma auf seine eigene Weise und mit der ihm angemessenen Geschwindigkeit, wobei es das übermächtige Erlebnis sorgfältig in seinem Spiel symbolisch darstellte.

Der Sandkasten brachte ihr Gefühl des Ausgeliefertseins und der Hilflosigkeit zum Ausdruck. Sie hatte sich isoliert gefühlt, ohne innere oder äußere Möglichkeiten, die Angreifer abzuwehren. Sie war verängstigt, in Unruhe versetzt und vermied potentiell bedrohliche Menschen und Situationen.

In der Sitzung mit der Familie wurden bestimmte Themen, die problematisch werden konnten, angesprochen. Gabby hörte von ihren Eltern und schien auch zu verstehen, daß diese nicht wußten, daß die Jungen ihr weh tun würden und daß sie die Jungen daran gehindert hätten, wenn sie es gewußt hätten. Ein abschließendes Ritual (mit den Zeichnungen) befähigte die Familie in symbolischer Weise, die Vergangenheit zurück zu lassen und die Zukunft sicher zu gestalten.

Gabby reagierte positiv auf die nondirektive Therapie und verarbeitete das Trauma auf symbolische Weise, indem sie ihren Ängsten und Besorgnissen beim Sandspiel freien Lauf lassen konnte. Dieses Kind profitierte auch sehr davon, daß es eine Familie hatte, die angemessen reagierte und die therapeutischen Ratschläge gewissenhaft befolgte.

Laurie: Ein vernachlässigtes Kind, das durch einen Krankenhausaufenthalt traumatisiert wurde

Informationen zur Überweisung

Laurie war ein 7 Jahre altes Mädchen, das mir von der Sozialarbeiterin zur Behandlung der bei der Wiederzusammenführung mit ihren Eltern aufgetretenen Probleme überwiesen wurde. Laurie, die das Opfer schwerer Vernachlässigung gewesen war, war während der letzten anderthalb Jahre bei Pflegeeltern untergebracht gewesen, während ihre Eltern in einem anderen Verwaltungsbezirk an einem Rehabilitationsprogramm für Drogenabhängige teilnahmen. Laurie war zwei Tage, bevor die Sozialarbeiterin mich anrief, mit ihren leiblichen Eltern wieder zusammengeführt worden.

Soziale/familiäre Vorgeschichte

Die Sozialarbeiterin konnte nur bruchstückhafte Informationen über die leiblichen Eltern liefern; der Fall war von einer Kollegin überwiesen worden und die Unterlagen waren durcheinander geraten. Es war bekannt, daß Laurie vor ihrer Unterbringung in dem Pflegeheim mit einer Blinddarmentzündung beim medizinischen Notdienst eingeliefert worden war. Ihre Eltern konnten nicht gefunden werden und wurden endlich, nachdem das Kind 4 Tage im Krankenhaus gewesen war, ausfindig gemacht. Der Arzt stellte fest, daß Laurie ein klassisches Opfer von Vernachlässigung war – unterernährt, schmutzig und unter leichteren Infektionen, Eiterflechte und einer unbehandelten Sehbehinderung leidend. Da die Eltern nicht ausfindig gemacht werden konnten, wurde das Kind unter Amtsvormundschaft gestellt.

Am Tag nach dem Telephonanruf der Sozialarbeiterin traf ich mich mit beiden Elternteilen und erhielt einige zusätzliche Informationen von ihnen. Beide wirkten reserviert und ein wenig streitlustig. Sie teilten mir sofort ihren Ärger darüber mit, daß die Behörden diese Therapie angeordnet hatten. „Wir wären wahrscheinlich von selbst zur

Beratung gekommen“, behauptete der Vater; er vermochte die Dringlichkeit unseres Treffens nicht zu verstehen. Die Eltern waren auch wütend, daß sie für die Therapie zahlen mußten und daß Laurie noch immer unter öffentlicher Vormundschaft stand und mindestens 6 Monate lang noch unter der Aufsicht eines Sozialarbeiters stand.

Ich versicherte den Eltern, daß ich alle ihre Beschwerden verstünde und lenkte unser Gespräch schnell auf die Frage, was für ein Gefühl es sei, nach so langer Trennungszeit mit Laurie wieder vereint zu sein. Die Eltern gaben langsam ihre Reserviertheit auf und gestanden ein, daß sie Angst hatten. Sie waren seit anderthalb Jahren drogenfrei und hatten täglich an einer Therapie teilgenommen. Sie wußten, daß sie „nicht ganz perfekte“ Eltern gewesen waren, und sie schienen Reue zu verspüren. Als ich mich nach ihrem Leben vor der Therapie erkundigte, sagten sie, daß sie „ganz unten angekommen“ waren und fügten schnell hinzu: „Das Schlimmste an der ganzen Sache ist, daß wir Laurie mit nach unten zogen.“ Ich bemerkte, es sei richtig, daß sie sich um das Kind sorgten und erklärte ihnen, daß ich ihrem Kind umso besser helfen konnte, je mehr Informationen ich von ihnen erhielte.

Die Eltern beschrieben mit flüchtigen, kurzen Worten ihre Vorgeschichte. Der Vater schien für das Paar zu sprechen: „Wir wuchsen beide mit Trinkern als Eltern auf.“ Er beschrieb, wie sie beide geschlagen und fallengelassen wurden. Die Mutter, Glenda, fügte hinzu, daß sie ihrer Familie nützlich gewesen sei, da sie auf ihre jüngeren Geschwister aufgepaßt habe. Sie sagte, sie habe jede Minute in jedem Tag ihres Lebens gehaßt, die Schule aufgegeben und sei mit einem Freund, der mit Drogen handelte und mit ihrer Mutter zu schlafen pflegte, davongelaufen. Glenda kommentierte: „Ich würde sagen, es ging von da an immer nur abwärts, aber es ging eigentlich immer nur abwärts, seit ich aus dem Krankenhaus nach Hause gebracht wurde.“ Glenda fing mit 10 Jahren an, Alkohol zu trinken, weil manchmal kaum etwas anderes zu essen oder zu trinken im Haus war; sie fügte hinzu: „Nur wenn ich trank, sah ich meine Mutter lachen und glücklich aussehen.“

Lauries Vater, Rob, fing ebenfalls schon früh an zu trinken und Marihuana zu rauchen. Er sagte, daß er und seine Kumpels ständig die Schule schwänzten, an Autos herumbastelten und jeden Tag high waren. Seinen Eltern war es egal, ob er zur Schule ging oder nicht. Er war sehr stolz, daß er durch seine Arbeit bei einer Autowerkstatt gut verdienen konnte, und er hatte jetzt einen neuen Job bei einem früheren Arbeitgeber, der ihm eine Chance gab, solange er drogenfrei blieb. Als Rob ungefähr 12 Jahre alt war, zog er mit seinen Kumpels in einen verlassenen Schuppen. „Erinnern Sie sich an den Film „Lost Boys?“ fragte er. „So ähnlich war das.“

Ich bemerkte, daß ihr beider Leben anscheinend sehr unglücklich verlaufen sei und daß es bemerkenswert sei, daß sie diesen wichtigen Schritt unternommen hatten, eine Therapie durchzumachen und sich zu verpflichten, nüchtern zu bleiben. Die Mutter sagte düster: „Leider mußten wir erst ganz unten sein, um das zu kapieren. Ich hoffe nur, Laurie wird uns nicht für alles, was wir getan haben, hassen.“

Beide Eltern lehnten jeden Kontakt mit ihren leiblichen Eltern ab. Glenda hatte eine jüngere Schwester, mit der sie in Verbindung stand, sagte aber, daß sie keinen Wert darauf lege, ihre Mutter oder ihren Vater je wiederzusehen. Rob wußte, daß sein Vater lebte, er sah ihn manchmal in der Gegend, schien aber nicht motiviert, Kontakt mit ihm aufzunehmen. Beide, Glenda und Rob, hatten ihre eigenen Eltern effektiv zurückgewiesen, um ihrer eigenen schmerzlichen Lebensgeschichte zu entkommen.

Ich bat die Eltern, die Ereignisse zu beschreiben, die dazu geführt hatten, daß Laurie von ihnen getrennt wurde. Sie waren sichtbar erschüttert, als sie erzählten, und mußten zahlreiche Zigarettenpausen einlegen, um das zweieinhalb Stunden dauernde Gespräch durchzustehen. Sie stellten fest, daß sie seit Lauries Geburt „tief in der Drogenszene“ gesteckt hätten. Glenda sagte, daß sie sich bemüht hätte, das Trinken einzuschränken – gleichwohl trank sie während der ganzen Schwangerschaft. Als Laurie geboren wurde, war sie untergewichtig und unruhig. Sie blieb wochenlang im Krankenhaus, und es gab damals schon Bedenken, sie in die Pflege ihrer Eltern zu entlassen. Eine Sozialarbeiterin und eine staatlich angestellte Krankenschwester statteten 4 Monate lang Besuche ab; das Baby schien sich gut zu entwickeln, abgesehen davon, daß es schwer zu füttern war und viel schlief.

Beide Eltern erklärten, daß sie das Baby nicht geplant hätten, die Elternschaft ihnen aber gefallen hätte, sobald Laurie geboren war. Rob betonte, daß er damals eine geregelte Arbeit gehabt und genug Geld nach Hause gebracht habe, um das Baby zu füttern und Windeln zu kaufen. Er fügte hinzu, daß Glenda und er in jenen Tagen nicht viel gegessen hätten, so daß das Geld nur für Laurie gewesen sei.

Die Eltern beschrieben Laurie als „ruhig und wirklich hilfreich“, als sie älter war. Glenda sagte, sie sei überrascht gewesen, als das Kind sich im Alter von 5 Jahren selbst Essen machen, im Laden einkaufen gehen und sich selbst vor dem Fernsehen schlafen legen konnte. Rob sagte, daß Laurie gerne zu Hause blieb: Obwohl sie mit ihnen kommen konnte, wenn sie zum Trinken ausgingen, zog sie es vor, zu Hause zu bleiben. Als ich das hörte, fragte ich spontan: „Blieb sie alleine zu Hause?“ Glenda bemerkte meine Besorgnis und antwortete: „Ich weiß. Wenn ich jetzt daran zurückdenke, kann ich sehen, wie falsch das war. Damals dachte ich aber, ich sei eine gute Mutter, weil ich sie tun ließ, was sie wollte.“

Glenda und Rob schienen ernsthaft besorgt um das Kind und beunruhigt über die Auswirkungen ihrer Handlungen. Sie wollten mir das Schlimmste erzählen, das sie getan hatten. Sie beschrieben häufige Trinkgelage und sagten, daß Betrunkene die Nacht auf Lauries Bett verbracht hatten. Glenda war sichtlich verzweifelt, als sie mir erzählte, daß einige Leute in ihrem Haus Geschlechtsverkehr gehabt hätten; einmal war sie in Lauries Zimmer gegangen und hatte das Kind weinend in einer Ecke zusammengekauert gefunden, während ein Paar auf ihrem Bett Geschlechtsverkehr hatte.

Rob sagte, daß er mehrere drogenabhängige Freunde gehabt habe und daß Laurie den Gebrauch von Nadeln und das Schnupfen von Kokain mitangesehen habe. Manchmal wurden Personen – auch Glenda und Rob – ohnmächtig, nachdem sie Drogen genommen hatten; das Haus war verdreckt, weil die Leute sich überall übergaben. Ihre Eltern sagten, Laurie sei diejenige gewesen, die versucht habe, das Haus sauber zu halten, aber es sei wirklich zwecklos gewesen.

Während Lauries Blinddarmentzündung waren Glenda und Rob zum Trinken ausgegangen. Sie war nach oben gegangen und hatte Nachbarn um ein Aspirin gebeten. Die Nachbarn bemerkten, daß Laurie Fieber hatte und brachten sie ins Krankenhaus (Laurie hatte keinen ständigen Kinderarzt, Impfungen waren vom Gesundheitsamt und an der Schule durchgeführt worden). Als sie über die Blinddarmentzündung sprachen, waren beide in Tränen aufgelöst. Nichtsdestoweniger fügte Rob hinzu, es sei das „Beste, das (ihnen) jemals passiert war“.

Ich erkundigte mich, wieviel Kontakt Rob und Glenda mit Laurie während ihrer Pflegeunterbringung gehabt hatten. Sie sagten, der Kontakt sei minimal gewesen; sie hätten der Sozialarbeiterin einige Briefe für Laurie geschickt, aber sie waren nicht sicher, daß sie sie bekommen hatte.

Als ich sie bat, zu beschreiben, wie Laurie während der letzten zwei Tage gewesen war, sagten sie, sie sei sehr ruhig und lächele nicht oft. „Sie hatte anfangs etwas Angst vor uns“, sagte Rob, „aber sie fängt an, warm zu werden.“ Die Eltern sagten, Laurie habe nachts in ihrem Bett geweint, deshalb hätten sie sie mit in ihr Bett genommen. Als ich meinte, es sei eine gute Idee, Laurie sich an ihr eigenes Zimmer gewöhnen zu lassen, war Glenda bereit, dies zeitweilig zu tun.

Ich überlegte mit den Eltern, wie sie Laurie auf das Zusammentreffen mit mir vorbereiten könnten. Ich sagte ihnen, daß dies für sie alle eine schwierige Zeit sei, da sie tatsächlich eine Familie wieder aufbauen müßten, wobei sie nur wenige Rollenmodelle und wenige Verhaltensmöglichkeiten kannten. Sie erzählten, daß sie beide jeden Tag an Treffen der Anonymen Alkoholiker und auch an entsprechenden Gruppentreffen für Eltern teilnähmen, um über Fragen der Erziehung zu sprechen. Glenda fragte, ob ich wüßte, wo sie Kurse besuchen könnten, und ich nannte ihnen eine örtliche Stelle, die sie allerdings zögerten anzusprechen. Ich sagte ihnen auch, daß ich meinte, es würde ihnen helfen, die Vielzahl der Probleme, die in diesen ersten Monaten auftauchen würden, in einer Paartherapie zu besprechen. Ich überwies sie an einen Kollegen zur Kurztherapie, die mit einer Familientherapie zusammen mit dem Kind enden sollte.

Bevor die Eltern gingen, fragte ich sie, was sie über Lauries Pflegefamilie wüßten und wie sich ihre Trennung von dieser Familie bemerkbar gemacht hatte. Dies war ein Bereich, in den die Eltern wenig Einblick hatten, und sie schienen in der Defensive zu sein. „Ich weiß es nicht, und ich will es auch nicht wissen“, sagte Rob. „Die Sozialarbeiterin hat versucht, viel Wind darum zu machen, wie Laurie sie vermissen würde, aber ich bin sicher, sie ist froh, zu Hause zu sein.“ Ich stellte fest, daß die Kinder manchmal zur gleichen Zeit zwei verschiedene Gefühle haben, wenn sie nach Hause zurückkehren: Sie sind glücklich, ihre Eltern wiederzusehen und traurig, die Leute zu verlassen, die sich um sie gekümmert haben. (Ich achtete darauf, zu diesem Zeitpunkt den Begriff *Pflegeeltern* nicht zu benutzen, da dies offensichtlich ein wunder Punkt war.) Glenda schien das zu verstehen; Rob murmelte etwas vor sich hin.

Klinische Eindrücke

Laurie war ein extrem schüchternes, zurückhaltendes und fügsames Kind mit langsamen Bewegungen. Sie war von kleiner Gestalt, sah zerbrechlich aus und war sehr sauber und gepflegt. Es bestand ein krasser Kontrast zwischen ihrem hübschen, leuchtend-bunten Kleid mit Schleifen an den Rockrändern, die zu den Schleifen in ihrem Haar paßten, und dem düsteren, vorsichtigen Blick in ihren Augen und ihrem ruhigen Benehmen.

Lauries Mutter hielt ihre Hand. Als Glenda ihre Hand wegnahm, um irgend etwas zu tun, fiel Lauries Arm schlaff herunter. Die Mutter hielt

Lauries Hand wieder, als sie im Wartezimmer saßen. Ich kam heraus und stellte mich dem kleinen Mädchen vor und nahm sie dann zu einer Besichtigung des Spielzimmers mit, wobei ich zeigte, wo wir sein würden und wo ihre Mutter sein würde. Sie leistete keinen Widerstand, als ihre Mutter sie ermunterte, mit mir zu gehen.

Laurie schaute sich mit dem Daumen im Mund im Spielzimmer um. Ich sprach mit ihr ein wenig über die Dinge, mit denen sie spielen konnte. Sie wollte anmalen und saß an einem kleinen Pult und malte Seiten aus einem Buch an. „Ist es schon Zeit zu gehen?“ wurde ihre Standardfrage. Zuerst dachte ich, dies sei ein Anzeichen ihrer Angst davor, mit mir alleine zu sein; später erkannte ich, daß es ihren Wunsch ausdrückte, länger an diesem ruhigen, sicheren, kleinen Ort zu bleiben.

Ich entschied, bei diesem Kind sehr nondirektiv vorzugehen. Die Eltern hatten mir erzählt, wie sie versucht hatten, sie dazu zu bringen, ihnen alles zu erzählen, was sie erlebt hatte, seitdem sie das letzte Mal zusammen gewesen waren. Ich hatte das Gefühl, daß es das beste war, Laurie Gelegenheit zu geben, aus sich herauszugehen, und sie in keiner Weise zu bedrängen. Ich beschloß, mich in ihre Nähe zu setzen und selbst etwas anzumalen; sobald ich einer eigenen Beschäftigung nachging, schien Laurie leichter zu atmen.

Die ersten vier oder fünf Sitzungen verliefen ähnlich. Laurie betrat ruhig das Spielzimmer und fing an, zu malen oder etwas zu lesen. Weil sie den Wunsch geäußert hatte, zu lesen, stellte ich gut sichtbar ein Buch hin, das für Pflegekinder geschrieben worden war: Only One Oliver (Rutter, 1978). Dieses Buch behandelt die Loyalitätskonflikte, die Kinder verspüren, die für beide Elternpaare Zuneigung empfinden. Laurie las es ruhig einige Male durch. Dann fragte ich: „Du warst bei Pflegeeltern, nicht wahr, Laurie?“

„Mhm“, sagte sie.

„Bei wem hast du gewohnt?“

„Bei Jack und Leona und Steffi und Harry.“

„Wer sind sie?“

„Meine Mami...Pflegemami und Papi und meine...die anderen Kinder, die da wohnten.“

„Denkst du manchmal an sie?“

„Mhmm.“

„Was ist das für ein Gefühl für dich, sie zu vermissen?“

„Ich weiß nicht“, sagte sie, als sie sich abwandte. Wir hatten einen Anfang gemacht.

Die Anfangsphase der Behandlung

Als sie mit der Umgebung und dem Ablauf vertraut war und Gespräche mit mir ertragen konnte, schien sich Laurie zu entspannen. Zudem fühlte sie sich in Gegenwart ihrer Mutter offensichtlich wohler als bei unserem ersten Treffen, wie ihre entspanntere Haltung im Wartezimmer anzeigte.

Allmählich fand Laurie den Weg zum Puppenhaus und fing ein Spiel an, in dem Mutter, Vater und drei Kinder vorkamen. Meine Hypothese war, daß sie nicht ihr gegenwärtiges Zuhause, sondern ihr Pflegeheim darstellte. Sie ließ die Mutter Frühstück machen und dafür sorgen, daß die Kinder saubere Kleider hatten; der Vater saß vor dem Fernseher, wenn er von der Arbeit nach Hause kam. Die Familie lachte, wenn der Vater Witze erzählte; oft packten sie einen Picknickkorb und gingen nach draußen, um Ball zu spielen. Laurie sagte, sie sei ein guter „Fänger", und als ich ihr erzählte, daß es im Spielzimmer einen Ball gab, bat sie mich, ihn ihr zuzuwerfen, damit sie ihn fangen konnte. Sie hatte großen Spaß daran, da es sie offensichtlich an glücklichere Zeiten erinnerte. „Jack ist der beste Fänger; er hat mir beigebracht, wie man fängt", sagte sie laut.

Die Therapeutin der Eltern und ich hatten Verbindung aufgenommen: Sie war entmutigt, weil es den Eltern immer noch nicht gelang, die Gefühle ihres Kindes für ihre Pflegeeltern zu verstehen. Glenda und Rob hatten Laurie verboten, die Namen der Pflegeeltern zu erwähnen und hatten sehr verstört reagiert, als Laurie ihre Pflegemutter versehentlich als „Mutti" bezeichnete. Die Therapeutin der Eltern hatte den Eindruck, daß sie die Pflegeeltern in irgendeiner Weise dafür verantwortlich machten, daß sie ihr Kind fast 2 Jahre lang nicht gesehen hatten und daß diese unlogische Einstellung ihnen andere Einsichten unmöglich machte. Nach dem ersten Therapiemonat vereinbarte ich ein Treffen mit den Pflegeeltern, und ich bat die Eltern, auch zu kommen. Rob und Glenda waren wütend, daß ich es für nötig hielt, mit „diesen Leuten" zu sprechen, meinten aber doch, an dem Treffen teilnehmen zu müssen.

Während der ersten halben Stunde herrschte eine angespannte und betretene Atmosphäre bei diesem Zusammentreffen. Glenda und Rob waren 15 Minuten zu spät gekommen, und ich wollte nicht gerne ohne sie anfangen. Als sie kamen, drückte ich meine Freude aus, sie zu sehen und erklärte zur Einleitung: „Wie ich Lauries Eltern gesagt habe, wollte ich mit Ihnen, Leona und Jack, zusammentreffen, damit Sie uns erzählen können, wie Laurie war, als sie bei Ihnen wohnte." Leona und

Jack waren offensichtlich echte Profis und beruhigten Lauries Eltern sofort. „Wir freuen uns so, Sie kennenzulernen. Laurie war eine richtige Freude für uns. Sie benahm sich so gut und war so süß. Wenn ein Kind so ist, weiß man, es hat gute Eltern.“ Glenda und Rob sahen bestürzt aus und konnten keine Antwort finden; sie sahen sich an und hielten sich bei der Hand. Wie üblich sprach Rob zuerst: „Hatte sie bei Ihnen irgendwelche Probleme?“ Leona und Jack beschrieben ein passives, fügsames, hilfsbereites Kind. Sie schilderten diese Wesenszüge als positive Verhaltensweisen, aber mir war klar, daß sie auch die Schwächen des Kindes mitteilten. „Manchmal merkte man kaum, daß sie da war – als machte sie sich unsichtbar.“ Diese Beschreibung mißbrauchter oder vernachlässigter Kinder, die gelernt haben, sich zu schützen, indem sie anderen aus dem Weg gehen, habe ich oft gehört.

Jack und Leona sagten, sie seien eine aktive Familie; sie unternähmen häufig Ausflüge zu Parks, Seen und Campingplätzen. Sie sagten, Laurie liebte es, im Freien zu sein und könnte gut wandern, laufen, schwimmen und Ball spielen. Glenda sagte ruhig: „Ich wußte nicht, daß sie schwimmen kann.“ Lauries Pflegeeltern sagten, sie hätten ihr das Schwimmen beigebracht, weil die Ärzte empfohlen hätten, daß sie sich nach der Operation wieder normal betätigen sollte. Da sie nicht wußten, was ihr Spaß machte, hatten sie beschlossen, es mit Schwimmen zu versuchen.

Rob wollte wissen, ob sie je nach ihm oder Glenda gefragt hatte. Die Eltern tauschten rasch Blicke aus, und Jack antwortete: „Sie hat öfter von Ihnen beiden gesprochen und gesagt, daß Sie oft große Parties gaben und eine Menge Freunde hatten.“ Jack fügte hinzu: „Wir sprachen auch mit ihr über ihre Mammi und ihren Papi und wie gut es sei, daß Sie sich entschlossen hatten, Hilfe für Ihr Problem zu suchen.“ Jack, der selbst Alkoholiker gewesen war, machte ein erstaunliches Geständnis: „Rob, ich weiß aus erster Hand wie das ist. Ich bin jetzt seit 15 Jahren trocken, und jeden Tag erinnere ich mich daran, wie tief unten ich angekommen war, bevor ich mich aufraffen konnte.“

Welche Feindseligkeit, Eifersucht oder verdrängter Ärger vorher auch immer bestanden hatten, sie wurden während dieses Treffens zerstreut. Beide Elternpaare gingen miteinander Kaffee trinken, und wie durch ein Wunder luden Rob und Glenda Jack und Leona ein, sie zum Essen zu besuchen. In der nächsten Woche kam Laurie aufgeregt herein und erzählte mir, daß Jack und Leona sie besuchen kommen würden. Sie war eindeutig begeistert, und glücklicherweise hatte sie nicht länger das Gefühl, ihre Aufregung verbergen zu müssen.

Behandlungsplan

Nach dem ersten Monat stellte ich einen Behandlungsplan auf, der eine individuelle Behandlung und gemeinsame Familiensitzungen vorsah:

1. Individuelle Behandlung
   a. Nondirektive Spieltherapiesitzungen nutzen, um eine starke therapeutische Bindung herzustellen.
   b. Spielthemen dokumentieren (z.B. Trennung von der Pflegefamilie).
   c. Ab und zu direktiv vorgehen, wenn wir über ihr Leben mit ihren leiblichen Eltern sprechen.
   d. Über die Operation sprechen.
2. Gemeinsame Familiensitzungen
   a. Strukturelle Fragen, wie Grenzen, Privatsphäre, Beschränkungen, besprechen.
   b. Erziehungsfragen, wie Disziplin, Anleitung und Freizeitvergnügungen, diskutieren.
   c. Die Gefühle der Familienmitglieder im Zusammenhang mit der Wiederzusammenführung und die Probleme, auf die sie gestoßen sind, erörtern.
   d. Sicherstellen, daß das Kind regelmäßig medizinisch versorgt wird, Impftermine auf den neuesten Stand gebracht werden, und daß die Familie in Ernährungsfragen beraten wird.
3. Koordination
   a. Kontakte mit Pflegeeltern planen.
   b. Mit Lehrern über Lauries Leistungen und Verhalten in der Schule sprechen.
   c. Mit Sozialarbeiterin Verbindung wegen Abhängigkeitsproblematik aufnehmen.

Mittlere Behandlungsphase

Ich bat Laurie, für mich ein Bild von sich selbst zu malen, und sie malte ein sehr kleines, sehr zartes Bild eines kleinen Mädchens ohne Hände und Füße und mit einem Loch in der Mitte (Abbildung 1).

Als ich sie bat, ein Bild ihrer Familie zu malen, unternahm sie mehrere Versuche, radierte sie wieder aus und schien sehr frustriert zu sein. Da ich ihr Dilemma erahnte, fragte ich: „Welche Familie möchtest du zuerst malen?“ „Ich weiß nicht“, antwortete sie, „Ich kann nicht gut malen.“ „Ich finde, du kannst gut malen“, erklärte ich und ergriff die Initiative. „Ich weiß, was du machen kannst – Glenda und Rob waren

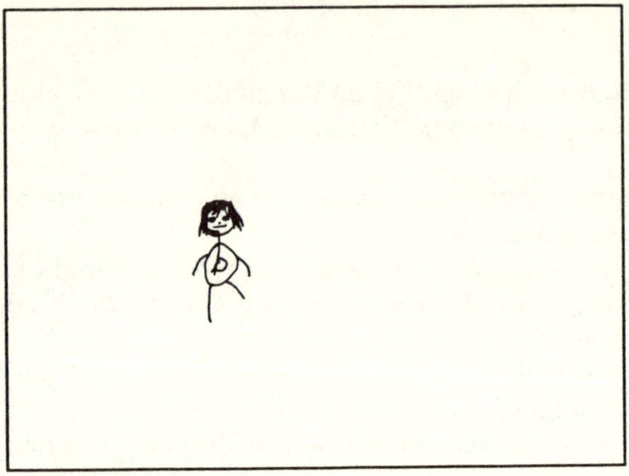

Abbildung 1

deine erste Familie, deshalb kannst du sie zuerst malen." Wie in Abbildung 2 zu sehen ist, malte Laurie ihre Mutter in liegender Position und ihren Vater, wie er fernsieht. Das Bild hat keine Struktur oder Grundlage, und die Figuren scheinen zu schweben. Der Kontrast zwischen dieser Zeichnung und Abbildung 3, einer Zeichnung von Jack und Leona, ist eindrucksvoll. Das zweite Bild ist nicht nur detaillierter, sondern es zeigt auch emotionale Inhalte und den Kontakt zwischen den Familienmitgliedern. Das Pflegeheim war eindeutig eine emotional warme und fürsorgliche Umgebung für das Kind gewesen.

In den Therapiestunden hatte sich Laurie jetzt entspannt (und nach den Berichten der Eltern war sie in der häuslichen Umgebung auch entspannter). Sie war gesprächiger und lenkte ihr Spiel gut. Sie wählte häufig das Puppenhaus – um ihre „ideale" Familie darzustellen. Sie bat mich oft, mit ihr Ball zu spielen; sie war stolz auf ihre Geschicklichkeit, als sie immer besser fangen lernte. Als sie lernte, den Ball in einen Korb zu werfen, konnte sie es kaum abwarten, ihrem Pflegevater zu zeigen, was sie gelernt hatte. Obwohl sie sich nur vorsichtig über ihre Eltern äußerte, schien es so, daß alles, was Laurie zu Freizeitunternehmungen und Vergnügungen einfiel, mit ihren Pflegeeltern zusammenhing. (Ich sprach mit der Therapeutin der Eltern über die Möglichkeit, mit ihnen ein Wochenendpicknick oder einen Ausflug zu planen, und sie hatten sich aufgeschlossen gezeigt.)

Bald begann sich Lauries Selbstporträt zu ändern (Abbildung 4), an Größe und Genauigkeit zu gewinnen. Ihre schulischen Leistungen entwickelten sich gut, und sie legte immer Wert darauf, mir zu berichten, wie ihre Mutter ihr bei den Hausaufgaben half. (Ich

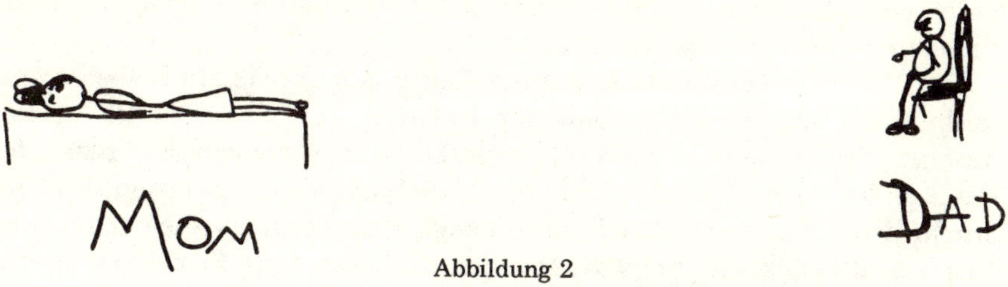

Abbildung 2

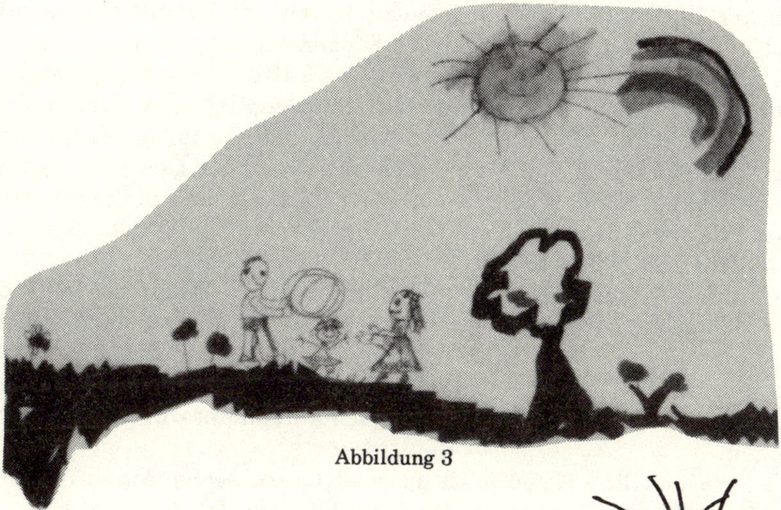

Abbildung 3

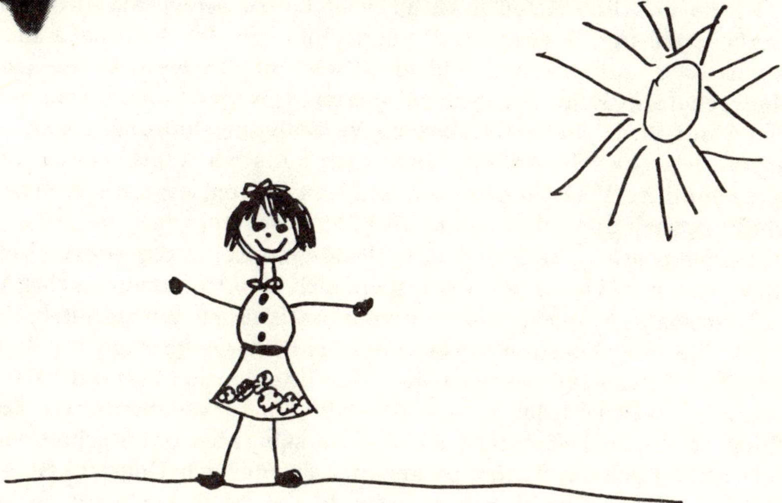

Abbildung 4

vergewisserte mich, daß dies wirklich der Fall war und nicht ein unerfüllter Wunsch des Kindes.)

Die Therapie verlagerte sich eines Tages, als Laurie ein Selbstporträt malte und ich bemerkte, daß der mittlere Teil ihres Bildes anders aussah. „Es wird jetzt besser", sagte sie und fügte rasch hinzu: „Ich kann es kaum noch fühlen." Sie bezog sich auf ihre Operation, und ich ergriff diese Gelegenheit. Ich holte einige Krankenhausspielsachen vom Regal und zeigte sie ihr; während der nächsten acht Sitzungen drehte sich ihr Spiel in erster Linie um diese Dinge. Jede Woche kam Laurie eilig herein, fragte nach den Schachteln mit der Krankenhausausstattung und spielte ein umfangreiches Szenario durch, zu dem eine Fahrt in einem Krankenwagen, ein Operationssaal und ein Krankenzimmer gehörten. Jedesmal brachte sie eine Mädchenpuppe ins Krankenhaus, wo sie einer Operation unterzogen wurde, und gab ihr im Krankenzimmer Wackelpudding und Suppe zu essen. Nach der Operation wickelte sie die Puppe immer sofort in ein Papiertuch ein und malte mit einem roten Filzstift einige rote Punkte auf das Papier. „Es blutet...es geht ihr noch nicht gut", erklärte sie.

Während dieses Spiels wirkte Laurie in ihren Emotionen eingeengt und roboterhaft. Während der Operation selbst war sie ganz still und schien besorgt und ängstlich zu sein. Im Krankenzimmer sah sie traurig und einsam aus, und wenn das Spiel schließlich zu Ende war, spielte sie, offensichtlich in dem Bemühen, sich aufzumuntern, immer mit mir Fangen.

Glenda und Rob riefen mich an, weil Laurie einige Male Alpträume gehabt hatte und wieder am Daumen lutschte. Ich beruhigte sie, daß Laurie sich gut machte und daß wir im Augenblick an einigen schmerzhaften Erinnerungen arbeiteten. „Wegen uns?" fragten die Eltern mit ihrer charakteristischen Verteidigungshaltung. „Nein", antwortete ich, „es geht um ihre Operation." Als ich fragte, ob sie andere ungewöhnliche Verhaltensweisen bemerkt hatten, sagten sie, sie hätte keinen Appetit mehr und klagte über Bauchschmerzen.

Lauries posttraumatisches Spiel löste eine Reihe regressiver Verhaltensweisen aus. Das Spiel wiederholte sich dauernd, und Lauries Angst blieb konstant. In der neunten Sitzung beschloß ich, einzugreifen, da die Angst, die das Spiel hervorrief, offensichtlich einige negative Auswirkungen auf das Kind hatte. Meine erste Intervention bestand darin, die Ereignisse während des ganzen Spielablaufs zu kommentieren. Laurie schien zuerst fast schockiert darüber zu sein, aber dann schien sie ihr Spiel allmählich im Tempo so anzupassen, daß ich Gelegenheit hatte, jede Sequenz zu beschreiben. „Das kleine Mädchen wird in einen

Krankenwagen gelegt. Ich wette, der Krankenwagen fährt schnell, und ich wette, sie haben eine Sirene." „Nein", sagte sie, „ihre Sirene war an diesem Tag kaputt." „Oh", fuhr ich fort, „der Krankenwagen mit der kaputten Sirene fährt sehr schnell. Das kleine Mädchen hat Bauchschmerzen..." „Und Kopfschmerzen", kommentierte Laurie. Ich baute Lauries eigene Kommentare ein und fuhr fort, die Ereignisse zu schildern. Ich schloß mit: „Das kleine Mädchen ist jetzt in seinem eigenen Zimmer, es ißt Suppe und Wackelpudding und wird jeden Tag kräftiger." „Ja", fügte Laurie hinzu. Als ich sagte: „Ich frage mich, wie sich das kleine Mädchen fühlt, während es den Wackelpudding und die Suppe ißt", reagierte Laurie nicht.

In der folgenden Woche wiederholte sie dieses Spiel. Aber es gab eine bemerkenswerte Ergänzung: Laurie reagierte auf die letzte Frage über die Gefühle des kleinen Mädchens, indem sie sagte: „Ich glaube, sie hat Angst und ist einsam." „Oh", sagte ich, „das kleine Mädchen fühlt sich ängstlich und einsam, während sein Körper stärker und gesund wird." Als Laurie nickte, fuhr ich fort: „Ich frage mich, warum sie Angst haben könnte." Laurie fügte leise hinzu: „Sie weiß nicht, wo ihre Mami und ihr Papi sind." „Oh", stimmte ich zu, „wenn sie nicht weiß, wo ihre Mami und Papi sind, ist das wirklich schlimm für sie."

In den nächsten Wochen konnte Laurie auf diese Weise über die Gefühle sprechen, die sie gehabt hatte, während sie sich im Krankenhaus erholte: Sorgen um ihre Eltern; Sorgen, wer jetzt eine streunende Katze, die sie versorgte, füttern würde; Ängste wegen der Spritzen, dem Schlauch an ihrem Arm, den Fäden, die gezogen werden mußten; und die Ungewißheit, wo sie nach der Entlassung aus dem Krankenhaus hinkommen würde. „Ooooh", sagte ich, „das sind ja viele Sorgen. Gab es da irgend jemanden, mit dem du sprechen konntest?" „Nein...warte, ja. Eine nette Dame hat mich da besucht." Ich sah in den Krankenhausunterlagen nach und stellte fest, daß eine Mitarbeiterin des Krankenhauses Laurie jeden zweiten Tag besucht hatte. Einmal war sie zusammen mit der Sozialarbeiterin gekommen, um Laurie mitzuteilen, daß sie ein neues Heim für sie gefunden hatten, in dem sie bleiben konnte, bis sie wußten, wo ihre Eltern waren. Laurie schien sich plötzlich zu erinnern: „Die Dame kam, um mir zu sagen, daß sie Mama und Papa gefunden hatten, und sie sagte mir, sie würden ins Krankenhaus gehen, um mit dem Trinken aufhören zu können."

Die zweite Interventionsstufe bestand darin, die Ereignisfolge in Lauries Spielszenario zu überdenken und dabei einige Mechanismen zur Freisetzung von Gefühlen einzufügen. Wenn die Puppe im Krankenwagen war, bat ich Laurie zum Beispiel: „Drücke die Gefühle des kleinen Mädchens in Worten aus.“ Ich half ein wenig nach: „Was fühlt sie jetzt im Moment?“ „Sie hat richtig Angst“, antwortete Laurie, „Nicht nur ein bißchen.“ Diese Methode deckte auf, daß Laurie dachte, sie hätte etwas Schlimmes getan und würde weggebracht, um bestraft zu werden.

Die dritte Stufe begann, als ich anfing, die Puppe „Laurie“ zu nennen, anstatt zu sagen „das kleine Mädchen“. Laurie schreckte bei dieser Veränderung nicht zurück und stellte sie auch nicht in Frage.

Und schließlich, als letzte Ausarbeitung ihres Spiels, ließ ich Laurie mit dem Krankenwagenpersonal, den Ärzten, der „netten Dame“, der Sozialarbeiterin und ihren Eltern sprechen. Als ich sie das erste Mal bat, mit ihren Eltern zu sprechen, erstarrte sie. „Ich kann nicht“, sagte sie.

„Was würde passieren, wenn du es tätest?“

„Vielleicht würden sie wütend werden.“

„Und was sagen oder tun sie, wenn sie wütend sind?“

„Ich weiß nicht.“

„Hast du sie jemals wütend gesehen?“

„Nein“, antwortete sie, und dies traf wahrscheinlich zu, angesichts der Beschreibung, die die Eltern von sich selbst als „angeheiterten, schläfrigen Trinkern“ gegeben hatten. Ich sagte ihr, sie könnte für Laurie sprechen und ich würde für ihre Eltern antworten. Dies schien ihr zu gefallen, wobei ihr nicht bewußt war, daß ich in meiner Rolle dieses Spiels eine hilflose Position einnehmen und sie um Anleitung bitten würde. Manchmal war es ihr nicht möglich, zu sprechen; ich instruierte sie, tief durchzuatmen, ihre Arme zu bewegen, auf und ab zu springen, und dann fragte ich erneut nach.

Als sie das erste Mal als Laurie sprach, weinte sie und lutschte am Daumen: „Warum seid ihr weggegangen?“ schluchzte sie. „Ich habe etwas Böses getan, nicht wahr?“ Und schließlich: „Wolltet ihr, daß ich sterbe?“ Ich ließ sie lange weinen und setzte mich ruhig neben sie. Laurie drückte ihr großes Häschen an sich und wiegte sich ein bißchen auf der Stelle. Ihre Fragen waren so tief empfunden und elementar. Als ich sie fragte, wie ich, in der Rolle ihrer Eltern, antworten sollte, wußte sie es nicht. Da ich das Gefühl hatte, ich sollte es unterlassen, sofort „die Dinge festzulegen“, sagte ich: „Weißt du, Laurie, ich wette, deine Mama und dein Papa würden dir diese Fragen gern beantworten. Wie wäre es, wenn sie einmal mitkämen und wir ihnen Gelegenheit gäben, das zu erklären.“ Laurie schien unschlüssig und trotzdem bereitwillig zu sein. „Ich kann nicht weinen, wenn sie kommen“, sagte sie. „Wie kommt das?“ fragte ich. „Was wird passieren, wenn du es tust?“ In ihrer

Antwort: „Sie werden sich schlecht fühlen", spiegelte sich ihre charakteristische fürsorgliche Rolle wider. „Manchmal, Laurie", erklärte ich, „ist es in Ordnung, sich schlecht zu fühlen, wenn man Fehler gemacht hat. Jeder macht mal einen Fehler und fühlt sich hinterher schlecht."

Wir spielten eine kurze Zeit lang Fangen und als wir am Ende der Therapiesitzung ins Wartezimmer gingen, sagte ich Lauries Mutter, daß Laurie und ich Rob und sie gerne zu einem gemeinsamen Treffen einladen würden. Glenda, der klar war, daß dies schließlich kommen mußte, wirkte resigniert und nervös. Wir vereinbarten für die nächste Woche einen vorläufigen Termin.

Die Therapeutin der Eltern bereitete sie auf das Treffen vor. Glenda und Rob schienen sehr darauf bedacht zu sein, mögliche Besorgnisse Lauries, von ihnen nicht geliebt zu werden, zu zerstreuen. Während des Treffens zeigten sie eine außergewöhnliche Fähigkeit, offen zu sein, das Kind zu beruhigen und ihre Tränen vor Laurie zuzulassen, wobei sie Laurie jedoch von dem Gefühl befreiten, darauf fürsorglich reagieren zu müssen. Die Jahre der Therapie hatten sich ausgezahlt: Sie verhielten sich angemessen und sehr liebevoll. Die Eltern hatten darüber geklagt, daß ihr Kind auf ihre Umarmungen und Küsse nicht körperlich reagierte; dies war das erste Mal, daß Laurie sich an beide schmiegte, als sie sie in einer fürsorglichen Umarmung umfingen.

Und so tröstlich und notwendig diese Arbeit auch war, brachte ich doch noch eine andere schwierige Emotion zur Sprache: Zorn. „Laurie", sagte ich, „ich bin wirklich froh, daß deine Mama und dein Papa deine Fragen beantwortet haben." Ich hatte ihr viele Gelegenheiten gegeben, Fragen zu stellen und andere Mitteilungen zu machen, wenn sie wollte. „Es gibt noch eine andere Sache, an die ich Sie alle bitten möchte, zu denken. Wenn solche Dinge passieren und auch wenn es dafür gute Erklärungen gibt, kann die Person, die sich ängstlich oder einsam gefühlt hat, auch böse auf die Menschen sein, die sie verließen." Laurie verbarg ihren Kopf an der Schulter ihres Vaters. Rob griff sofort auf, was ich gesagt hatte, und sagte: „Das ist richtig, Schätzchen, Du hast jedes Recht darauf, wütend auf uns zu sein, nicht nur, weil wir dich zu Hause allein ließen und du krank wurdest, sondern auch, weil wir uns trennen mußten, als wir ins Krankenhaus gingen und du zu Jack und Leona kamst. Es ist O.K., wenn du deshalb wütend bist. Wenn ich du wäre, wäre ich auch wütend." Laurie lächelte, als ihr Vater sie ein wenig kitzelte, aber ich wußte, daß die letzte Therapiephase sich auf diese schwierigere Emotion konzentrieren würde.

Tatsächlich war die Arbeit, die noch zu tun war, schwierig und schmerzhaft. Nicht nur, daß ich mit Laurie an ihrem Zorn arbeitete, die

Therapeutin der Eltern berichtete auch, daß Glenda an ihren enormen Schuldgefühlen, während der Schwangerschaft getrunken zu haben, arbeitete. Lauries Vater verarbeitete die Schuldgefühle, die er hatte, weil er das Kind so großen Gefahren durch Drogenhändler und „sexuell Pervertierte ausgesetzt hatte".

Währenddessen entwickelte die Familie eine gute Beziehung zu den Pflegeeltern. Zunächst hatten Rob und Glenda auf Grund allzu flexibler Abmachungen zu viel Zeit mit der Pflegefamilie verbracht. Auf Vorschlag ihrer Therapeutin nahmen sie sich vor, nicht öfter als einmal im Monat zusammenzutreffen. Auf diese Weise konnte Laurie den Übergang in ihre leibliche Familie leichter schaffen.

Die amtliche Vormundschaft für Laurie wurde bei der Überprüfung ihres Falles nach 6 Monaten aufgehoben, wobei dieses Vorgehen von den Therapeutinnen der Eltern und des Kindes empfohlen wurde.

Als die Therapie nach 9 Monaten beendet wurde, machte ich eine Ausnahme von meiner Regel, daß Spielsachen im Spielzimmer bleiben müssen und schenkte Laurie die kleine Mädchenpuppe. Ich sagte ihr, daß sie die kleine Puppe daran erinnern würde, wie wir in einer sehr schwierigen Zeit an ihren Gedanken und Gefühlen gearbeitet hätten. Die Eltern erzählten mir später, daß Laurie die Puppe in ihrem Zimmer gut sichtbar plaziert hatte und daß sie häufig bemerkt hatten, daß Laurie mit der Puppe über ihre Gefühle sprach. Unmittelbar nach Beendigung der Therapie hatte ich Laurie gesagt, daß sie mich besuchen könnte, um mir guten Tag zu sagen oder mit mir zu reden. Sie war ein paarmal gekommen, um einfach guten Tag zu sagen und hatte mir zu Weihnachten und zum Thanks giving-Fest Karten geschickt.

Die Eltern riefen mich zwei Jahre nach Beendigung der Therapie an, um mich wegen eines sexuellen Problems in ihrer Beziehung um Rat zu fragen. Ich verwies sie an einen Sexualtherapeuten und erkundigte mich nach Laurie. Sie war Mitglied einer Schwimmermannschaft geworden, machte sich gut in der Schule und hatte mit Ambivalenz auf die Nachricht reagiert, daß sie einen Bruder oder eine Schwester bekommen würde.

Erörterung

Laurie war ein siebenjähriges Kind, das vor kurzem wieder mit seinen Eltern, die es gravierend vernachlässigt hatten, zusammengeführt worden war. Sie hatte während der letzten anderthalb Jahre in einem Pflegeheim gelebt, während ihre Eltern mit Erfolg an einem Rehabilitationsprogramm für Drogenabhängige teilgenommen hatten. Laurie hatte in ihrem vernachlässigenden Elternhaus überlebt, indem sie eine Pseudoreife entwickelt und für ihre Eltern gesorgt hatte. Sie war anfangs extrem besorgt gewesen, als sie nicht gefunden werden konnten und hatte unter großer Einsamkeit gelitten, als sie ohne ihre Eltern die Operation überstehen mußte.

Laurie war regrediert, hatte Probleme, Bindungen einzugehen, erschien teilnahmslos und war anscheinend depressiv und schwer anzusprechen. Während der Behandlung wurde ihre starke Bindung an die Pflegefamilie klar, und es wurde eine Intervention mit dem Ziel, die Trennung von der Pflegefamilie in angemessener Form zu erreichen, eingeleitet. Laurie hatte offensichtlich eine positive Bindung an die Pflegeeltern entwickelt und die Familienausflüge und die Teilnahme an körperlichen Aktivitäten, die ihr vorher unbekannt waren, genossen. Sie befand sich in einem akuten Loyalitätskonflikt zwischen ihren Pflegeeltern und den biologischen Eltern, da sie konkrete positive Erinnerungen an das Pflegeheim und abstrakte negative Erinnerungen an ihre eigene Familie hatte.

In der Therapie vertiefte sich Laurie in posttraumatisches Spiel, als ihr einmal einige Krankenhausspielsachen in meinem Büro gezeigt wurden. Sie spielte ihre Angst, Sorge und Einsamkeit in ritualistischer Weise nach. Sie hatte die Abwesenheit ihrer Eltern während ihres Krankenhausaufenthalts als völlige Zurückweisung und Bestrafung für imaginäres Unrecht, das sie begangen haben könnte, interpretiert. Nachdem sie wieder mit ihren Eltern zusammengeführt worden war, war Laurie in bezug auf körperliche Kontakte mit ihren Eltern zurückhaltend, bis sie direkt aus dem Mund der Eltern die Antworten auf all die Fragen in Zusammenhang mit dem Verlassensein durch die Eltern hörte.

Lauries posttraumatisches Spiel rief große Angst hervor, die sich in ihren mühsamen Bewegungen, angespanntem Atmen und starrem Gesichtsausdruck zeigte. Während des Spiels gab es Momente, in denen sie zitterte und ihr anscheinend der Schweiß ausbrach. Ich griff in das posttraumatische Spiel ein, indem ich jede Sequenz verbal beschrieb und Laurie meinen Kommentar verbessern ließ. Es scheint, daß diese Interventionen sie in die Lage versetzten, zu beobachten, während sie schwierige und beängstigende, negative Gefühle, die mit dem traumatischen Ereignis assoziiert waren, durchlebte und verarbeitete. Gleichzeitig war es für sie leichter, die Vergangenheit von der Gegenwart zu trennen, da sie die beunruhigenden Gefühle in einer sicheren Umgebung erlebte. Während Laurie sich damit beschäftigte, was mit „dem kleinen Mädchen“ in dem Krankenwagen geschehen war und mir half, dies zu verbalisieren, ging ich dazu über, sie nach *ihren* Gefühlen und Gedanken, nicht aber denen des kleinen Mädchens zu fragen. Sie ging sofort darauf ein und teilte mit mir einige ihrer Erinnerungen an ihren Krankenhausaufenthalt. Die Krankenhausspielsachen ermöglichten ihr durch ihren Reichtum an Details, sich an Dinge zu erinnern, die sie sonst möglicherweise vergessen hätte (z. B. wie hell die Lichter im Operationssaal waren und wie weiß die Kittel waren).

In ihrem Spiel war es Laurie möglich zu weinen und so anscheinend ihr Gefühl der Einsamkeit erneut zu erleben. Diese Emotion führte zu Verbalisierungen, die die Sorgen, schlecht, nichts wert und abgelehnt zu sein, die sie im Krankenhaus verspürt hatte, deutlich widerspiegelten. Die Therapiestunden mit der Familie waren für dieses Kind von großer Bedeutung. Ich zog es vor, der Versuchung, ihre Fragen während des Spiels zu beantworten, nicht nachzugeben, sondern sagte Laurie, daß ich ihr helfen würde, ihre Gefühle direkt mit ihren Eltern zu teilen.

Dieses Kind erlitt beträchtlichen Schaden durch Eltern, die sie in extremer Weise vernachlässigten und sie dem großen Risiko des Mißbrauchs durch andere aussetzten. Sie war Zeuge unverhüllt sexuellen Verhaltens Erwachsener gewesen und hatte oft alleine für sich sorgen müssen. Die Eltern setzten die Ehe- und Familientherapie fort; die anderthalb Jahre, die sie an einem Drogentherapieprogramm teilgenommen hatten, waren von unschätzbarem Wert gewesen. Sie setzten sich mit vielen schmerzhaften Gefühlen der Schuld und Scham auseinander und waren sehr bemüht, mitzuhelfen, den Schaden, den sie ihrem Kind zugefügt hatten, wiedergutzumachen.

Sharlene: Ein Kind, dessen Trauma durch schweren sexuellen Mißbrauch verursacht wurde

Informationen zur Überweisung

Sharlene, ein acht Jahre altes Mädchen, wurde auf den Rat einer Sozialarbeiterin zur Behandlung überwiesen. Sharlene wurde mit fünf Jahren von ihrem leiblichen Vater getrennt und in einem Pflegeheim untergebracht. Die Pflegeeltern hatten einige „bizarre" Verhaltensweisen bemerkt und wollten, daß das Kind von einem Experten behandelt wurde. Sharlene war schon vorher anderthalb Jahre in Behandlung gewesen; die behandelnde Person war inzwischen verstorben.

Soziale/familiäre Vorgeschichte

Die Polizeiberichte und Gerichtsunterlagen malten ein düsteres Bild von Sharlenes Leben. Ihre Mutter war an einer Überdosis Drogen gestorben, als das Kind 2 Jahre alt war. Über Sharlenes Mutter oder die Betreuung, die das Kind durch sie erfuhr, ist nichts bekannt. Der leibliche Vater, Walter, war ein Krimineller, der wegen zahlreicher Drogenvergehen zu Gefängnisstrafen verurteilt worden war. Er war früher auch wegen schwerer Körperverletzung angeklagt worden.

Das Kind wurde im Alter von fünf Jahren durch pornographische Photos, die in einem örtlichen Photogeschäft entwickelt wurden, entdeckt. Der Besitzer des Ladens, der verpflichtet war, den Verdacht auf Kindesmißbrauch zu melden, übergab der Polizei die Photos von Sharlene in zahlreichen sexuellen Positionen mit einer Vielzahl von Männern.

Offensichtlich mißbrauchte Walt selbst das Kind nicht, aber er fungierte als eine Art Zuhälter seiner vier Jahre alten Tochter. Er hatte eine Menge Geld damit gemacht, Photos von seinem Kind bei sexuellen Handlungen mit Erwachsenen zu verkaufen. Abgesehen davon, daß er sie in einem guten Ernährungszustand hielt und auf ein photogenes Aussehen achtete, war ihr Vater offensichtlich nicht an Sharlenes

Wohlergehen interessiert. Zusätzlich zu den Photos entdeckte die Polizei Videoaufnahmen, auf denen männliche Jugendliche mit dem Kind, das unter Drogeneinfluß zu stehen schien, Geschlechtsverkehr vollzogen. Verschiedene Vidoeaufnahmen zeigten, wie sie an Jugendlichen Fellatio durchführte, nackt rittlings auf ihnen saß und wie die Jugendlichen ihr Kirschen und Süßigkeiten aus der Vagina saugten.

Überflüssig zu sagen, dieses Kind war sexuell schwer mißbraucht worden; die anfängliche Behandlung konzentrierte sich auf das symptomatische sexualisierte Verhalten, das sie entwickelt hatte, zu dem exzessive Masturbation gehörte. Außerdem hatte Sharlene im Anschluß an ihre Pflegeunterbringung unter Alpträumen, Schlafwandeln und grundlosen wütenden und emotionalen Ausbrüchen gelitten. Sie hatte Entwicklungsrückstände, und verbale Fähigkeiten fehlten ihr fast völlig; sie besaß sehr wenige soziale Fähigkeiten und zog häufig ihre Kleider aus, auch in der Öffentlichkeit.

Die Pflegeeltern, Ann und Phillip, hatten ihr Interesse und ihre Bereitschaft, das Kind zu adoptieren, zum Ausdruck gebracht. Sie hatten keine eigenen Kinder und wollten später noch zwei weitere Kinder adoptieren.

Als ich mich mit Ann und Phillip traf, bestätigte ich ihnen, daß ihr Bemühen um eine Therapie richtig war. Sharlene entwickelte sich in vieler Hinsicht gut, sie hatten aber bizarre Verhaltensweisen beobachtet, die sich am besten wie folgt zusammenfassen lassen:

1. Tranceähnliche Verhaltensweisen
2. Vergeßlichkeit und Verleugnen beobachteter Verhaltensweisen
3. Sporadische Amnesie in bezug auf den Mißbrauch
4. Leistungsschwankungen
5. Selbstverstümmelung
6. Tierquälerei
7. Das Benutzen eines anderen Namens
8. Schwankungen und Polarisierungen in ihrem Verhalten

Die Anfangsphase der Behandlung

Sharlene war ein übergewichtiges, attraktives Kind, das älter als seine acht Jahre erschien. Sie zog sich in einer provokativen Weise an, so daß sie eher einem Teenager ähnelte, als einem Kind in der Latenzphase.

Sharlene kam bereitwillig, fast eifrig, zur Therapie. Sie fragte, wo mein Spielzimmer sei und schien sich nicht um ihre Pflegemutter und deren Aufenthalt in der Zwischenzeit zu kümmern. Sie inspizierte das

Spielzimmer in einer aggressiven Weise, öffnete Dinge, nahm Dinge aus ihren Behältnissen und warf Dinge zur Seite, um sich etwas nehmen zu können, das sie interessierte. In ganz untypischer Weise machte ich sie sofort mit allen Regeln für das Spielzimmer bekannt. „Das ist cool", sagte sie, als sie fortfuhr, das Zimmer zu erkunden. Sie hatte ein enormes Maß an Energie und sprach fast ohne Pause.

„Weißt du, warum deine Mutter dich zur Beratung hierher gebracht hat?" fragte ich.

„Sie ist nicht meine Mutter. Sie ist meine Adoptivmutter", stellte sie fest. Das war interessant, weil ich ihre Pflegemutter gefragt hatte, welche Bezeichnungen zu Hause gebraucht würden und diese mir gesagt hatte, daß Sharlene sie fast sofort „Mutti" und „Vati" genannt hatte.

„Wie nennst du sie gewöhnlich?" fragte ich.

„Annie" antwortete sie. „So nennt Phil sie."

„Oh", beharrte ich, „und was haben Phil und Annie dir über die Beratung hier gesagt?"

Sie holte tief Luft. „Sie sagten, ich muß hierher kommen, weil sie sich Sorgen machen, weil ich soviel vergesse."

„Was meinst du dazu?" fragte ich nach.

„Ich denke, das ist meine Sache und du mußt es herausfinden."

Ich lächelte und sagte: „O.K... du hast mich gerade erst kennengelernt; ich nehme an, dir wird eher nach Reden zumute sein, wenn du mich besser kennst." Ich merkte rasch, daß Sharlene nie mit mir einer Meinung war, ganz gleich, was ich sagte.

„Nö, kein Problem. Ich brauche nicht mehr Zeit. Ich vergesse viele Dinge. Sie sagen zum Beispiel manchmal, daß ich etwas gesagt habe, was ich gar nicht gesagt habe."

„Nenn mir ein Beispiel", wies ich sie an.

„Na, gestern zum Beispiel hat sich Annie furchtbar aufgeregt, weil sie sagte, ich hätte ihr erzählt, ich bekäme keine neuen Bücher in der Schule. Dabei weiß ich, daß ich das nicht gesagt habe, weil ich neue Bücher bekommen muß, jetzt fängt das Schuljahr ja an."

„Vergißt du gewöhnlich Dinge, die du gesagt hast?"

„Ich weiß nicht... ich habe es vergessen," sagte sie und lachte mir herzhaft ins Gesicht.

„Du hast Sinn für Humor," bemerkte ich.

Dann antwortete sie. „Phil sagte, ich wäre mit meinem Fahrrad gefahren und hätte einen platten Reifen bekommen... das war ich nicht; ich fahre nicht gerne auf meinem dummen, alten Fahrrad."

Sharlene fand ein chinesisches Damespiel und sagte, während sie es auf den Fußboden legte: „Meinen alten Doktor habe ich bei diesem Spiel immer geschlagen. Willst du um Geld wetten?“ Ich antwortete: „Nö. Kein Geld für mich. Aber laß sie uns aufstellen. Ich nehme die Blauen.“ Als ich das sagte, nahm sie die blauen Steine für sich selbst und gab mir die roten; „Zu spät, zu spät, ich hab die blauen schon genommen,“ sagte sie. Jedesmal wenn Sharlene eine neue Murmel in das Dreieck bekam, tanzte sie im Zimmer herum und sagte: „Ich krieg dich klein, ich krieg dich klein.“

Meine Erschöpfung war ebenso groß wie ihre offensichtliche Begeisterung, als sie mein Büro verließ, wobei sie laut verkündete, daß sie mir die Hosen heruntergezogen hätte – eine interessante Wortwahl. Als sie nach der ersten Stunde gingen, bemerkte Ann, daß Sharlene nicht immer so laut sei.

In der folgenden Therapiestunde sah ich ein deutlich verändertes Kind. Sharlenes Kleider waren unauffällig, und sie wirkte gezwungen und sanftmütig. Sie schien sich an vieles im Spielzimmer nicht erinnern zu können, fragte, ob bestimmte Dinge in der vorigen Woche auch da gewesen seien. Als ich sie fragte, was ihr von der letzten Therapiestunde noch im Gedächtnis sei, sagte sie, sie erinnerte sich daran, daß ich ein bißchen dick sei und daß wir auf dem Fußboden ein Spiel gespielt hätten. Sie konnte sich nicht an den Namen des Spiels erinnern, und als ich ihn ihr nannte, sagte sie, sie wüßte nicht, wie man es spielt, sie wollte lieber anmalen. Sie versuchte sich an einem Baum und Blumen und schimpfte dabei über ihre mangelnden künstlerischen Fähigkeiten. Während sie anmalte, fragte ich sie, was sie darüber dachte, daß ich ein bißchen dick sei.

„Oh, ich wollte deine Gefühle nicht verletzen.“

„Das hast du nicht,“ sagte ich. „Ich fragte mich nur gerade, was du darüber dachtest.“

„Einige Kinder in der Schule würden dich auslachen.“

„Wieso?“ fragte ich.

„Weil du ein bißchen dick bist.“

„Oh“, bemerkte ich, „passiert das Kindern in der Schule, die ein bißchen dick sind?“

„Ja“, sagte sie ruhig, „es verletzt meine Gefühle, wenn sie mich auslachen.“

„Ich kann verstehen, daß das deine Gefühle verletzt.“ Ich hielt einen Moment inne, fragte dann: „Wie fühlst du dich, wenn deine Gefühle verletzt sind?“

„Ich möchte gerne ganz viel weinen, aber ich tue es nicht“, sagte sie mit entschiedener Stimme.

„Was würde passieren, wenn du weintest?“ fragte ich.

Sharlene schaute mich an und sagte: „Ich habe Angst, daß ich nicht mehr aufhören kann zu weinen, wenn ich erst einmal damit anfange.“

„Oh“, sagte ich, „das ist ein interessanter Gedanke.“

„Ich weiß, ich habe viele komische Ideen.“

Ich erkannte, daß das Wort *interessant* für Sharlene vielleicht merkwürdig geklungen hatte. Ich versuchte, dessen Bedeutung zu erläutern, indem ich sagte: „Ich habe das manchmal andere Kinder sagen hören, daß sie Angst bekommen, sie könnten nicht mehr aufhören zu weinen.“

Sie sah bestürzt auf. „Jemand anders hat das gesagt?“ fragte sie mit tiefem Interesse.

„Ja.“

„Was ist mit ihr passiert?“

„Nun“, antwortete ich langsam, „sie hatte viele Dinge, über die sie weinen konnte und merkte, daß sie zu verschiedenen Zeiten ein bißchen weinen konnte.“

Sharlene begann, das Bild eines kleinen Mädchens zu malen, dessen Tränen in kleinen Tassen aufgefangen wurden. „Siehst du“, sagte sie, „sie weinte manchmal ein bißchen. „Ja“, sagte ich, „du hattest ein Bild davon im Kopf und jetzt hast du es gemalt. Du bist ganz schön clever.“ „Das sagt meine Mutter auch“, berichtete sie, als sie aufstand und sich umzusehen begann. Sie fand die Babypuppen und wechselte ihre Kleider, badete sie und kämmte ihr Haar. „Es gefällt mir hier“, äußerte sie und erschien enttäuscht, als das Klingeln des Weckers das Ende der Stunde anzeigte. Ich saß noch einige Minuten verwundert da. Ich konnte die Besorgnis der Eltern verstehen.

In der dritten und vierten Stunde spielte Sharlene ausschließlich mit den Puppen, zog sie wiederholt an und aus, wickelte sie in Windeln, badete sie, fütterte sie und kämmte ihr Haar. Mein Behandlungsplan zeigte die sondierende Natur der aktuellen Behandlung auf:

1. Individuelle Spieltherapie
    a. Fluktuationen im Verhalten beobachten.
    b. Wöchentlich bei Eltern über das Verhalten des Kindes zu Hause informieren.
    c. Nondirektiv vorgehen.
    d. Materialien zum künstlerischen Gestalten bereitstellen; sie nutzt sie gut.
2. Koordination
    a. Mit Lehrern über ihr Verhalten in der Schule sprechen.
    b. Kopien des Polizeiberichts beschaffen.

c. Rechtlichen Status ihres leiblichen Vaters Walter feststellen.
3. Arbeitshypothesen
a. Prüfen, ob dissoziative Störungen vorliegen.
b. Prüfen, ob multiple Persönlichkeitsstörung (MPD) vorliegt.

In der fünften und sechsten Sitzung gab es eine dramatische Veränderung. Sharlene verhielt sich in einer Weise, die identisch war mit ihrem Verhalten bei ihrem ersten Besuch, ihr Spiel war chaotisch, sie wählte viele Spiele aus, die sie anfing, aber nicht beendete und war laut und schwierig. Diese Sitzungen spiegelten ihre innere Desorganisation wider. Ich fragte Sharlenes Pflegeeltern, wie die Woche gewesen war, und erfuhr, daß ihr schwieriges Verhalten zu Hause mit den chaotischen Therapiesitzungen zeitlich übereinstimmte. (Ich erfuhr auch, daß die drei Stunden, in denen sie ruhig und leise gewesen war, mit guten Wochen zu Hause zusammengefallen waren.)

Ich beabsichtigte, die ruhigere Sharlene, wenn sie das nächste Mal erreichbar war, zu veranlassen, mir ein Selbstporträt zu malen. In der nächsten Stunde ergriff ich die Gelegenheit, und Sharlene malte auf die Mitte des Blattes eine schwache, kleine Person auf einem Bett. Sie faltete es und sagte, daß sei alles, was sie heute malen wolle. Wenn sie während der nächsten drei Wochen wieder zu den Therapiestunden kam, faltete sie das Blatt wieder auf und fügte weitere Zeichnungen hinzu (s. Abbildung 1). Wenn sie malte, stellte ich Fragen wie: „Wer ist

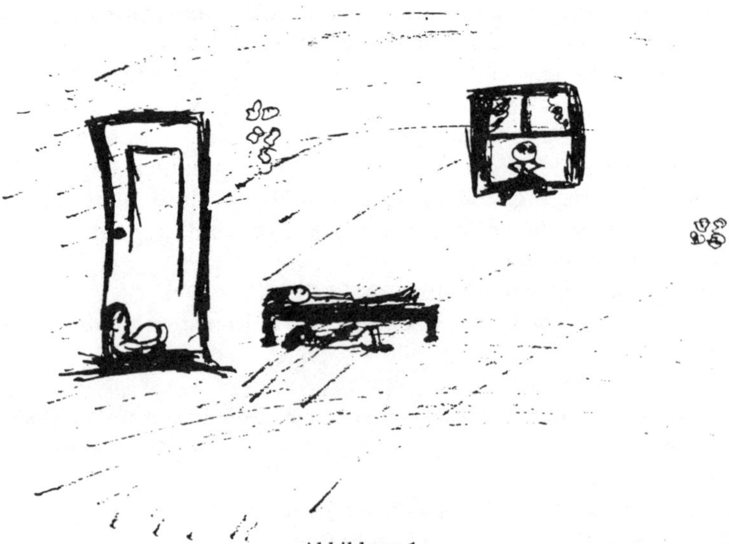

Abbildung 1

das?“ und „Was tut er oder sie?“ Über die erste Figur, die sie gemalt hatte (das Kind auf dem Bett in der Mitte) wollte sie nicht sprechen. Über die zweite Figur (ein Kind mit großen Augen im Fenster) sagte sie, es sei „Chuck, ein Junge, der aufpaßt, daß keine bösen Leute kommen.“ Die dritte Figur (eine kleine Person in einem Wandschrank) war Marsha („sie ist klein und sie tut so, als ob sie tot ist“). Die vierte Figur (eine Person unter dem Bett) war „Linda, die wirklich stinksauer ist und Daddy töten wird.“ Da keine weiteren Figuren hinzugefügt wurden, erkundigte ich mich erneut nach der ersten und dieses Mal sagte Sharlene: „Das ist Josie, und sie mag, was die bösen Männer mit ihr tun.“ Sharlene faltete diese Zeichnung immer sorgfältig zusammen und bewahrte sie in einer Schachtel auf, die wir hoch oben auf einem Regal in einer Ecke des Spielzimmers aufbewahrten, so daß niemand sie sehen konnte. Darin spiegelte sich die ambivalente Haltung des Kindes gegenüber Sichtbarkeit wider.

Als die laute Sharlene das nächste Mal kam, begrüßte ich sie und holte das Damespiel hervor. Wir setzten uns hin und spielten, und ich erkundigte mich: „Bist du letzte Woche zur Therapie gekommen?“

„Nö...ich hatte was anderes zu tun.“

„Ich frage mich, wer statt deiner kam.“

„Spinnst du?“ antwortete sie, „Das war Sharlene.“ „Oh, Sharlene... ich verstehe.“ Ich wartete eine Zeitlang und fragte sehr ernsthaft: „Wie ist *dein* Name?“

„Ich heiße Charlie“, antwortete sie. „Weißt du denn gar nichts?“

„Nun, ich freue mich, dich offiziell kennenzulernen, Charlie.“ Als wir etwas länger gespielt hatten, fragte ich Charlie, wie ihr Sharlene gefalle.

„Sie ist langweilig...sie läßt sich von den Leuten fertigmachen. In der Schule nennen sie sie einen Feigling.“

„Wie nennen sie dich?“ fragte ich.

„Sie nennen mich gar nichts, oder ich trete sie in den Arsch“, sagte sie zu mir.

Mir schien, daß dieses Kind eine multiple Persönlichkeitsstörung als Reaktion auf schweren, chronischen und überwältigenden Mißbrauch entwickelt hatte. Diese Multiplizität hatte sich deutlicher gezeigt, als Sharlene an Gewicht zunahm und anfing, in der Schule gehänselt zu werden. Die Erfahrung, daß andere auf sie gezeigt, sie ausgelacht und ihre Gefühle verletzt hatten, hatte zu einer Belastung geführt, die groß genug war, losgelöste Teile ihrer Persönlichkeit oder „Alter egos“ zu schaffen oder zu stimulieren, die wahrscheinlich als Abwehrmaßnahme gegen den sexuellen Mißbrauch geschaffen wurden. Sharlenes Selbstporträt war sehr aufschlußreich gewesen, da sie sich selbst in all den verschiedenen Charakteren ihrer Persönlichkeit dargestellt hatte. Da diese unterschiedlichen Teile ihrer Persönlichkeit ziemlich klein erschienen, vermutete ich, daß sie während der Jahre, als Sharlene als kleines Kind mißbraucht worden war, entstanden waren.

Der Schlüssel schien in dem Selbstporträt zu liegen. Sharlenes nächste Therapiestunde gab uns Gelegenheit, näher darüber zu sprechen. Sharlene ging zu der Schachtel auf dem Regal, um ihre Zeichnung herauszuholen; als sie sie auseinanderfaltete, hatte ich den Eindruck, sie wollte gerne mit mir darüber reden, wie es ihre Gewohnheit geworden war. In den vorangegangenen Sitzungen hatte ich ihr immer Fragen über die Zeichnung gestellt, aber als sie mir dieses Mal von den verschiedenen Teilen ihres Selbst („Alter egos") erzählte, fragte ich, wie alt sie seien und ob sie noch andere Namen hätten. Als wir zu Chuck kamen, sagte Sharlene ganz sachlich, daß Chuck sich manchmal Charlie nannte. Als ich sie fragte, was sie über Charlie wüßte, sagte Sharlene, daß er „hart und stark" sei und gerne auf andere Leute aufpaße. Während dieser Stunde ging ich ein Risiko ein und traf gegenüber Sharlene die folgende Feststellung: „Sharlene, ist das ein Bild von dir?" Sie faltete das Bild ruhig zusammen, packte es weg und wartete auf das Ende der Stunde. Zu den nächsten zwei Sitzungen kam Charlie. Als Sharlene wiederkam, nahm sie das Bild wieder heraus. Ich fragte wieder: „Sharlene, ist das ein Bild von dir?"

„Ich glaube schon", sagte sie.

„Einige Kinder, denen man sehr weh getan hat, haben viele verschiedene Teile, die alle zusammen die Person bilden, die sie sind."

„Weißt du, was für böse Dinge mir passiert sind?" fragte sie verblüfft.

„Ja, Sharlene, deine Pflegemutter hat es mir erzählt."

„Oooh", sagte sie, „ich mag es nicht, wenn Leute das wissen." „Was werden sie denken?"

„Sie werden denken, ich bin schlecht."

Ich beherrschte meinen instinktiven Wunsch, sie zu beruhigen und antwortete: „Es ist wirklich schlimm, wenn man glaubt, daß andere einen für schlecht halten. Du mußt daran denken, daß du ein kleines Kind warst, als man dir so weh tat, und daß es die Erwachsenen waren, die etwas Schlechtes taten, nicht du."

Eine kleine Träne erschien. „Manches davon mochte ich irgendwie", sagte sie.

„Das ist auch in Ordnung." Ich mußte ihr einige Informationen geben: „Manchmal erzählen Kinder, die sexuell verletzt wurden, daß ihr Körper sich gut fühlte oder daß einige der Spiele Spaß machten."

„Marty hat mir gesagt, daß ich es am besten von allen machte."

„Daß du was am besten machtest?"

„Du weißt schon."

„Ich bin nicht sicher, ob ich weiß, was du meinst."

Sharlene sagte mit ihrer süßen, kleinen Stimme: „Ihm einen ablutschen." Sie schaute weg, aber ich konnte nicht sagen, ob sie verlegen war, oder besorgt oder froh, daß sie es gesagt hatte.

„Sharlene, jede Person hat es gerne, wenn man ihr sagt, daß sie etwas besser als alle anderen kann. Du bist nicht schlecht, weil es dir gefällt, daß du etwas gut kannst." Sie hatte genug gesagt und gehört, und sie schaute auf die Uhr. „Wie war es für dich, über das zu sprechen, was mit dir passiert ist?"

„Nun, ich denke, es war O.K."

Ich sagte Sharlene, daß es mein Job sei, mit Kindern über ihre Gedanken und Gefühle zu reden und daß es nichts gäbe, das sie sagen könnte, was mich erschrecken würde oder mich denken ließe, sie sei schlecht. Ich nehme an, daß ich genau das Falsche gesagt hatte, denn zur nächsten Stunde kam Charlie in einer streitsüchtigen Stimmung, belegte mich mit allen möglichen Schimpfworten und probierte aus, wie weit er/sie gehen konnte. Während der Stunde faßte er/sie einmal zwischen meine Beine und griff fest nach meinen Genitalien. Ich nahm seine/ihre Hand weg und sagte: „Charlie, es ist nicht O.K., wenn du meine Geschlechtsteile anfaßt, und ich werde auch nicht deine Geschlechtsteile anfassen. Ich bin sicher, du versuchst herauszufinden, ob das O.K. ist, weil andere Erwachsene, die du gekannt hast, von dir angefaßt werden wollten oder dich angefaßt haben. Für mich ist das nicht in Ordnung. Hast du irgendwelche Fragen?" Charlie murmelte: „Ja, ja, was bist du prüde", aber ich wußte, ich hatte mich durchgesetzt. Ich hatte prompt, aber nicht strafend reagiert und eine klare Grenze gesetzt. Sharlene zeigte mir ihre „schlechte" Seite, und ich wies sie nicht zurück oder bestrafte sie.

Die nächsten drei Monate kam Sharlene zur Therapie. Es fiel ihr jetzt viel leichter, über den Mißbrauch zu sprechen, und sie begann sogar ein posttraumatisches Spiel, das sich über drei Monate erstreckte.

Ich befand mich nun in einer viel direktiveren Behandlungsphase, und es schien, daß Sharlene bei der Erkenntnis und dem Ausdruck ihrer Gefühle Akzeptanz und aktive Beteiligung, Information und Beistand brauchte. Sie fand ein ungebrauchtes Seidenkissen mit einer glänzenden Oberfläche und legte eine Barbiepuppe in die Mitte des Kissens, die sie eine Vielzahl aufreizender Stellungen einnehmen ließ, wozu auch eindeutig sexuelle Spiele mit der Puppe Ken und anderen männlichen Puppen gehörten. Sie benutzte eine Spielzeugkamera, um Photos zu machen und die Rolle des Regisseurs zu spielen. Auf diese Weise übernahm Sharlene die Rolle ihres Vaters, Walt, und wies der Barbiepuppe die Darstellung ihrer eigenen Person zu.

Während dieses Spiels hatte Sharlene immer eine Schale und einen Löffel griffbereit, und sie tat damit so, als löse sie eine Tablette auf und zwänge die Barbiepuppe, sie zu schlucken. Manchmal weigerte sich Barbie, die Medizin zu schlucken, aber in den meisten Fällen gehorchte sie. Walt war abwechselnd einschüchternd und freundlich zu ihr: Er bot Barbie Milchshakes und Süßigkeiten an, wenn sie tat, wie ihr gesagt wurde; andere Male drohte er, ihren „hübschen, kleinen Arsch" zu versohlen, wenn sie nicht mitmachte.

Die Barbiepuppe machte stöhnende Geräusche, wie eine erwachsene Frau, die den Geschlechtsverkehr genießt; Sharlene bewegte außerdem das Becken der Puppe auf und ab und kommentierte das mit Anzüglichkeiten wie ein Erwachsener. Als ich sie fragte, woher sie das alles kenne, sagte sie, Walt habe ihr eine Menge Filme von Frauen beim Geschlechtsverkehr gezeigt. Ihre Kenntnis sexueller Spiele und Positionen schien endlos zu sein, und sie hatte die rüdesten Ausdrücke gelernt. Während dieser Sitzungen war Sharlene offensichtlich erregt, und ich war besorgt, daß diese negativen sexuellen Erlebnisse durch diese Erregung eine Verstärkung erfahren könnten. Ich machte mir auch wegen meiner eigenen Beobachterrolle Sorgen, da offensichtlich schon viele Personen Zeugen ihrer sexuellen Ausbeutung gewesen waren.

Ich beschloß deshalb, in das ritualisierte Spiel einzugreifen. „Wo sind die verschiedenen Teile von dir, Sharlene?" Sie antwortete: „Das ist eine gute Idee; ich werde sie holen." Sie suchte Puppen aus, die die verschiedenen Teile ihres Selbst darstellen sollten, und stellte sie in der Nähe der zentralen Szene des Spiels auf. „Laß Chuckie mal mit dem Kameramann sprechen", sagte ich. Sharlene schien irritiert, daß ich ihr Spiel unterbrach, willigte aber ein und nahm die Puppe, die Chuck darstellte, in die Hand. „Hey, Walt. Hey Arschloch", schrie sie heraus. „Wenn du so ein Geheimnis draus machen mußt, muß es wirklich schlecht sein. Ich hab' es satt, daß du mich Wache stehen läßt. Ich hab' es satt, deine Wache zu sein." Sie nahm intuitiv und ohne Pause die Persönlichkeit Marshas an, die sie früher als das kleine Mädchen in dem Wandschrank gezeichnet hatte, und sagte mit einer schwachen und elenden, kleinen Stimme: „Walt, kannst du mich nicht hören... ich sterbe hier. Ich werde nicht mehr da sein, um für dich weiter Filme zu machen. Ich sterbe hier, kannst du mich hören?" Sharlene warf die Puppe hin und ging hinaus. Ich holte sie ein, aber sie wollte gehen. Sie hatte mehr getan, als sie konnte. Ich saß mit ihr eine Weile draußen, schaute mit ihr zusammen die Blumen und ein Spinnennetz an und ließ mir von ihr zeigen, wie sie Seilchenspringen konnte.

Ich machte mir klar, daß ich das richtige Tempo einhalten mußte. Dieses Kind erlebte das Trauma nun nach, und die damit verbundenen Gefühle der Verzweiflung, Furcht und Hilflosigkeit fanden Eingang in die Therapiestunde. Sie hatte sich in der darauffolgenden Woche offensichtlich geweigert, zur Therapie zu kommen, und ihre Pflegemutter rief mich an, um zu berichten, daß sie krank sei. Ich sprach kurz mit ihr am Telephon darüber, daß wir zur Zeit an einigen wirklich belastenden Erinnerungen arbeiteten und daß es schon in Ordnung sei, wenn sie eine kleine Pause machte. Als sie wiederkam, versicherte ich ihr, daß wir langsam weitermachen würden.

Zu diesem Zeitpunkt hörte das Spiel plötzlich auf, aber Sharlene wollte ihre Zeichnungen benutzen, um ihre verschiedenen Teile darstellen zu können. Schließlich bat ich sie, Charlie mit einigen der anderen Alter egos reden zu lassen und ermutigte die Alter egos zur Interaktion miteinander. Ich sprach auch mit den Alter egos über die Gefühle, die *sie* hatten, und sprach sie dabei mit Namen an. Nur das katatonische Alter ego (das Kind, das sich auf der Zeichnung totstellt) weigerte sich, sich zu zeigen und direkt mit mir zu sprechen; später wurde mir klar, daß dieses Alter ego nonverbal war, auch wenn Sharlene versucht hatte, diesen Teil ihrer Persönlichkeit im Rollenspiel darzustellen.

Charlie sah ich nun seltener in der Therapie; ich fragte Sharlene, ob sie Charlie das Selbstporträt zeigen könnte, und sie war einverstanden. „Es wird ihm nicht gefallen“, sagte sie. „Ihm gefällt gar nichts, was ich tue.“

„Was meinst du, warum das so ist?“ erkundigte ich mich.

„Weil... er meint, ich bin ein Schwächling.“

„Ich glaube, er macht sich Sorgen um dich und möchte, daß du besser auf dich aufpaßt. Er möchte sicher sein, daß dir niemand weh tut. Er ist einfach da, um dir zu helfen.“

Sharlene schien diese Idee zu mögen, und sie sagte: „Ja, wie mein Leibwächter.“

„Ja“, wiederholte ich, „genau wie ein Leibwächter, aber er wünscht sich, du würdest keinen brauchen.“

„Ich verstehe“, verkündete sie.

Ich zeigte Charlie das Selbstporträt, und sie/er war nicht beeindruckt. „Sie malt nicht sehr gut.“

„Ich finde, sie malt gut. Weißt du, wer diese Leute sind?“

„Klar, die Schlampe, der Dussel und die Lesbe.“ Charlie war so rätselhaft. Ich fragte nach und erfuhr, daß er das kleine Mädchen, das sterben wollte, einen „Dussel" nannte, weil er dachte, das sei noch weniger als ein Schwächling. Er nannte das sexualisierte Mädchen „die Schlampe", sagte aber: „Sie wußte es nicht besser... Frauen sind dumm." Er nannte das aggressive Mädchen „die Lesbe", was seine Art war, starke Frauen zu bezeichnen.

Ich nahm an, daß er diese Einstufungen von Walt gelernt hatte. „Wie nennst du dich selbst?" fragte ich. „Sie nennen mich Chuck", antwortete er. „Ja", beharrte ich, „aber wie nennst du dich selbst?" Ich hatte niemals zuvor erlebt, daß er sich so hinter die Fassade sehen ließ wie dieses Mal, als er ganz präzise antwortete: „Rambo." Dieser Name faßte es sehr gut zusammen. Dieses Alter ego war geschaffen worden, um zu versuchen, gegen eine unbesiegbare Macht zu kämpfen, so wie Rambo gegen Armeen gekämpft hatte. „Du und ich werden Sharlene beibringen müssen, wie sie sich besser behaupten kann und verhindern kann, daß andere Menschen ihre Gefühle so verletzen." „Ja" stimmte er zu, „sie sollte lernen, sie in den Arsch zu treten." Ich bedankte mich bei Chuck für seine Idee und ermunterte ihn, zu überlegen, ob wir Sharlene noch andere Möglichkeiten als solch gewaltsame Vorgehensweisen aufzeigen könnten.

Ich hatte Sharlenes internes Persönlichkeitssystem nach außen gebracht, und es schien mir jetzt sinnvoll zu sein, diesem System wieder die Möglichkeit zur Internalisierung zu geben, um so die wertvollen Aspekte eines eingebauten Unterstützungssystems zu stärken und dabei die interne Kooperation und den gegenseitigen Beistand der Alter egos zu fördern. Ich bat Sharlene, ein „inneres Treffen" aller verschiedener Teile ihres Selbst durchzuführen, um zu sehen, wie viele Ideen sie entwickeln konnten, die Sharlene helfen könnten, sich vor der Verletzung ihrer Gefühle zu schützen. Ebenso ermutigte ich Sharlene, „Gruppentreffen" zu veranstalten, um zu überlegen, ob sie von Ann und Phillip adoptiert werden wollten, was sie über Walts Gefängnisstrafe dachten und was sie werden wollten, wenn sie erwachsen waren. Im Laufe der Zeit kam Sharlene zu mir und berichtete: „Wir haben beschlossen, daß wir so ein Therapeut wie du werden wollen", „wir haben beschlossen, daß Ann und Phillip unsere Mutter und unser Vater werden sollen", und schließlich: „Wir glauben nicht, daß wir noch länger zur Therapie kommen müssen."

Sharlenes Pflegeeltern berichteten, daß ihr besorgniserregendes Verhalten während der Wochen, in denen das posttraumatische Spiel seinen Höhepunkte erreicht hatte, am ausgeprägtesten gewesen war. Dann war ihr Verhalten einheitlicher geworden, und die Perioden schwankenden Verhaltens und vergessener Feststellungen und Verhaltensweisen waren seltener geworden.

Ich traf mich drei- oder viermal mit der ganzen Familie, um das Phänomen der Multiplizität zu erklären, warum es sich entwickelt hatte, was es bedeutete und wie man auf die Alter egos reagieren sollte. Wir lasen Sharlene gemeinsam ein Buch über Multiplizität (Gil, 1990) vor. Die Eltern gingen sehr gut darauf ein, indem sie Sharlene bestätigten, daß sie ein gutes Kind sei und die Erwachsenen diejenigen gewesen seien, die etwas Schlechtes getan hätten. Sie versicherten deutlich, daß sie sie liebten und sich wünschten, daß sie für den Rest ihres Lebens ihre ganz besondere erste Tochter sein sollte. Sie sagten ihr, wie sehr sie sie liebten und wie glücklich sie sich schätzten, sie als Tochter zu haben. Die abschließende Bemerkung unseres letzten Treffens machte Sharlene gegenüber ihren Eltern: „Wir lieben euch auch."

Erörterung

Sharlene war während der für ihre Entwicklung entscheidenden Jahre das Opfer schweren, herzlosen, chronischen Mißbrauchs gewesen. Als Folge der brutalen Natur des Mißbrauchs hatte sie die Fähigkeit entwickelt, zu dissoziieren, um dem Mißbrauch geistig zu entkommen. Sharlene hatte eine Reihe von Symptomen entwickelt, die gewöhnlich mit dissoziativen Störungen einhergehen, zum Beispiel Vergeßlichkeit, Amnesie bezüglich des früheren Mißbrauchs, fluktuierendes Verhalten und destruktives Verhalten sich selbst und anderen gegenüber.

Dissoziation tritt auf einem Kontinuum auf, wobei die extremste Form eine Aufsplitterung in verschiedene Persönlichkeitstypen ist. Diese Art der Dissoziation ist als multiple Persönlichkeitsstörung bekannt und wird als eine Anpassungsreaktion auf eine übermächtige Realität angesehen. Man weiß, daß die multiple Persönlichkeitsstörung gewöhnlich bei Kindern entsteht, die unter extremem und übermächtigem Mißbrauch oder Mißhandlungen leiden. Üblicherweise wird sie erst im Erwachsenenalter festgestellt, allerdings wird die in letzter Zeit erschienene Literatur zu diesem Thema (Putnam, 1989; Ross, 1989) eine verspätete Diagnose in der Zukunft seltener werden lassen.

Zur Behandlung der Wahl bei Individuen mit multiplen Persönlichkeiten gehören verbale Psychotherapie, Hypnosetherapie, um die verschiedenen Alter egos zu erreichen, und schließlich ein Versuch, dem Individuum zu helfen, die aufgesplitterten Teile zu integrieren, indem man die gleichzeitige Bewußtheit der Alter egos und deren Kooperation untereinander sowie interne Kommunikation und die Verarbeitung des Traumas fördert (Putnam, 1989). Das andere Prinzip der Therapie scheint das Teilen der Diagnose mit dem Patienten zu sein; Sharlene und ich benutzten ihre Zeichnung vier verschiedener Alter egos auf einer Seite, um ihr verstehen zu helfen, daß alle diese Alter egos ihre Persönlichkeit ausmachten.

Sharlene hatte ihre Persönlichkeit so weit aufgesplittert, daß zwei Hauptpersönlichkeiten zur Therapie kamen. Bei meiner Arbeit mit anderen Klienten mit multiplen Persönlichkeiten waren die Alter egos nicht so klar voneinander unterschieden und verfügbar. Das Auftreten der Alter egos war wahrscheinlich das Ergebnis der extremen Belastung, der sich Sharlene täglich ausgesetzt sah. Sie war übergewichtig geworden und wurde in der Schule ausgelacht und ausgeschlossen. Die Kinder in der Schule sollen häufig auf sie gezeigt und sich in Gruppen zusammengeschart haben, um sie auszulachen. Dieses Erlebnis und das Gefühl, beobachtet zu werden, durchdrangen Sharlenes Abwehr und riefen die unbewußte Erinnerung an das Beobachtetwerden während der erzwungenen sexuellen Aktivität ihrer frühen Kindheit wach.

Die künstlerischen Aktivitäten, das Rollenspiel und der Zugang zu den zwei Alter egos, die zur Therapie kamen, erleichterte den Therapieprozeß bei diesem Kind. Das posttraumatische Spiel barg jedoch insofern Gefahrenelemente in sich, als es die sexuelle Erregung und die daraus folgende Konditionierung auf Erinnerungen an den Mißbrauch zu verstärken schien. Meine Intervention führte dazu, daß die Alter egos am posttraumatischen Spiel teilnahmen und direkt für sich sprachen. So wurde Sharlenes Energie in angemessenere Kanäle gelenkt, und ich hatte nun eine Verbindung zwischen den beiden Alter egos, die zur Therapie kamen.

In Sitzungen mit der Familie wurden die Multiplizität und die Adoption diskutiert. Glücklicherweise waren die Pflegeeltern für das Konzept der Multiplizität als einer kreativen Überlebensstrategie empfänglich und zeigten große Bereitschaft, zu lernen, wie sie auf Sharlene und ihre Alter egos eingehen sollten. Die Familienmitglieder sicherten sich gegenseitig ihre Liebe und Verbundenheit während einer gemeinsamen Sitzung zu, nachdem Sharlenes Multiplizität offenbar geworden war; der Inhalt und der Zeitpunkt dieser Sitzung waren für Sharlene wertvoll und bestätigend.

Sharlenes Therapie dauerte 9 Monate. Ihre Pflegeeltern berichteten, daß sie danach glücklicher und weniger mürrisch erschien, Freunde gewonnen hatte, der Basketballmannschaft beigetreten war und bereitwilliger zur Schule ging. Sie hatte Alpträume und Zeiten, in denen sie alleine in ihrem Zimmer blieb, aber alles in allem schien sie mehr Selbstvertrauen zu besitzen und sich freier mitzuteilen, wenn sie bedrückt war.

Besondere Probleme

Gegenübertragung

Ich habe in diesem Buch immer wieder auf Fragen der Gegenübertragung hingewiesen, beschäftige mich an dieser Stelle aber ausführlicher mit ihnen, um die Bedeutung der Gegenübertragung für die Arbeit mit mißhandelten/mißbrauchten Kindern zu betonen. Diese Kinder sind extrem verwundbar, ihre stürmischen Lebensgeschichten handeln von Mißhandlung, Mißbrauch, Vernachlässigung und Deprivation. Folglich rufen sie beim Therapeuten eine Vielzahl von Reaktionen hervor, unter anderem intensive Feindseligkeit, Traurigkeit, beschützende Impulse und/oder Gefühle der Hilflosigkeit.

Im Verlauf der Therapie kann das Kind sich einer Vielzahl von Enttäuschungen und Belastungen durch äußere Einflüsse wie Organisationen zum Schutz von Kindern, Gerichten, Eltern, Pflegeeltern oder Aufsichtspersonen gegenübersehen. Im besonderen müssen mißhandelte/mißbrauchte Kinder unter Umständen mit Polizeipersonal und Sozialarbeitern sprechen, sich medizinischen Untersuchungen unterziehen, mit Staatsanwälten über Zeugenaussagen vor Gericht sprechen und sich für ihr zukünftiges Wohlergehen völlig auf andere verlassen.

Der Therapeut kann von den Behörden aufgefordert werden, Empfehlungen auszusprechen und teilt dann unter Umständen die Frustration und Enttäuschung des Kindes, wenn das Ergebnis nicht den Erwartungen entspricht. Gelegentlich erfordert die Not eines Kindes besondere Aufmerksamkeit, und hochqualifizierte Fachleute stellen dann unter Umständen fest, daß sie sich auf unerwartete Weise verhalten. Eine Therapeutin, die ein mißhandeltes Kind behandelte, erreichte die Zulassung als Pflegemutter und nahm so gegenüber dem Kind eine Doppelrolle ein. In einem anderen Fall wurden beim Therapeuten so starke Beschützerinstinkte wachgerufen, daß das Kind durch den Therapeuten adoptiert wurde. Dies mögen Extreme sein, aber Therapeuten müssen sorgfältig auf alle persönlichen Verhaltensweisen achten, die drohen, sich außerhalb der Grenzen einer strikt therapeutischen Beziehung zu entwickeln.

Selbstschutz des Therapeuten

Diese Art der Arbeit ist zugleich belohnend und fordernd. Es ist wichtig, daß Therapeuten die Zahl ihrer kindlichen Klienten, die unter Mißhandlung/Mißbrauch gelitten haben, sowie die Zahl der Fälle, die sie pro Tag und pro Woche sehen, und die Zahl ihrer Klienten mit der gleichen schwierigen Diagnose begrenzen. Die Behandlung von Personen mit multiplen Persönlichkeiten erfordert zum Beispiel sehr viel Zeit und Anstrengung. Eine Praxis aufzubauen, die sich auf die Behandlung von Personen mit Multiplizität beschränkt, würde sowohl den Klienten als auch dem Therapeuten einen schlechten Dienst erweisen.

Weil die Arbeit so fordernd ist, werden manche Therapeuten von dem Thema buchstäblich verschlungen. Sie lesen nur Bücher über Kindesmißhandlung, besuchen nur Seminare über Kindesmißhandlung und hören beim Autofahren stundenlang Tonaufnahmen über Kindesmißhandlung.

Therapeuten sollten sich durch körperliche Aktivitäten, Urlaub und häufigen Umgebungswechsel regenerieren. Außerdem ist es wichtig zur Arbeit mit mißhandelten/mißbrauchten Kindern ein Gegengewicht durch die Behandlung anderer, weniger gravierender Probleme zu schaffen. Ich habe die Schaffung eines solchen Gleichgewichts als unbedingt notwendig zur Vermeidung völliger Verausgabung gefunden. Ich bin in der glücklichen Lage, lehren, schreiben und meine klinische Arbeit leisten zu können. Den Rest habe ich aus eigenem Schaden gelernt, und ich empfehle jedem Therapeuten, sich unbedingt zu bemühen, diese Verausgabung zu vermeiden, die bei der Arbeit auf diesem anspruchsvollen Gebiet sonst unvermeidlich ist.

Sicherheit des Therapeuten

Bei der Arbeit mit mißhandelten/mißbrauchten Kindern muß man notwendigerweise auch mit Eltern zusammenarbeiten, die eine Vielzahl gestörter Verhaltensweisen aufweisen, zum Beispiel gewalttätiges Verhalten und Impulsivität, und es gibt unter ihnen asoziale, abhängige, infantile und theatralische Persönlichkeiten. Zu den Umständen, unter denen Therapeuten mit Eltern, die ihre Kinder mißhandelt haben, zusammentreffen, gehört häufig, daß der Kontakt angeordnet worden ist und nicht freiwillig erfolgt. Deswegen können manche Konfrontationen bestenfalls gezwungen, schlimmstenfalls aber gefährlich verlaufen.

Wiederum bin ich auf Grund meiner Erfahrungen zu der Überzeugung gelangt, daß Therapeuten, die mit dieser Personengruppe arbeiten, über Informationen, wie solchen kritischen Situationen zu begegnen ist, verfügen sollten. Man sollte zum Beispiel mit offen feindseligen Eltern nur zusammentreffen, wenn ein Kollege in der Nähe ist. Die Polizei und der zuständige Staatsanwalt sollten eingeschaltet werden, wenn es nötig ist, jemanden in Gewahrsam nehmen zu lassen. Es ist Therapeuten anzuraten, Familien gemeinsam mit Kotherapeuten zu treffen, wenn Gefahr droht, und sich das Recht der Überweisung an einen anderen Therapeuten vorzubehalten, wenn ein Klient mit Gewalt droht. Außerdem können Therapeuten Unterricht in Selbstverteidigungsmethoden nehmen, eine Pfeife mit sich tragen oder ihr Büro mit einem Alarmsystem ausstatten. Des weiteren können Therapeuten an Kursen über die Arbeit mit Menschen, die zur Gewalttätigkeit neigen, oder über die Entschärfung einer potentiell explosiven Situation teilnehmen.

Es ist zwar zu hoffen, daß diese Techniken nicht angewendet werden müssen, aber es ist besser, sich auf gefährliche Situationen vorzubereiten, als später zu bedauern, daß man diesen Aspekt der klinischen Arbeit ignoriert hat.

Zusammenfassung

Die Auswirkungen von Kindesmißhandlung/Kindesmißbrauch und Traumen können langfristiger Art sein. Die Arbeit mit mißhandelten/mißbrauchten Kindern gibt uns eine einmalige Gelegenheit, ihnen zu helfen, die schmerzlichen und beängstigenden Erlebnisse zu verarbeiten, bevor die Abwehrmechanismen in der Persönlichkeit Wurzeln schlagen und Verleugnung, Vermeidung, Wiederholungen im Verhalten oder Spiel oder eine Vielzahl symptomatischer Verhaltensweisen verursachen.

Es gibt wenige „Regeln“ über die Arbeit mit mißhandelten/mißbrauchten und traumatisierten Kindern; wir können aber Anleihen bei der wachsenden Literatur über Erwachsene, die als Kinder Opfer waren, und andere Opfer von Traumen machen. In den letzten zwei Jahrzehnten sind das Interesse an den Auswirkungen kindlicher Traumen und der Bestimmung der Behandlungsmöglichkeiten und die Forschung darüber angestiegen. Wir sind jetzt in der Lage, Behandlungspräferenzen für die Therapie kindlicher Opfer von Mißhandlung/Mißbrauch und Traumen aufzustellen.

Das Feld der Kindertherapie im allgemeinen und der Therapie mißhandelter/mißbrauchter Kinder im besonderen befindet sich in der Entwicklung. Das Material in diesem Buch ist zur Stimulierung der Kreativität sensibler und engagierter Fachleute, die sich für die Arbeit mit diesen Kindern und ihren Familien entschieden haben, gedacht.

Die Fallbeispiele demonstrieren die Notwendigkeit einer Auswahl der Art der Spieltherapie und der Behandlungsweise in Abhängigkeit von den Besonderheiten eines jeden Falles. Der Kindertherapeut muß die Ansätze und Techniken sorgfältig auswählen und die Aktivitäten des Kindes im Spiel beobachten. Kinder können ihre verborgenen Ängste und Sorgen auf vielfältige Weise mitteilen und zeigen. Es ist Aufgabe des Therapeuten, die Versuche des Kindes sich mitzuteilen zu erkennen, dem Kind eine sichere Umgebung zu vermitteln und zu lernen, die Worte und Handlungen des Kindes zu entschlüsseln. Das Ausdrucksmittel des Kindes ist nicht das gesprochene Wort. Das Kind offenbart sich durch sein Spiel. Der Therapeut muß geduldig sein, sich von kleinen Nuancen faszinieren lassen und sinnvolle Entscheidungen treffen.

In dem Bemühen, die subtilen Botschaften des Kindes zu erkennen, muß der Therapeut auch Risiken eingehen. Das Kind bestimmt das Tempo der Therapie, und der Therapeut muß die Fähigkeit des Kindes respektieren, seine Fortschritte mit der Geschwindigkeit zu machen, die es ertragen kann.

Kinder. die das Erlebnis einer Mißhandlung, eines Mißbrauchs oder eines Traumas verarbeiten, brauchen Informationen über das Ereignis, nachdem ihre eigene Perspektive erkundet wurde. Der Therapeut darf in seinem Bemühen nicht nachlassen, die für das jeweilige Kind richtige Therapie zu suchen; das Hilfsmittel oder die Technik, die es dem Kind ermöglicht, sich frei mitzuteilen.

Viele traumatisierte Kinder suchen die Heimlichkeit, um mit dem furchterregenden Ereignis umzugehen. Der Therapeut muß das Spielzimmer zu einem sicheren Zufluchtsort machen, wo das Geheimnis mit einer Person, die das Vertrauen des Kindes besitzt, geteilt werden kann. Wenn das Kind die Traumaarbeit vermeidet, kann der Therapeut sanft aber beharrlich die Aufmerksamkeit des Kindes darauf richten, wobei eine Vielfalt relevanter Hilfsmittel, Geschichten oder Bilder verwendet werden kann. Und wenn das Material dann verarbeitet wird, braucht das Kind Unterstützung, um seine Gefühle zu erleben, sie zu entladen und seine Wahrnehmung der traumatischen Ereignisse neu zu formen und die Fragen zu beantworten, wer es war, wer es jetzt ist und wer es sein wird. Es muß jede Gelegenheit ergriffen werden, Hoffnung und eine

Zukunftsvision zu vermitteln, so daß das Kind sich weniger hoffnungslos und motivierter im Sinne einer Weiterentwicklung fühlt. Jedes mißhandelte/mißbrauchte/traumatisierte Kind ändert sich durch das Trauma. Das primäre Ziel des Therapeuten ist es, dem Kind eine wiedergutmachende und korrigierende Erfahrung zu verschaffen.

Literatur

(Die Literaturliste wurde der Originalausgabe entnommen. Die deutsche Übersetzung bzw. der Originaltext wichtiger Werke sind in Klammern angegeben. Zitate im Text beziehen sich auf die englischsprachige Ausgabe.)

Adams-Tucker, C. (1981). A socioclinical overview of 28 sex-abused children. *Child Abuse and Neglect,* 5, 361-367.

Adams-Tucker, L. (1982). Proximate effects of sexual abuse in childhood: A report on 28 children. *American Journal of Psychiatry,* 139, 1252-1256.

American Psychiatric Association (1987). *Diagnostic and statistical manual of mental disorders* (3rd ed., rev.). Washington, DC: Author.

Anthony, E.J., & Cohler, B.J. (1987). *The invulnerable child.* New York: Guilford Press.

Axline, V.M. (1964). *Dibbs in search of self.* New York: Ballantine (dt.: Dibbs. Die wunderbare Entfaltung eines menschlichen Wesens, München 1982).

Axline, V.M. (1969). *Play therapy.* New York: Ballantine (dt.: Kinderspieltherapie. Im nicht-direktiven Verfahren, München 71990).

Azar, S.T., & Wolfe, D.A. (1989). Child abuse and neglect. In E.J. Mash & R.A. Barkley (Eds.), *Treatment of childhood disorders* (pp. 451-489). New York: Guilford Press.

Barrett, M.J., Sykes, C., & Byrnes, W. (1986). A systemic model for the treatment of intrafamilial child sexual abuse. In T.S. Trapper & M.J. Barrett (Eds.), *Treating incest: A multiple systems perspective* (pp. 67-82). New York: Haworth Press.

Barrios, B.A., & O'Dell, S.L. (1989). Fears and anxieties. In E.J. Mash & R.A. Barkley (Eds.), *Treatment of childhood disorders* (pp. 167-221). New York: Guilford Press.

Beezeley, P., Martin, H.P., & Alexander, H. (1976). Comprehensive family oriented therapy. In R.E. Helfer & C.H. Kempe (Eds.), *Child abuse and neglect: The family and the community* (pp. 169-194). Cambridge, MA: Ballinger.

Bergen, M. (1958). Effect of severe trauma on a 4-year-old child. *The Psychoanalytic Study of the Child,* 13, 407-429. New York: International Universities Press.

Berliner, L., Manaois, O., & Monastersky, C. (1986). *Child sexual behavior disturbance: An assessment and treatment model.* Seattle, WA: Harvorview Sexual Assault Center.

Braun, B.G. (1988). The BASK model of dissociation, *Dissociation,* 1(1), 410.

Briere, J. (1989). *Therapy for adults molested as children: Beyond survival.* New York: Springer.

Briquet, P. (1859). *Traité clinique et therapeutique de l'hysterie.* Paris: Balliere.

Burgess, A.W., Holmstrom, L.L., & McCausland, M.P. (1978). Counseling young victims and their families. In A.W. Burgess, A.N. Groth, L.L. Holmstrom, & S.M. Sgroi (Eds.), *Sexual assault of children and adolescents* (pp. 181-204). Lexington MA: Lexington Books.

Caffey, J. (1946). Multiple fractures in the long bones of infants suffering from chronic subdural hematoma. *American Journal of Roentgenology,* 56, 163-173.

Caruso, K. (1986). *Projective story-telling cards.* Redding, CA: Northwest Psychological.

Chethik, M. (1989). *Techniques of child therapy: Psychodynamic strategies.* New York: Guilford Press.

Communication Skillbuilders (1988). *Feeling cards.* Kalispel, MT: Author.

Cooper, S., & Wanerman, L. (1977). *Children in treatment: A primer for beginning psychotherapists.* New York: Brunner/Mazel.

Corder, B.F., Haizlip, T., & DeBoer, P. (1990). A pilot study for a structured, time-limited therapy group for sexually abused pre-adolescent children. *Child Abuse and Neglect,* 14, 243-251.

Courtois, C.A. (1989). *Healing the incest wound.* New York: Norton.

Davis, N. (1990). *Once upon a time... Therapeutic stories to heal abused children.* Oxon Hill, MD: Psychological Associates of Oxon Hill.

Diamond, C.B. (1988). General issues in the clinical assessment of children and adolescents. In C.J. Kestenbaum & D.T. Williams (Eds.), *Handbook of clinical assessment of children and adolescents* (Vol. 1, pp. 43-56). New York: University Press.

Dimock, P.T. (1988). Adult males sexually abused as children: Characteristics and implications for treatment. *Journal of Interpersonal Violence,* 3(2), 203-221.
Emslie, G.J., & Rosenfeld, A. (1983). Incest reported by children and adolescents hospitalized for severe psychiatric problems. *American Journal of Psychiatry,* 140, 708-711.
Erikson, E.H. (1963). *Childhood and society.* New York: Norton (dt.: Kindheit und Gesellschaft, Stuttgart [10]1991).
Esman, A.H. (1983). Psychoanalytic play therapy. In C. Schaefer & K. O'Connor (Eds.), *Handbook of play therapy* (pp. 11-20). New York: Wiley.
Eth, S., & Pynoos, R.S. (1985). Developmental perspective on psychic trauma in childhood. In C.R. Figley (Ed.), *Trauma and its wake* (pp. 36-52). New York: Brunner/Mazel.
Figley, C.R. (1985). *Trauma and its wake.* New York: Brunner/Mazel.
Finch, S. (1973). Adult seduction of the child: Effects on the child. *Medical Aspects of Human Sexuality,* 7, 170-187.
Finkelhor, D. (1984). *Child sexual abuse: New theory and research.* New York: The Free Press.
Finkelhor, D. (1986). *A sourcebook on child sexual abuse.* Newbury Park, CA: Sage.
Finkelhor, D., & Browne, A. (1985). The traumatic impact of child sexual abuse: A conceptualization. *American Journal of Orthopsychiatry,* 55, 530-541.
Freiberg, S. (1965). A comparison of the analytic method in two stages of child analysis. *Journal of the American Academy of Child* Psychiatry, 4, 387-400.
Freud, A. (1926). *The psychoanalytic treatment of children.* London: Imago Press (dt.: Einführung in die Technik der Kinderanalyse, Frankfurt).
Freud, A. (1945). Indications for child analysis. *The Psychoanalytic Study of the Child,* 1, 127-149. New York: International Universities Press (dt.: Indikationsstellung in der Kinderanalyse und andere Schriften, Frankfurt 1987).
Freud, S. (1895). Analytic Therapy. *Standard Edition,* 16, 448-463. London: Hogarth Press (dt.: Darstellungen der Psychoanalyse, Frankfurt [18]1990).
Freud, S. (1909). *Analysis of a phobia in a five-year-old boy.* London: Hogarth Press (dt.: Analyse der Phobie eines fünfjährigen Knaben. Falldarstellung „Der kleine Hans", Frankfurt [4]1989).
Friedrich, W.N. (1988). Behavior problems in sexually abused children: An adaptational perspective. In G.E. Wyatt & G.J. Powell (Eds.), *Lasting effects of child sexual abuse.* Beverly Hills, CA: Sage.
Friedrich, W.N. (1990). *Psychotherapy of sexually abused children and their families.* New York: Norton.
Friedrich, W., Berliner, L., Urquiza, A., & Beilke, R.L. (1988). Brief diagnostic group treatment of sexually abused boys. *Journal of Interpersonal Violence,* 3(3), 331-343.
Fries, M. (1937). Play technique in the analysis of young children. *Psychoanalytic Review,* 24, 233-245.
Garbarino, J., Guttman, E., & Seeley, J.W. (1986). *The psychologically battered child.* San Francisco, CA: Jossey-Bass.
Gardner, R. (1971). *Therapeutic communication with children: The mutual storytelling technique.* New York: Science House.
Giarretto, H., Giarretto, A., & Sgroi, S. (1984). Coordinated community treatment of incest. In A.W. Burgess, A.N. Groth, L.L. Holmstrom, & S.M. Sgroi (Eds.), *Sexual assault of children and adolexcents* (pp. 231-240). Lexington, MA: Lexington Books.
Gil, E. (1988). *Treatment of adult survivors of childhood abuse.* Walnut Creek, CA: Launch Press.
Gil, E. (1990). *United we stand: A book for people with multiple personalities.* Walnut Creek, CA: Launch Press.
Ginott, H.G. (1961). *Group psychotherapy with children.* New York: McGraw-Hill.
Green, A.H. (1983). Dimensions of psychological trauma in abused children. *Journal of the American Association of Child Psychiatry,* 22, 231-237.
Green, A.H. (1988). The abused child and adolescent. In C.J. Kestenbaum & D.T. Williams (Eds.), *Handbook of clinical assessment of children and adolescents* (Vol. 2, pp. 842-863). New York: University Press.
Greenspan, S.I. (1981). *The clinical interview of the child.* New York: Mc Graw-Hill.
Groth, N. (1984). *Anatomical drawings for use in the investigation and intervention of child sexual abuse.* Dunedin, FL: Forensic Mental Health Associates.

Guerney, L.F. (1980). Client-centered (nondirective) play therapy. In C. Schaefer & K. O'Connor (Eds.), *Handbook of play therapy* (pp. 21-64). New York: Wiley.
Hambidge, G. (1955). Structured play therapy. *American Journal of Orthopsychiatry*, 25, 601-617.
Herman, J.L. (1981). *Father-daughter incest.* Cambridge, MA: Harvard University Press.
Holder, W.M. (Ed.). (1980). *Sexual abuse of children: Implications for treatment.* Denver, CO: American Humane Association.
Hunter, M. (1990). *Abused boys: The neglected victims of sexual abuse.* Lexington, MA: Lexington Books.
Itzkowitz, A. (1989). Children in placement: A place for family therapy. In L. Combrinck-Graham (Ed.), *Children in family contexts: Perspectives on treatment* (pp. 391-434). New York: Guilford Press.
James, B. (1989). *Treating traumatized children: New insights and creative interventions.* Lexington, MA: Lexington Books.
James, B., & Nasjleti, M. (1983). *Treating sexually abused children and their families.* Palo Alto, CA: Consulting Psychologist Press.
Janet, P. (1889). *L'automatisme psychologique.* Paris: Balliere.
Johnson, K. (1989). Trauma in the lives of children. Claremont, CA: Hunter House.
Johnson-Cavanaugh, T. (1988). Child perpetrators, children who molest other children: Preliminary findings. *Child Abuse and Neglect,* 12, 219-229.
Julian, V., Mohr, C., & Lapp, J. (1980). Father-daughter incest: A descriptive analysis. In W.M. Holder (Ed.), *Sexual abuse of children: Implications for treatment.* Denver, CO: American Humane Association.
Kalff, D. (1980). *Sandplay.* Santa Monica, CA: Sigo.
Kardiner, A. (1941). *The traumatic neuroses of war.* New York: Hoeber.
Kempe, C.H., & Helfer, R. (Eds.). (1980). *The battered child* (3rd ed.). Chicago: University of Chicago Press.
Kempe, R.S., & Kempe, C.H. (1984). *The common secret: Sexual abuse of children and adolescents.* New York: Freeman.
Kent, J.T. (1980). A follow up study of abused children. In G.J. Williams & J. Money (Eds.), *Traumatic abuse and neglect of young children at home* (pp. 221-233). Baltimore, MD: Johns Hopkins University Press.
Klein, M. (1937). *The psychoanalysis of children* (2nd ed.). London: Hogarth Press (dt.: Die Psychoanalyse des Kindes, Frankfurt ^{2}1991).
Kluft, R.P. (1985). Childhood antecedents of multiple personality. Washington, DC: American Psychiatric Press.
Kraft, I.A. (1980). Group therapy with children and adolescents. In G.P. Sholevar, R.M. Benon, & B.J. Blinder (Eds.), *Emotional disorders in children and adolescents* (pp. 109-133). New York: Spectrum.
Leaman, K.M. (1980). Sexual abuse: The reactions of child and family. In K. MacFarlane, B.M. Jones, & L.L. Jenstrom (Eds.), *Sexual abuse of children: Selected readings* (DHHS Publication No. OHDS 78-30161) Washington, DC: U.S. Government Printing Office.
Levy, D. (1939). Release therapy. *American Journal of Orthopsychiatry,* 9, 713-736.
Lew, M. (1988). *Victims no longer: Men recovering from incest and other sexual child abuse.* New York: Harper & Row.
Lindemann, E. (1944). Symptomatology and management of acute grief. *American Journal of Psychiatry,* 101, 141-148.
Long, S. (1986). Guidelines for treating young children. In K. MacFarlane, J. Waterman, S. Conerly, L. Damon, M. Durfee, & S. Long (Eds.), *Sexual abuse of young children* (pp. 220-243). New York: Guilford Press.
Lusk, R., & Waterman, J. (1986). Effects of sexual abuse on children. In K. MacFarlane, J. Waterman, S. Conerly, L. Damon, M. Durfee, & S. Long (Eds.), *Sexual abuse of young children* (pp. 101-118). New York: Guilford Press.
MacFarlane, K., & Korbin, J. (1983). Confronting the incest secret long after the fact: A family study of multiple victimization with strategies for intervention. *Child Abuse and Neglect,* 7, 225-240.
MacFarlane, K., Waterman, J., Conerly, S., Damon, L., Durfee, M., & Long, S. (1986). *Sexual abuse of young children.* New York: Guilford Press.
Maclean, G. (1977). Psychic trauma and traumatic neurosis: Play therapy with a four-year-old boy. *Canadian Psychiatric Association Journal,* 22, 71-76.

MacVicar, K. (1979). Psychotherapeutic issues in the treatment of sexually abused girls. *Journal of the American Academy of Child Psychiatry,* 18, 342-353.

Mandell, J.G., Damon, L., Castaldo, P., Tauber, E., Monise, L., & Larsen, N. (1990). *Group treatment for sexually abused children.* New York: Guilford Press.

Mann, E., & McDermott, J.F. (1983). Play therapy for victims of child abuse and neglect. In C. Schaeffer & K. O'Connor (Eds.), *Handbook of play therapy* (pp. 283-307). New York: Wiley.

Martin, H.P. (1976). *The abused child.* Cambridge, MA: Ballinger.

Martin, H.P., & Rodeheffer, M.A. (1980). The psychological impact of abuse on children. In G.J. Williams & J. Money (Eds.), *Traumatic abuse and neglect of children at home* (pp. 205-212). Baltimore, MD: Johns Hopkins University Press.

Moustakas, C. (1966). *The child's discovery of himself.* New York: Ballantine.

Mrazek, P.B. (1980). Sexual abuse of children. *Journal of Child Psychology and Psychiatry and Allied Disciplines,* 21, 91-95.

MTI Film & Video (1989). *Superpuppy.* Deerfield, IL: Coronet Film & Video.

Myers, J.E.B., Bays, J., Becker, J., Berliner, L., Corwin, D.L., & Sayurtz, K.J. (1989). *Expert testimony in child sexual abuse litigation.* Nebraska Law Review, 68 (1 & 2).

Nagera, H. (1980). Child psychoanalysis. In G.P. Sholevar, R.M. Benon, & B.J. Binder (Eds.), *Emotional disorder in children and adolescents* (pp. 17-23). New York: Spectrum.

Nasjleti, M. (1980). Suffering in silence: The male incest victim. *Child Welfare,* 59, 5. New York: Child Welfare League.

Nickerson, E.T. (1973). Psychology of play and play therapy in classroom activities. *Educating Children,* Spring, 1-6.

Peterson, G. (1990). Diagnosis of childhood multiple personality disorder. *Dissociation,* 3(1), 3-9.

Piaget, J. (1969). *The mechanisms of perception.* New York: Basic Books (dt.: Die Entwicklung des Erkennens, Stuttgart 1972).

Polansky, N.A., Chalmers, M.A., Williams, D.P., & Buttenwieser, E.W. (1981). *Damaged parents: An anatomy of child neglect.* Chicago: University of Chicago Press.

Polansky, N., Chalmers, M., Buttenweiser, R., & Williams, D. (1979). The isolation of the neglectful family. *American Journal of Orthopsychiatry,* 49, 149-152.

Porter, E. (1986). *Treating the young male victims of sexual assault: Issues and intervention strategies.* Syracuse, NY: Safer Society Press.

Porter, F.S., Blick, L.C., & Sgroi, S.M. (1982). Treatment of the sexually abused child. In S. Sgroi (Ed.), *Handbook of clinical intervention.* Lexington MA: Lexington Books.

Putnam, F.W. (1989). *Diagnosis and treatment of multiple personality disorder.* New York: Guilford Press.

Pynoos, R.S., & Eth, S. (1985). Developmental perspective on psychic trauma in childhood. In C. Figley (Ed.), *Trauma and its wake* (pp. 36-52). New York: Brunner/Mazel.

Radbill, S.X. (1980). Children in a world of violence: A history of child abuse. In C.H. Kempe & R. Helfer (Eds.), *The battered child* (3rd ed., pp. 3-20). Chicago: University of Chicago Press.

Reidy, T.J. (1980). The aggressive characteristics of abused and neglected children. In G.J. Williams & J. Money (Eds.), *Traumatic abuse and neglect of children at home* (pp. 213-220). Baltimore, MD: John Hopkins University Press.

Risin, L.I., & Koss, M.P. (1987). The sexual abuse of boys: Prevalence and descriptive characteristics of childhood victimizations. *Journal of Interpersonal Violence,* 2(3), 309-323.

Rogers, C. (1951). *Client-centered therapy.* Boston: Houghton-Mifflen (dt.: Die klientenzentrierte Gesprächspsychotherapie, Frankfurt 1978).

Ross, C.A. (1989). *Multiple personality disorder: Diagnosis, clinical features and treatment.* New York: Wiley.

Rothenberg, L., & Schaffer, M. (1966). The therapeutic play group: A case study. *Exceptional Children,* 32, 483-486.

Ruch, L.O., & Chandler, S.M. (1982). The crises impact of sexual assault on three victim groups: Adult rape victims, child rape victims and incest victims. *Journal of Social Service Research,* 5, 83-100.

Rutter, B. (1978). *Only one Oliver.* Honolulu, HI: Salvation Army.

Sandler, J., Kennedy, H., & Tyson, R., (1980). *The technique of child psychoanalysis*. Cambridge, MA: Harvard University Press.

Schaefer, C.E. (1980). Play therapy. In G.P. Sholevar, R.M. Benson, & B.J. Blinder (Eds.), *Emotional disorders in children and adolescents*. New York: Spectrum.

Schaefer, C.E. (1983). Play therapy. In C. Schaefer & K. O'Connor (Eds.), *Handbook of play therapy* (pp. 95-106). New York: Wiley.

Schaefer, C.E., & O'Connor, K.J. (1983). *Handbook of play therapy*. New York: Wiley.

Scharff, D.E., & Scharff, J.S. (1987). *Object relations family therapy*, Northvale, NJ: Aronson.

Scurfield, R.M. (1985). Post-trauma stress assessment and treatment: Overview and formulations. In C.R. Figley (Ed.), *Trauma and its wake* (pp. 219-256). New York: Brunner/Mazel.

Sgroi, S. (1982). *Handbook of clinical intervention in child sexual abuse*. Lexington, MA: Lexington Books.

Sgroi, S.M., Bunk, B.S., & Wabrek, C.J. (1988). A clinical approach to adult survivors of child sexual abuse. In S.M. Sgroi (Ed.), *Vulnerable populations* (pp. 137-186). Lexington, MA: Lexington Books.

Sholevar, G.P., Benon, R.M., & Blinder, B.J. (Eds.). (1980). *Emotional disorders in children and adolescents*. New York: Spectrum.

Simari, C.G., & Baskin, D. (1982). Incestuous experiences within homosexual populations: A preliminary study. *Archives of Sexual Behavior*, 11, 329-344.

Slavson, S.R. (Ed.). (1947). *The practice of group therapy*. New York: International Universities Press.

Solomon, J. (1938). Active play therapy. *American Journal of Orthopsychiatry*, 8, 479-498.

Sours, J.A. (1980). Preschool-age children. In G.P. Sholevar, R.M. Benson, & B.J. Blinder (Eds.), *Emotional disorders in children and adolescents* (271-282). New York: Spectrum.

Summit, R.C. (1988). Hidden victims, hidden pain: Societal avoidance of child sexual abuse. In G.E. Wsyatt & G.J. Powell (Eds.), *Lasting effects of child sexual abuse* (pp. 39-60). Newbury Park, CA: Sage.

Summit, R., & Kryso, J. (1978). Sexual abuse of children: A clinical spectrum. *American Journal of Orthopsychiatry*, 48, 237-251.

Terr, L. (1983). Play therapy and psychic trauma: A preliminary report. In C.E. Schaeffer & K.J. O'Connor (Eds.), *Handbook of play therapy* (pp. 308-319). New York: Wiley.

Terr, L. (1990). *Too scared to cry*. New York: Harper & Row.

Tufts New England Medical Center, Division of Child Psychiatry. (1984). *Sexually exploited children: Service and research project* (Final report for the office of Juvenile Justice and Delinquency Prevention). Washington, DC: U.S. Department of Justice.

van der Kolk, B.A. (1987). *Psychological trauma*. Washington, DC: American Psychiatric Press.

Vander Mey, B.J., & Neff, R.L. (1982). Adult-child incest: A review of research and treatment. *Adolescence*, 17, 717-735.

Wallerstein, J.S., & Kelly, J.B. (1975). The effects of parental divorce: Experiences of the preschool child. *Journal of the American Academy of Child Psychiatry*, 14, 600-616.

Waterman, J. (1986). Overview of treatment issues. In K. MacFarlane, J. Waterman, S. Conerly, L. Damon, M. Durfee, & S. Long (Eds.), *Sexual abuse of young children* (pp. 197-203). New York: Guilford Press.

White, R.W. (1966). *Lives in progress* (2nd ed.). New York: Holt, Rinehart & Winston.

Wolfe, D.A. (1987). *Child abuse implications for child development and psychopathology*. Newbury Park, CA: Sage.

Wolfenstein, M. (1965). Introduction. In M. Wolfenstein & G. Kliman (Eds.), *Children and the death of a president*. Garden City, New York: Doubleday.

Wyatt, G.E., & Powell, G.J. (Eds.). (1988). *Lasting effects of child sexual abuse*. Newbury Park, CA: Sage.

Yalom, I.D. (1975). *The theory and practice of group psychotherapy* (2nd ed.), New York: Basic Books.

Stichwort- und Namensregister

Das Handbuch der Erziehungs- und Familienberatung

Kurt Hahn / Franz-Werner Müller (Hg.)
Systemische Erziehungs- und Familienberatung
Wege zur Förderung autonomer Lebensgestaltung
Mit einem Vorwort von Fritz B. Simon
Ca. 276 Seiten. Kartoniert

Orientierungshilfen durch psychosoziale Beratung werden zu einem immer unentbehrlicheren Dienstleistungsangebot in unserer sich ständig wandelnden Gesellschaft.
In steigender Zahl werden bei familiären Entwicklungskrisen, kindlichen Symptomen, Schulproblemen und Integrationsschwierigkeiten in soziale Gruppen Hilfen zur eigenständigen Alltagsbewältigung in Anspruch genommen.
Seit den 70er Jahren halten nun Konzepte der Familientherapie verstärkt Einzug in die öffentlichen und privaten Beratungsdienste. Die Mehrzahl der Erziehungs- und Familienberatungsstellen orientiert sich mittlerweile an systemischen Modellen.
Dieser Band dokumentiert erstmalig die breite Verwendung systemischer Ansätze im Beratungsalltag. Viele Beispiele und Ausschnitte aus den verschiedenen Praxisfeldern veranschaulichen dabei, wie problem- und lösungsorientiert diese Arbeitsweise alltagsnah und familienfreundlich in die Praxis umgesetzt wird.

Matthias-Grünewald-Verlag, Mainz